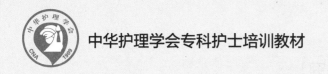
中华护理学会专科护士培训教材

口腔专科护理

总主编　吴欣娟

主　编　刘东玲　李秀娥

副主编　王春丽　刘　帆

人民卫生出版社
·北京·

图书在版编目（CIP）数据

口腔专科护理 / 刘东玲,李秀娥主编 . -- 北京 ：
人民卫生出版社,2024. 10. --（中华护理学会专科护士
培训教材）. -- ISBN 978-7-117-36882-7

Ⅰ. R473.78

中国国家版本馆 CIP 数据核字第 2024RF5867 号

人卫智网	www.ipmph.com	医学教育、学术、考试、健康，购书智慧智能综合服务平台
人卫官网	www.pmph.com	人卫官方资讯发布平台

中华护理学会专科护士培训教材
——口腔专科护理
Zhonghua Huli Xuehui Zhuanke Hushi Peixun Jiaocai
——Kouqiang Zhuanke Huli

主　　编：刘东玲　李秀娥
出版发行：人民卫生出版社（中继线 010-59780011）
地　　址：北京市朝阳区潘家园南里 19 号
邮　　编：100021
E - mail：pmph @ pmph.com
购书热线：010-59787592　010-59787584　010-65264830
印　　刷：北京市艺辉印刷有限公司
经　　销：新华书店
开　　本：787 × 1092　1/16　印张：18
字　　数：438 千字
版　　次：2024 年 10 月第 1 版
印　　次：2024 年 11 月第 1 次印刷
标准书号：ISBN 978-7-117-36882-7
定　　价：69.00 元
打击盗版举报电话：010-59787491　E-mail：WQ @ pmph.com
质量问题联系电话：010-59787234　E-mail：zhiliang @ pmph.com
数字融合服务电话：4001118166　E-mail：zengzhi @ pmph.com

编　者

（以姓氏笔画为序）

王　鸣（首都医科大学口腔医学院）
王春丽（北京大学口腔医院）
古文珍（中山大学附属口腔医院）
毕小琴（四川大学华西口腔医院）
刘　帆（四川大学华西口腔医院）
刘　蕊（空军军医大学第三附属医院）
刘东玲（吉林大学口腔医院）
李秀娥（北京大学口腔医院）
张　军（中国医科大学附属口腔医院）
侯黎莉（上海交通大学医学院附属第九人民医院）
俞雪芬（浙江大学医学院附属口腔医院）
徐佑兰（武汉大学口腔医院）
袁卫军（上海交通大学医学院附属第九人民医院）

序 言

健康是促进人类全面发展的必然要求，是社会经济发展的基础条件。中共中央、国务院印发的《"健康中国2030"规划纲要》中指出，要把健康融入所有政策，全方位、全周期保障人民健康，大幅提高健康水平。近年来，我国健康领域成就显著，人民健康水平不断提高，在"共建共享、全民健康"的背景下，护理学科发展面临着前所未有的机遇与挑战。

护理工作是医疗卫生事业的重要组成部分。护士作为呵护人民群众全生命周期健康的主力军，在协助诊疗、救治生命、减轻痛苦、促进康复等方面，发挥着不可替代的作用。随着医药卫生体制改革的不断深化和人民群众对健康服务需求的日益提高，护理专科化已成为临床护理实践发展的必然方向，专科护士在适应医学发展、满足人类健康需求等方面起到举足轻重的作用。《全国护理事业发展规划（2016—2020年）》中明确指出，要加强护士队伍建设，建立护士培训机制，发展专科护士队伍，提高专科护理水平，提升专业素质能力。2022年，国家卫生健康委员会印发了《全国护理事业发展规划（2021—2025年）》，进一步明确要结合群众护理需求和护理学科发展，有针对性地开展老年、儿科、传染病等紧缺护理专业护士的培训。国家层面一系列护理政策的颁布，为我国专科护士的培训与发展提供了有力的政策支持。

中华护理学会在国家卫生健康委员会的领导下，始终致力于推进中国护理领域专科知识的传播与实践，加强和推动护理学科高质量发展，为国家和人民群众培养高素质的专科护理人才，提升护理人员专业水平和服务能力。专科护士培训教材体系建设，是专科护理人才同质化培养的重要保证。本套教材由我国护理专业领域多位知名专家共同编写，内容紧密结合护理专业发展的需要，涵盖了各专科护理领域新理念、新知识、新技能，突出实用性、系统性和可操作性。教材编写过程中得到了各级领导和专家的高度重视和鼎力支持，在此表示诚挚的感谢！

功以才成，业由才广。我们衷心期望本套教材能为我国专科护士培养提供有力的指导，为切实加强护理人才队伍建设和提升专科护理质量作出积极的贡献。

中华护理学会理事长　吴欣娟

2024年7月

前 言

口腔护理学是护理学和口腔医学交叉形成的一门学科。随着口腔医学的发展，口腔护理学从20世纪50年代后开始发展，到70年代后期进入快速发展阶段。经过几十年的实践，我国的口腔护理水平已取得了较大提高，口腔专科护士在口腔诊疗中的作用也日益突出。

目前，我国口腔护理教育体系尚未完善，虽然近年来部分医学院校在护理专业教学中设置了口腔护理专业课程，但多数以课程模块或选修课的形式出现，讲授的内容仍以口腔医学知识为主。口腔专科护士除了要有熟练的基础护理技术和知识外，还必须掌握口腔专科知识及护理技术，能够运用四手操作技术配合医生完成诊疗工作，能够从事口腔预防保健、口腔器材的管理、口腔器械的消毒灭菌和感染控制等工作，具有极强的专科性。口腔专科护士已成为口腔临床工作中不可或缺的一部分。

《全国护理事业发展规划（2021—2025年）》提出，要把保障人民健康放在优先发展的战略位置，持续完善护理服务体系，加强护士队伍建设，加强护士培养培训。2020年7月，中华护理学会成功举办了全国首期口腔专科护士培训，至今已举办四期，旨在培养有口腔护理工作经验的口腔专科护理人才、护理骨干、护理专家，发挥专业引领作用，提高全国口腔专科护士素质。本培训教材是依据中华护理学会《专科护士培训大纲（二）》中口腔专科护理培训大纲的要求，紧扣口腔专科护士的培养目标，坚持以学员为中心，以能力培养为导向，建设融"综合知识、能力素质"于一体、体现护理专业特色、渗透人文精神的口腔专科护士培训教材。同时，在教材中融入"大健康""全生命周期"等理念，更好地服务于高质量口腔专科护士的培养。

本书不仅对口腔疾患的临床表现、治疗中的注意事项、治疗后的护理等进行了阐述，还着重对口腔科专科性较强的四手操作护理配合内容进行了详细讲解，循序渐进，与临床紧密结合，从理论和实践方面提高学员对口腔疾患的认识和护理水平，培养适应当代口腔护理发展需要的口腔专科护士。全书共分10章，凝集多名国内口腔护理专家多年的理论与临床实践经验，经数十次修改后最终凝练出适合我国现状的、专科性较强的口腔专科护理培训教材。

本书在编写过程中，得到了所有参编领导、同仁的帮助和支持，谨致以真诚的感谢！由于时间和水平所限，本书难免存在不足之处，敬请护理界同仁和广大读者批评指正。

刘东玲　李秀娥
2024年3月

目 录 »

第一章 口腔专业基础知识 …………………………………………………… 1

 第一节 口腔解剖与生理 …………………………………………………… 1

  一、牙体解剖生理 …………………………………………………………… 1

  二、口腔颌面部应用解剖与生理 ………………………………………… 8

 第二节 口腔常用药物、器械、设备概述 ……………………………………… 11

  一、口腔常用药物 ………………………………………………………… 12

  二、口腔常用器械 ………………………………………………………… 15

  三、口腔常用设备 ………………………………………………………… 20

 第三节 口腔流行病学概述 ………………………………………………… 23

  一、口腔流行病学的概念及作用 ………………………………………… 23

  二、评价龋病、牙周组织健康的常用指数 ……………………………… 23

  三、龋病、牙周病的流行病学特征及其影响因素 ……………………… 24

  四、口腔健康调查的基本原则和方法 …………………………………… 25

  五、口腔临床试验的基本原则和设计方法 ……………………………… 26

  六、其他口腔常见病的流行病学情况 …………………………………… 26

 第四节 口腔门诊患者的管理 ……………………………………………… 28

  一、口腔门诊患者的评估与分诊的原则、内容、方法 ………………… 29

  二、口腔门诊诊疗流程管理 ……………………………………………… 30

  三、口腔门诊患者安全管理的内容及对策 ……………………………… 32

  四、针对老年人、儿童等不同患者群体采取的个性化管理 ………… 34

  五、护患纠纷的概念及发生原因 ………………………………………… 36

  六、护患纠纷的处理与防范措施 ………………………………………… 36

 第五节 口腔健康综合管理 ………………………………………………… 37

一、龋病的预防与控制 ……………………………………………… 38

二、牙周病的预防与控制 …………………………………………… 39

三、特殊人群的口腔健康综合管理 ………………………………… 40

第六节 口腔疾病预防与保健 ………………………………………… 42

一、口腔预防保健的意义 …………………………………………… 42

二、牙菌斑的控制 …………………………………………………… 42

三、窝沟封闭的四手护理配合 ……………………………………… 46

四、氟化防龋 ………………………………………………………… 48

第七节 数字化技术在口腔临床中的应用 ………………………… 49

一、数字化技术在口腔诊疗中的应用现状 ………………………… 49

二、数字化技术在口腔诊疗中的具体应用 ………………………… 50

第八节 口腔颌面医学影像诊断与护理 …………………………… 54

一、常用的影像学检查方法 ………………………………………… 54

二、根尖片投照方法 ………………………………………………… 55

三、曲面体层摄影 …………………………………………………… 58

四、龋病的影像学诊断 ……………………………………………… 58

五、牙周炎的影像学诊断 …………………………………………… 59

六、阻生牙的影像学诊断 …………………………………………… 61

七、颌骨常见肿瘤、囊肿及瘤样病变的影像学诊断 ……………… 61

八、放射防护 ………………………………………………………… 63

第二章 口腔护理基本技能 …………………………………………… 65

第一节 四手操作技术及人体工程学在口腔诊疗中的应用 ……… 65

一、人体工程学在口腔诊疗过程中的应用 ………………………… 65

二、四手操作技术的由来 …………………………………………… 67

三、四手操作技术的基本条件和要求 ……………………………… 68

四、四手操作技术的基本原则 ……………………………………… 69

五、医、护、患的体位和位置关系 ………………………………… 69

六、治疗灯灯光调节 ………………………………………………… 70

七、传递技术 ………………………………………………………… 70

八、口腔吸引技术 ……………………………………………………………… 71

九、三用枪的应用 ……………………………………………………………… 72

第二节　口腔门诊基本检查 ………………………………………………………… 73

一、口腔检查前准备 …………………………………………………………… 73

二、口腔检查 …………………………………………………………………… 74

第三节　口腔门诊常用护理技术 …………………………………………………… 78

一、玻璃离子水门汀调拌技术 ………………………………………………… 78

二、印模材料调拌技术 ………………………………………………………… 80

三、印模制取和模型灌注技术 ………………………………………………… 85

四、橡皮障隔离技术 …………………………………………………………… 88

五、牙周治疗器械磨锐技术 …………………………………………………… 90

六、口腔摄影技术 ……………………………………………………………… 92

七、口内三维扫描技术 ………………………………………………………… 95

第四节　药物介导下口腔治疗的观察与护理 ……………………………………… 97

一、药物介导下口腔治疗的概念 ……………………………………………… 97

二、药物介导下口腔治疗的护理配合 ………………………………………… 98

第三章　牙体牙髓疾病诊疗的护理 ………………………………………………… 105

第一节　牙体牙髓疾病概述 ………………………………………………………… 105

一、龋病 ………………………………………………………………………… 105

二、牙髓病 ……………………………………………………………………… 106

三、根尖周病 …………………………………………………………………… 106

四、氟牙症 ……………………………………………………………………… 107

第二节　光固化复合树脂粘接修复术的四手护理配合 …………………………… 108

第三节　根管治疗术的四手护理配合 ……………………………………………… 111

第四节　根尖手术的四手护理配合 ………………………………………………… 115

第五节　椅旁 CAD/CAM 牙体修复技术的四手护理配合 ………………………… 119

第六节　牙齿美白治疗术的四手护理配合 ………………………………………… 121

第四章　口腔修复诊疗的护理……………………………………………………… 125

第一节　口腔修复治疗概述 ………………………………………………… 125

一、牙体缺损修复护理 …………………………………………………… 125

二、牙列缺损修复护理 …………………………………………………… 126

三、牙列缺失修复护理 …………………………………………………… 127

第二节　冠桥修复术的四手护理配合 ……………………………………… 127

一、冠桥修复术 …………………………………………………………… 127

二、全瓷冠修复术的四手护理配合 ……………………………………… 130

第三节　全瓷贴面修复术的四手护理配合 ………………………………… 132

第四节　桩核冠修复术的四手护理配合 …………………………………… 134

第五节　局部义齿修复术的四手护理配合 ………………………………… 137

第六节　全口义齿修复术的四手护理配合 ………………………………… 139

第五章　牙周疾病诊疗的护理……………………………………………………… 142

第一节　牙周专业疾病概述 ………………………………………………… 142

一、牙龈病 ………………………………………………………………… 142

二、牙周炎 ………………………………………………………………… 143

第二节　龈上洁治术的四手护理配合 ……………………………………… 144

第三节　龈下刮治术及根面平整术的四手护理配合 ……………………… 147

第四节　牙周基础性手术的四手护理配合 ………………………………… 151

第五节　牙周再生性及成形手术的四手护理配合 ………………………… 154

一、牙周再生性手术 ……………………………………………………… 154

二、牙周成形手术 ………………………………………………………… 157

第六章　口腔错𬌗畸形诊疗的护理………………………………………………… 160

第一节　错𬌗畸形概述 ……………………………………………………… 160

第二节　固定矫治技术的四手护理配合 …………………………………… 162

第三节　活动矫治技术的四手护理配合 …………………………………… 165

第四节　隐形矫治技术的四手护理配合 …………………………………… 168

第七章 口腔种植诊疗的护理 …………………………………………………… 171

第一节 口腔种植修复概述 ……………………………………………… 171

一、种植系统的概念、组成 ………………………………………… 171

二、口腔种植修复的适应证和非适应证 ……………………………… 172

三、口腔种植修复的操作步骤 ……………………………………… 173

第二节 口腔种植手术的围手术期护理配合 ……………………………… 174

第三节 常见骨增量术的围手术期护理配合 ……………………………… 177

一、引导骨再生技术 ………………………………………………… 177

二、上颌窦底提升技术 ……………………………………………… 180

三、骨劈开、骨挤压技术 …………………………………………… 182

四、外置式植骨技术 ………………………………………………… 185

第四节 口腔种植义齿修复的四手护理配合 ……………………………… 186

一、牙列缺损和牙列缺失常见的种植修复方式 ……………………… 186

二、种植修复印模制取 ……………………………………………… 187

三、口腔种植修复体初戴（试戴）及固定 …………………………… 191

第八章 儿童口腔疾病诊疗的护理 ………………………………………………… 194

第一节 儿童口腔专业疾病概述 ………………………………………… 194

一、儿童龋病 ………………………………………………………… 194

二、儿童牙髓病 ……………………………………………………… 195

三、儿童牙外伤 ……………………………………………………… 196

第二节 牙髓切断术的四手护理配合 …………………………………… 197

第三节 牙髓再生治疗术的四手护理配合 ……………………………… 199

第四节 乳牙冠修复术的四手护理配合 ………………………………… 201

一、乳磨牙不锈钢预成全冠修复术的护理配合 ……………………… 201

二、乳前牙透明成形冠修复的护理配合 ……………………………… 203

第五节 儿童口腔诊疗中的行为管理 …………………………………… 205

一、影响儿童口腔就诊行为的因素 ………………………………… 205

二、非药物介导的行为管理 ………………………………………… 206

三、笑气 - 氧气吸入镇静下口腔治疗的护理配合 …………………… 207

四、口服药物镇静下口腔治疗的护理配合 ……………………………………… 209

五、静脉注射镇静下口腔治疗的护理配合 ……………………………………… 210

六、全身麻醉下口腔治疗的护理配合 …………………………………………… 212

第六节 牙外伤固定术的四手护理配合 …………………………………………… 214

第九章 口腔颌面外科疾病诊疗的护理 ……………………………………………… 217

第一节 口腔颌面外科专业疾病概述 ……………………………………………… 217

一、牙及牙槽外科 ……………………………………………………………… 217

二、修复前外科 ………………………………………………………………… 218

三、舌系带过短 ………………………………………………………………… 218

四、口腔颌面部囊肿 …………………………………………………………… 218

五、口腔颌面部软组织损伤 …………………………………………………… 219

第二节 牙拔除术的四手护理配合 ………………………………………………… 219

第三节 口腔颌面外科门诊常见手术围手术期护理 …………………………… 225

一、舌系带矫正术的护理配合技术 …………………………………………… 225

二、牙槽突修整术的护理配合技术 …………………………………………… 227

三、口腔颌面部肿物切除术的护理配合技术 ………………………………… 229

四、口腔颌面部软组织清创术的护理配合技术 ……………………………… 231

第四节 原发性三叉神经痛诊疗的护理 …………………………………………… 233

第五节 牙再植术的四手护理配合 ………………………………………………… 236

第十章 口腔诊疗感染与控制 ………………………………………………………… 241

第一节 口腔专科护士职业暴露与防护 …………………………………………… 241

一、医护人员职业暴露的概念 ………………………………………………… 241

二、口腔科职业暴露的特点及分类 …………………………………………… 241

三、职业防护实施原则 ………………………………………………………… 243

四、职业暴露预防措施 ………………………………………………………… 243

五、医护人员职业暴露处理流程 ……………………………………………… 244

第二节 口腔医院感染防控与管理 ………………………………………………… 246

一、概述 ………………………………………………………………………… 246

二、口腔医院感染管理规范 …………………………………………………… 247

三、医院环境和物体表面管理 …………………………………………………… 247

四、医护人员个人防护与手卫生管理 …………………………………… 247

五、医疗废物管理 …………………………………………………………… 249

六、口腔综合治疗台水路管理 …………………………………………… 250

第三节　口腔器械规范处理原则与流程 ………………………………… 252

一、口腔器械消毒灭菌管理要求 ………………………………………… 252

二、口腔器械危险程度分类及处理原则 ………………………………… 253

三、口腔器械处理流程 …………………………………………………… 253

参考文献 ………………………………………………………………………… 267

第一章　口腔专业基础知识

学习目标

完成本章内容学习后,学生能够:

1. 描述牙体组织和牙周组织的结构及特点。
2. 描述口腔常用药物、器械、设备的特点、用途及注意事项。
3. 描述口腔流行病学的概念、作用、特征及其影响因素。
4. 描述在分诊护理实践中的基本流程、方法及应急预案。
5. 描述不同年龄阶段口腔健康综合管理的内容、常见问题及预防方法。
6. 掌握水平颤动拂刷法和圆弧刷牙法的操作方法。
7. 描述数字化技术的发展现状与趋势以及在口腔诊疗中的应用。
8. 列举口腔科常用的影像学检查方法。

第一节　口腔解剖与生理

一、牙体解剖生理

(一)牙体解剖常用名词和牙冠表面标志

1. 口腔专业常用术语

(1)中线:是平分颅面部为左右两等份的一条假想线,与正中矢状面一致,将牙弓分成左右对称的两部分。

(2)牙体长轴:是沿冠根方向通过牙体中心的一条假想线。

(3)接触区:牙与牙的邻面互相接触的区域称接触区或邻接区。

2. 牙冠各面的名称

每个牙冠均有四个与牙体长轴大致平行的轴面和一个与牙体长轴基本垂直的𬌗面或切嵴,各面名称如下(图1-1)。

(1)唇面或颊面:在前牙,牙冠靠近唇黏膜的一面称为唇面;在后牙,牙冠靠近颊黏膜的一面称为颊面。

(2)舌面或腭面:牙冠靠近舌侧的一面均称为舌面,上颌牙牙冠舌面因接近腭侧,故亦称为腭面。

(3)邻面:同一牙弓内相邻两牙相互接触的面,称为邻面。每个牙冠均包括两个邻面,即一个近中面和一个远中面。牙冠离中线较近的邻面称为近中面;牙冠离中线较远的邻面称为远中面。

（4）粭面或切嵴：上、下颌后牙咬合时发生接触的一面称为粭面；前牙无粭面，其切端舌侧有切咬功能的嵴，称为切嵴。

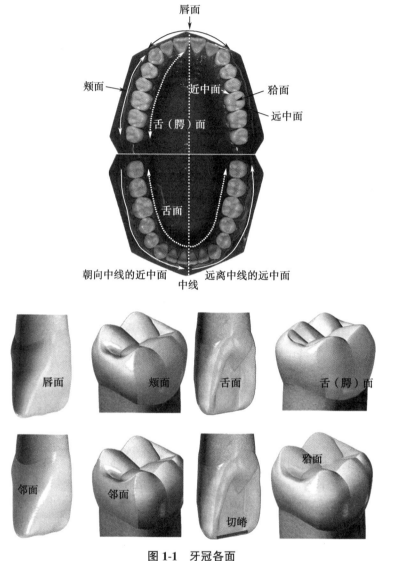

图 1-1　牙冠各面

3. 牙冠的表面标志

（1）牙尖：牙冠表面近似锥体形的显著隆起称牙尖，常位于尖牙的切端、前磨牙和磨牙的粭面。

（2）舌隆突：前牙舌面近颈 1/3 处的半月形隆突，称舌隆突，是前牙的重要解剖特征之一。

（3）嵴：牙冠表面细长形的釉质隆起，称为嵴。

（4）窝：牙冠表面的不规则凹陷，略似一个四周环山的盆地，称为窝。如前牙舌面窝以及后牙的粭面窝。

（5）沟：牙冠各面上，介于牙尖和嵴之间，或窝底部细长形的、似山间溪流的凹陷部分。

（6）点隙：3条或3条以上发育沟的汇合处，或某些发育沟的末端所形成的点状凹陷称为点隙。此处釉质未完全连接，是龋病的好发部位。

（二）牙的组成

本部分将从牙体外部形态、牙的剖面形态和牙周组织结构三方面来介绍。

1. **牙体外部形态**　从牙体外部观察，每颗牙均由牙冠、牙根和牙颈三部分构成（图1-2）。

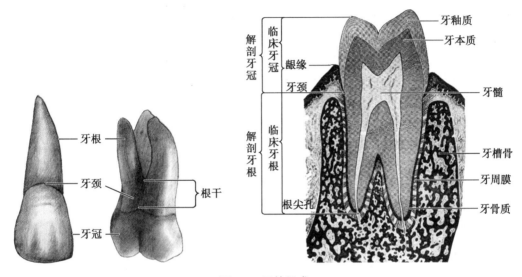

图 1-2　牙的组成

（1）牙冠：牙体外层被牙釉质覆盖的部分称为牙冠，也称为解剖牙冠，是牙发挥咀嚼功能的主要部分。牙冠的形态因牙功能不同而有所差异，牙冠的形态和功能是相互制约、相互影响的，如前牙牙冠形态简单，邻面呈楔形，其功能主要与切割食物以及美观、发音有关；而后牙牙冠形态复杂，其功能主要与咀嚼活动有关。正常情况下，牙冠的大部分显露于口腔，牙冠与牙根以龈缘为界，其中龈缘上方的牙体部分称为临床牙冠。

（2）牙根：牙体被牙骨质覆盖的部分称为牙根。牙根被埋于牙槽骨中，是牙体的支持部分，起稳固牙体的作用。牙根的形态与数目随牙齿功能的不同而有所差异，有一定的分叉度，以增强牙根在颌骨内的稳固性。牙根的尖端称为根尖，在每个牙根尖处通常有小孔以供牙髓的神经、血管通过，此孔称为根尖孔。

（3）牙颈：牙冠与牙根交界处形成的弧形曲线，称为牙颈，又名颈缘或颈线。

2. **牙的剖面形态**　通过纵剖面观察，牙体从组织学上可以分为牙釉质、牙本质、牙骨质三种硬组织和一种软组织牙髓（图1-2）。

（1）牙釉质：牙釉质是指覆盖于牙冠表层高度钙化的最坚硬的牙体组织，对咀嚼压力和摩擦力具有高度耐受性，呈半透明白色，对牙本质和牙髓具有保护作用，但牙釉质内没有感觉神经分布，缺失后不会再生。

牙釉质的厚度随牙齿以及牙体部位的不同而异。恒牙中切牙切缘牙釉质最厚约2mm，磨牙牙尖处牙釉质最厚约2.5mm，至牙颈部牙釉质逐渐变薄。乳牙的牙釉质较薄，仅为0.5~1.0mm。

牙釉质的颜色与其矿化程度密切相关,矿化程度越高,牙釉质越透明,其深层牙本质的黄色易透出而使牙釉质呈淡黄色;而矿化程度低时,牙釉质透明度差,呈现乳白色。

(2)牙骨质:牙骨质是指覆盖在牙根表面的矿化硬组织,牙骨质的组织结构与密质骨相似,呈淡黄色,比牙本质颜色略深,其硬度低于牙本质。近牙颈部牙骨质较薄,根尖和磨牙牙根分叉处较厚。牙骨质和牙釉质在牙颈部相接处称为釉牙骨质界,此界限是解剖牙冠与解剖牙根的分界线。牙骨质是维持牙与牙周组织联系的重要结构,借助牙周膜将牙体固定于牙槽窝内。

(3)牙本质:牙本质是指构成牙主体的硬组织,色淡黄,牙本质冠部表面为牙釉质覆盖,而根部表面由牙骨质覆盖,主要功能是保护其内部的牙髓和支持其表面的牙釉质及牙骨质。牙本质硬度比牙釉质低,比牙骨质高。由牙本质围成的腔隙称为髓腔,其内充满牙髓组织。牙本质内有牙本质小管,容纳神经末梢,是痛觉感受器,受到外界刺激时有酸痛感。

(4)牙髓:牙髓是牙体组织中唯一的软组织,是一种疏松结缔组织,位于由牙本质构成的髓腔中,其主要功能是形成牙本质,同时具有营养、感觉、防御、修复功能。牙髓神经对外界刺激异常敏感,但无定位功能,稍受刺激即可引起剧烈疼痛。牙髓中的血管、淋巴管和神经仅通过根尖孔与根尖部牙周组织相连通,一旦牙髓感染,髓腔内压力增高,易形成血液循环障碍,引发牙髓坏死。

3. 牙周组织结构　牙周组织包括牙龈、牙槽骨、牙周膜和牙骨质,是牙齿的支持组织。

(1)牙龈:是覆盖于牙槽突边缘区及牙颈的口腔黏膜,呈粉色,坚韧而有弹性,紧密地附着在牙槽骨的部分称附着龈,其上橘皮状之凹陷小点,称为点彩。当牙龈发生炎症水肿时,点彩消失。龈缘与牙颈之间的狭窄环沟称为龈沟,正常的龈沟深度不超过2mm,龈沟过深则表示有牙周病变。两牙之间突起的牙龈,称为龈乳头,在炎症或食物嵌塞时,龈乳头肿胀或破坏消失。

(2)牙槽骨:是颌骨包围牙根的部分,骨质较疏松,富有弹性,是支持牙齿的重要组织。容纳牙根的骨性凹窝称为牙槽窝。牙根与牙根之间的骨板称为牙槽中隔。牙槽骨的游离缘称为牙槽嵴。当牙齿脱落后,牙槽骨逐渐萎缩。

(3)牙周膜:介于牙根与牙槽骨之间的致密的纤维结缔组织,由细胞、基质和纤维组成。大部分纤维呈束状排列,其一端埋于牙骨质,另一端埋于牙槽骨和牙颈部的牙龈内,将牙齿稳定地固定于牙槽窝内。牙周膜可以调节牙齿所承受的咀嚼压力,对咬合的冲撞起缓冲作用。牙周膜内有神经、血管、淋巴,具有营养牙体组织的功能。

(4)牙骨质:牙骨质虽然属于牙体组织,但它和牙周膜、牙槽骨一样,都是由牙发育期牙囊中分化的细胞生成,且它与牙龈、牙周膜和牙槽骨共同构成了一个功能系统。该系统将牙牢固地附着于牙槽骨,承受咬合力,同时使口腔黏膜与牙体硬组织间呈良好的封闭状况,因此,牙骨质也被纳入牙周组织结构中。

(三)牙的分类

牙的分类方法通常有两种:一种是根据牙在口腔内暂时存在或永久存在来分类;另一种是根据牙的形态特点和功能特性来分类。

1. 根据牙在口腔内存在时间分类　根据牙在口腔内存在时间为暂时或永久,可分为乳牙和恒牙。

(1)乳牙:婴儿出生后6个月左右乳牙开始萌出,至2岁半左右20颗乳牙全部萌出。

自6~7岁至12~13岁,乳牙逐渐脱落,最终被恒牙所代替。

乳牙在口腔内的时间,最短者5~6年,长者可达10年左右。虽然乳牙在口腔内存在时间较短,但此时正值儿童生长发育的快速期,因此,保护乳牙,对于保障消化和促进营养吸收、刺激颌面部正常生长发育、引导恒牙正常萌出,都极为重要。

（2）恒牙:恒牙自6岁左右开始萌出和替换,是乳牙脱落后的第二副牙,因疾患或意外损伤脱落后再无牙替代。正常情况下,全口恒牙共32颗。近代人第三磨牙有退化趋势,故恒牙数在28~32颗。

2. 根据牙的形态特点和功能特性分类　食物进入口腔后,需经切割、撕裂、捣碎和磨细等工序将其粉碎,才能有效完成咀嚼功能。根据此功能特性,恒牙可分为切牙、尖牙、前磨牙和磨牙四类;乳牙可分为乳切牙、乳尖牙和乳磨牙三类。

（1）切牙:位于口腔前部,共8颗,包括上颌左右中切牙、侧切牙和下颌左右中切牙、侧切牙。牙冠薄,唇舌面呈梯形,邻面呈楔形,切端薄,牙根多为单根。切牙的主要功能是切割食物。

（2）尖牙:位于口角处,俗称"犬齿",共4颗,包括上颌左右尖牙和下颌左右尖牙。牙冠较厚,唇舌面呈五边形,邻面呈楔形,切端有一长大的牙尖。尖牙牙根多为单根,长大且粗壮。尖牙的主要功能是穿刺和撕裂食物。

（3）前磨牙:位于尖牙与磨牙之间,又称双尖牙,共8颗,包括上颌左右第一、第二前磨牙和下颌左右第一、第二前磨牙。牙冠约呈立方体形,颊舌面呈五边形,邻面呈四边形,咬合面有两个尖（下颌前磨牙可能有三尖形者）。牙根可分叉,以利于牙的稳固。前磨牙的主要功能是协助尖牙撕裂食物,并具有捣碎食物的作用。

（4）磨牙:位于前磨牙远中,共12颗,包括上颌左右第一、第二、第三磨牙和下颌左右第一、第二、第三磨牙。牙冠体积大,约呈立方体形,颊舌面呈梯形,邻面呈四边形,咬合面大,有4~5个牙尖,牙根为多根,可有2~3个牙根。磨牙的主要功能为磨细食物。

临床上,通常以口角为界把牙分为前牙和后牙,前牙包括切牙和尖牙,后牙包括前磨牙和磨牙。

（四）牙齿萌出及牙位记录法

1. 牙齿萌出及乳恒牙更替　牙的发育是一个连续过程,牙胚破龈而出的现象称为出龈。从牙冠出龈至上、下牙齿达到咬合接触的全过程称为萌出。不论乳牙还是恒牙,其萌出过程均存在一定的规律:①在一定的时间内,按照一定的顺序,左右成对萌出;②一般情况下,下颌牙的萌出较上颌同名牙略早;③女性同名牙的萌出略早于男性。

（1）乳牙的萌出:婴儿于生后约6个月乳牙开始萌出,至2岁半左右全部萌出。一般情况下,乳牙的萌出顺序为:乳中切牙（Ⅰ）→乳侧切牙（Ⅱ）→第一乳磨牙（Ⅳ）→乳尖牙（Ⅲ）→第二乳磨牙（Ⅴ）。在乳牙萌出期间,牙齿的萌出顺序也可因牙及牙周组织的生长状况、口周肌肉的作用及全身内分泌因素的影响而发生异常,但通常不会导致不良影响（表1-1）。

表1-1　乳牙萌出时间和顺序

牙齿名称与顺序	萌出时间/月	牙齿名称与顺序	萌出时间/月
乳中切牙	6~8	乳尖牙	16~20
乳侧切牙	8~10	第二乳磨牙	24~30
第一乳磨牙	12~16		

（2）恒牙萌出及乳恒牙更替：儿童于6岁左右,在第二乳磨牙的远中,第一磨牙开始萌出,通常称其为"六龄齿"。此牙是口腔中最早出现的恒牙,不替换任何乳牙。两岁半左右至6~7岁期间,儿童口腔中仅有乳牙存在,称为乳牙殆期。6~7岁至12~13岁,恒牙逐渐替换乳牙,称为替牙殆期。12~13岁以后,口腔中全部为恒牙,称为恒牙殆期。

恒牙萌出顺序也有一定的规律,上颌多为6→1→2→4→3→5→7或6→1→2→4→5→3→7;下颌多为6→1→2→3→4→5→7或6→1→2→4→3→5→7（表1-2）。第三磨牙萌出较晚,在20岁左右萌出,俗称"智齿"。第三磨牙因颌骨发育不足而出现萌出变异,可终生不萌出;或可因为遗传因素而造成第三磨牙先天缺失。

表1-2 恒牙萌出时间和顺序

牙齿名称与顺序	萌出时间/岁	
	上颌	下颌
第一磨牙	5~7	5~7
中切牙	7~8	6~7
侧切牙	8~10	7~8
尖牙	9~10	10~12
第一前磨牙	10~12	10~12
第二前磨牙	11~13	11~13
第二磨牙	12~14	11~14
第三磨牙	17~26	17~26

2. 临床牙位记录法 在临床工作中,为了便于描述牙的名称及部位,常以一定的符号加以表示。

（1）部位记录法：为目前我国常用的临床牙位记录法。

1）牙弓分区：记录牙位时首先要将牙弓进行分区,以"┼"符号将上、下牙弓分为四个区,垂线代表中线以区分左右,水平线表示殆面以区分上下。⌐ 表示患者的右上区,称为A区；└ 表示患者的左上区,称为B区；┐ 表示患者的右下区,称为C区；┌ 表示患者的左下区,称为D区。因此,上、下牙弓分为A、B、C、D四区。

2）牙位记录：①恒牙的临床牙位记录：用阿拉伯数字1~8分别代表恒牙的中切牙至第三磨牙,牙位越靠近中线,数字越小,如中切牙为1;牙位越远离中线,数字越大,如第三磨牙为8（图1-3）。②乳牙的临床牙位记录：采用罗马数字Ⅰ~Ⅴ分别代表乳中切牙至第二乳磨牙（图1-4）。

（2）通用编号系统：采用通用编号系统记录牙位,每颗牙均有其固定的编号。

1）恒牙的临床牙位记录：采用阿拉伯数字1~32代表恒牙。右上颌第三磨牙起编为#1,上颌牙由右向左依次编号,右上颌中切牙编为#8,左上颌中切牙编为#9,左上颌第三磨牙编为#16;下颌牙依次由左向右编号,左下颌第三磨牙编为#17,左下颌中切牙编为#24,右下颌中切牙编为#25,右下颌第三磨牙编为#32（图1-5）。

2）乳牙的临床牙位记录：采用英文字母A~T代表乳牙。上颌乳牙由右向左依次编号,

A 表示右上颌第二乳磨牙,J 表示左上颌第二乳磨牙;下颌乳牙依次由左向右编号,K 表示左下颌第二乳磨牙,T 表示右下颌第二乳磨牙(图 1-6)。

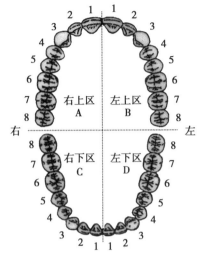

图 1-3 恒牙的临床牙位记录(部位记录法)

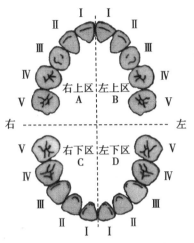

图 1-4 乳牙的临床牙位记录(部位记录法)

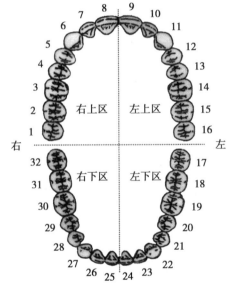

图 1-5 恒牙的临床牙位记录(通用编号系统)

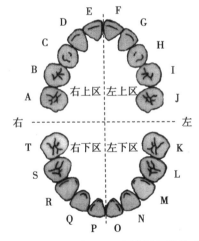

图 1-6 乳牙的临床牙位记录(通用编号系统)

（五）牙的生理功能

人类的牙不仅是直接行使咀嚼功能的器官,而且在辅助发音、言语以及保持面部形态协调美观等方面均具有重要作用。

1. 行使咀嚼功能 牙是咀嚼器官之一,是行使咀嚼功能的直接工具。食物进入口腔后,经过切牙的切割,尖牙的撕裂、前磨牙和磨牙的捣碎、磨细等一系列机械加工,同时与唾液混合,形成食团,便于吞咽。

2. 辅助发音和言语功能 牙与舌、唇等器官均参与发音和言语。牙自身的位置以及牙与舌、唇之间的关系,对言语的清晰程度与发音的准确性有着重要的影响。如前牙缺失时,舌齿音、唇齿音、齿音等发音均受很大影响。

3. 保持面部形态协调美观 牙按照一定的规律生长在牙槽窝内,形成弧形排列的上、下牙弓,牙弓内牙相互支持,紧密连接成整体。咬合关系正常可使唇颊部丰满,颌面部形态正常,表情自然。多数牙缺失后,牙槽骨丰满度降低,唇颊部因失去支持而塌陷,面部皱纹增加,致使面容衰老。牙弓及咬合关系异常者,颜面美观也会受到影响。

二、口腔颌面部应用解剖与生理

在临床上,常以眉间点及鼻下点的两条水平线,将颜面部分为面上、面中和面下三部分。口腔颌面部为颜面部的下 2/3 区域,根据其形态及解剖特点,可分为额区、颞区、眶区、眶下区、鼻区、颧区、唇区、颊区、腮腺咬肌区和颏区。颌面部有眼、耳、鼻、咽和口腔等器官,具有视、听、嗅、呼吸、摄食、咀嚼、味觉、吞咽、语言和表情等重要功能,是口腔颌面部疾病多发、好发的区域。

颌面部具有如下解剖生理特点:①因外露而易受损伤,其血供丰富,损伤后出血较多,利于早发现、早治疗、早愈合;②腔、窦多,损伤后易出血与感染;③有三叉神经、面神经、腮腺及其导管等重要结构,损伤后易发生面部麻木、面瘫及涎瘘等并发症;④颌面部毗邻颅脑和咽喉部,当发生疾病与损伤时,易波及颅脑和咽喉部而发生颅脑外伤或窒息,甚至危及生命;⑤基于美观,区域内的手术切口均应选择在颌面部隐蔽区域或顺着皮纹方向进行。

(一)口腔应用解剖与生理

1. 口腔前庭 口腔前庭是位于唇、颊与牙列、牙龈及牙槽骨牙弓之间的蹄铁形的潜在腔隙。在口腔前庭各壁上,可见口腔前庭沟、上下唇系带、颊系带、腮腺导管口、磨牙后区和翼下颌皱襞。口腔前庭区域具有临床意义的体表学标志有前庭沟、上下唇系带、颊系带及腮腺导管口等。

(1)前庭沟:呈马蹄形,为口腔前庭的上下界,为唇颊黏膜移行于牙槽黏膜的沟槽。前庭沟黏膜下组织松软,是口腔局部麻醉常用的穿刺及手术切口部位。

(2)上、下唇系带:在前庭沟的正中线,上下中切牙间,由唇至龈有呈扇形或带状的黏膜皱襞,称为唇系带。上唇系带一般较下唇系带明显,制作义齿时,基托边缘应注意此关系。儿童的上唇系带较为宽大,并可能与切牙乳头直接相连,随着年龄的增大唇系带逐渐缩小,如果持续存在,则上颌中切牙间隙不能自行消失,影响上颌中切牙的排列而需手术治疗。

(3)颊系带:在两侧的前庭内,相当于上、下尖牙或双尖牙区的扇形或带状黏膜皱襞,称为颊系带。一般上颊系带较明显,做义齿基托边缘时应注意此关系。

(4)腮腺导管口:腮腺导管开口于上颌第二磨牙牙冠所对的颊黏膜上,呈乳头状突起。行腮腺造影或腮腺导管内注射治疗时,须经此口注入造影剂或药液。

(5)磨牙后区:磨牙后区由磨牙后三角及磨牙后垫组成。磨牙后三角位于下颌第三磨牙后方;磨牙后垫是覆盖于磨牙后三角表面的软组织。当下颌第三磨牙发生冠周炎时,磨牙后垫常见红肿明显。

（6）翼下颌皱襞：是延伸于上颌结节后内方与磨牙后垫之间的黏膜皱襞，其深面为翼下颌韧带，该皱襞是下牙槽神经传导阻滞麻醉的重要标志，也是翼下颌间隙及咽旁间隙口内切口的标志。

（7）颊脂垫：是一三角形隆起，大张口时，平对上、下颌牙𬌗面的黏膜上，其尖端为颊脂垫尖，是下牙槽神经传导阻滞麻醉进针点的重要标志。

2. 唇

（1）境界及表面解剖标志：唇的上界为鼻底，下界为颏唇沟，外界为两侧的唇面沟。横行的口裂将唇分为上唇和下唇，两游离缘间为口裂。

（2）组织层次：唇的组织构造由外向内分为五层，分别是皮肤、皮下（浅筋膜）、肌层、黏膜下组织和黏膜。

3. 颊

（1）境界：颊位于面部的两侧，为口腔前庭的外侧部，其上界为颧骨下缘，下界为下颌骨下缘，前界为唇面沟，后界为咬肌前缘。颧骨下缘可触及，在用力咬牙时可触及咬肌前缘。

（2）组织层次：颊部的组织构造由外向内分为 6 层，分别是皮肤、皮下组织、颊筋膜、颊肌、黏膜下层和黏膜。

4. 固有口腔　固有口腔是口腔的主要部分，其上为硬腭和软腭，下为舌和口底，前界和两侧为上、下牙弓，后界为咽门。

（1）舌：舌是口腔内重要器官，参与言语、咀嚼、吞咽、吮吸、感受味觉和一般感觉等功能活动。舌的前端为舌尖，上面为舌背，下面为舌腹，两侧为舌缘。舌背黏膜的前 2/3 遍布舌乳头，后 1/3 黏膜无舌乳头，但有许多结节状淋巴组织，称舌扁桃体。当维生素 B 族缺乏或严重贫血时，可见舌乳头萎缩，舌面光滑。舌乳头包括丝状乳头、菌状乳头、轮廓乳头和叶状乳头，其中丝状乳头不含味蕾。舌是肌性器官，主要由横纹肌组成，肌纤维呈纵横、上下交错排列。舌的主要动脉是舌动脉，沿两侧舌缘行走。当舌出血或者手术时，可以通过阻断舌动脉来减少出血。舌前 2/3 的一般感觉由舌神经管理，舌后 1/3 的一般感觉由舌咽神经及迷走神经管理；舌前 2/3 的味觉由面神经的鼓索支管理，舌后 1/3 的味觉由舌咽神经及迷走神经管理；支配舌运动的神经是舌下神经，但腭舌肌由迷走神经的咽支支配。

（2）腭：腭又名口盖，分隔口腔与鼻腔，参与吞咽、调节声音共振腔以及言语的构音等活动。腭分为前 2/3 的硬腭及后 1/3 的软腭两部分。硬腭呈穹窿状，有牙弓围绕。腭中缝为硬腭中线上纵行的黏膜隆起；切牙乳头，亦称腭乳头，为一黏膜隆起，位于腭中缝前端，左右上颌中切牙间之腭侧，深面为切牙孔，切牙乳头是鼻腭神经局部麻醉的表面标志；腭大孔位于硬腭后缘前方约 0.5cm 处，上颌第三磨牙腭侧，相当于腭中缝至龈缘中外 1/3 处，肉眼观察此处黏膜略显凹陷，深面即腭大孔，其相应位置的黏膜凹陷为腭前神经麻醉的表面标志。软腭附着于硬腭后缘并向后延伸。软腭后缘游离斜向后下，称为腭帆。

（3）舌下区（口底）：舌下区是指下颌舌骨肌及舌骨舌肌之上，舌根之前，下颌体的前、侧方之内的区域，表面有黏膜覆盖。在舌下区，主要的表面解剖标志有舌下阜（又称舌下肉阜）、舌下襞和舌系带。

（二）颌面部应用解剖与生理

1. 颌骨　颌骨包括上颌骨和下颌骨。上颌骨由一体（上颌骨体）和四突（额突、颧突、牙槽突和腭突）构成。上颌骨体的前壁，眶下缘中点下方 0.6~1cm 处有椭圆形的眶下孔，眶下神经血管由此通过。下颌骨是颌面部唯一可以活动且最坚实的骨骼,两侧对称,在正中线处两侧联合呈马蹄形,包括下颌体与下颌支两部分。

2. 颞下颌关节 颞下颌关节是人体唯一的左右联动关节,具有转动和滑动两种功能。

3. 肌肉 口腔颌面部肌肉可分为表情肌群和咀嚼肌群,参与颌面部表达喜、怒、哀、乐等表情以及完成咀嚼、语言和吞咽动作。

(1)表情肌:位置表浅,薄而短小,收缩力弱,多围绕眼、鼻和口腔等裂孔,呈环形或放射状排列,通过牵引额部、眼睑、口唇和颊部等皮肤,形成不同的纹理以表达喜怒哀乐等多种表情。表情肌的运动由面神经支配,如面神经受到损伤,可出现面瘫。

(2)咀嚼肌:主要附着在下颌骨上,与下颌骨运动关系最密切,可分为闭口、开口两组肌群以及翼外肌,共同完成开口、闭口、前伸及侧方运动,均由三叉神经的下颌神经前股纤维支配。

4. 血管 包括动脉和静脉。

(1)动脉:口腔颌面部血液供给主要来自颈外动脉,其分支有舌动脉、颌外动脉(面动脉)、颌内动脉(上颌动脉)、颞浅动脉、眶下动脉、下唇动脉等。由于大多数动脉位置较为表浅,可通过压迫其供血动脉的近心端来暂时止血。其中颌外动脉为颌面部软组织的主要供血动脉,在下颌骨体下缘体表处能扪及其搏动,可在此测脉和压迫止血;颌内动脉为口腔颌面部的主要供血动脉,位置深而分支多;颞浅动脉在颧弓根部上方皮下可扪到该动脉搏动,可在此测脉和压迫止血。

(2)静脉:颌面部静脉系统大多与动脉伴行,但分支多变异大,吻合更多,常呈现网状分布,可分为浅、深两个静脉网。浅静脉网由面前静脉和面后静脉组成;深静脉网主要为翼静脉丛。翼静脉丛可通过卵圆孔和破裂孔与颅内海绵窦相通,加上面部静脉的静脉瓣较少,或有瓣但不能完全阻止血液反流,易使感染原或血栓随血液反流而逆行入颅内,引起海绵窦血栓性静脉炎等严重并发症。

5. 淋巴组织 颌面部的淋巴结和淋巴管分布十分丰富,淋巴管密集成网状结构,接纳淋巴液,流入相应区域的淋巴结,构成口腔颌面部重要的防御系统。颌面部常见且重要的淋巴结群按解剖区域可分为面部淋巴结、颌下部淋巴结、颈部淋巴结三组。正常情况下,淋巴结与软组织硬度相似,不易触及;只有当淋巴结所收集的区域有炎症时,该淋巴结才会肿大和疼痛;如为肿瘤所侵及,淋巴结多呈无痛性肿大,质地由软变硬且逐渐固定并可触及。

6. 神经 与口腔颌面部相关的神经主要有三叉神经和面神经。

(1)三叉神经:为第5对脑神经,是以感觉神经纤维为主的混合性神经,是口腔颌面部主要的感觉神经以及咀嚼肌的运动和本体感觉神经,主要传递口腔黏膜、舌、牙及头面部皮肤的感觉,并支配颞肌、咬肌、翼内肌和翼外肌的运动。其感觉神经根较大,可分出眼神经、上颌神经和下颌神经;运动神经根较小,加入下颌神经,组成混合神经。

(2)面神经:为第7对脑神经,分为颞面干和颈面干进入腮腺浅、深两叶之间,颞面干行向前上分为颞支、颧支和上颊支;颈面干行向前下分为下颊支、下颌缘支和颈支。①颞支:由腮腺上缘穿出,主要分布于额肌,受损后可出现额纹消失。②颧支:自腮腺前上缘穿出,主要分布于上、下眼轮匝肌,损伤后可出现眼睑不能闭合。③颊支:自腮腺前缘穿出,上、下颊支走行于腮腺导管上下各10mm的范围内,主要分布于面部表情肌,损伤后可出现鼻唇沟变浅或消失、口角偏斜、不能鼓腮等症状。④下颌缘支：由腮腺前下缘穿出，分布于下唇表情肌，损伤后可出现口角下垂、流涎的症状。⑤颈支：由腮腺下缘穿出，分布于颈阔肌，损伤后，颈部皮纹消失。

7. 涎腺　涎腺又称唾液腺，由3对大唾液腺和许多散在分布于口腔及口咽等部位黏膜下的小唾液腺组成。大唾液腺包括腮腺、下颌下腺和舌下腺，其分泌的唾液经导管系统排入口腔，小唾液腺又称无管腺，通过口腔黏膜将唾液分泌入口腔。涎腺分为浆液腺、黏液腺和混合腺三类，其分泌的唾液具有清洁、润滑、保护口腔黏膜，消化食物以及抑菌等作用。

（1）腮腺：是位于耳下区最大的一对唾液腺，属浆液腺。其导管开口于正对上颌第二磨牙的颊侧黏膜上，开口处的黏膜略有隆起。

（2）下颌下腺：体积小于腮腺，位于颌下三角，是以浆液性为主的混合腺，开口于舌系带两侧的舌下皱襞。其导管行程较长而弯曲，导管开口位置低，易形成涎石，堵塞导管，导致下颌下腺炎症的发生。

（3）舌下腺：是大唾液腺中最小的一对，属于以黏液腺为主的混合腺。其导管小而多，多数直接开口于口底，一般不会发生逆行性感染。

（三）口腔的生理功能

1. 吮吸　婴儿吮吸母乳时，口腔的前部由唇和乳头周围皮肤密切接触而被封闭，口轮匝肌收缩固定乳头，口腔的后部由舌根向上同软腭接触共同封闭，形成负压，继而在降舌肌群的协助下，完成吮吸。这一过程中，还需舌、腭及口腔相关肌肉的参与。

2. 吞咽　吞咽是由舌将咀嚼后的食物形成食团，放置舌背和硬腭之间。下颌舌骨肌等舌外肌收缩，抬高舌背，将食团向后方挤压和推送，同时气管关闭；舌内肌与咽肌松弛，使咽腔形成负压，对食团产生吸力，最终食团进入口咽腔。

3. 呕吐　口腔参与呕吐过程，主要为舌骨抬高和通道作用。

4. 言语　口腔主要参与发音的共振过程。参与共振的口腔器官有唇、舌、腭等。

5. 表情　通过表情肌的运动可以完成千变万化的表情。如颧大肌收缩则出现笑的表情；降口角肌收缩时使口角下降表现出悲伤；颊肌收缩时可露出满意的神情。

6. 呼吸　口腔除以上功能外，还参与呼吸运动。口腔向后通向咽，由咽腔可进入食管，但向后也可进入喉、气管，参与呼吸运动。

（张　军）

第二节　口腔常用药物、器械、设备概述

口腔诊疗离不开口腔常用药物、专科器械及设备的应用。随着口腔医学的飞速发展，口腔常用药物、专科器械及设备的种类越来越多，各类精密仪器设备也随之增加。因此，临床医护人员充分了解和掌握常用药物、器械及设备的正确使用方法，是提高临床工作效率和患者安全的重要保证。

一、口腔常用药物

（一）消毒防腐药物

1. 复方氯己定含漱液

（1）性状：淡黄色液体。

（2）特点：对革兰氏阳性菌、革兰氏阴性菌、真菌（如白念珠菌）及某些病毒（如人类免疫缺陷病毒、乙型肝炎病毒等）有杀菌和抑菌作用。

（3）用途：用于龈炎、冠周炎和口腔黏膜炎等导致的牙龈出血、牙周脓肿、口腔黏膜溃疡等的辅助治疗。

（4）注意事项：连续使用不超过 3 个疗程。含漱 2~5min 后吐出，不得咽下。避免接触眼睛。对此药过敏者禁用，过敏体质者慎用，儿童须在成人监护下使用。

2. 聚维酮碘

（1）性状：红棕色液体。

（2）特点：对多种病毒、细菌、真菌（包括霉菌孢子等）有较强杀灭作用。皮肤、黏膜刺激性小，毒性低，作用持久。

（3）用途：用于口腔诊疗前含漱，口腔黏膜破损消毒，牙拔除术、种植体植入术等口腔术前消毒，口腔颌面创面消毒等。浓度为 1%~10%，根据说明书使用。

（4）注意事项：含漱后吐出，不得咽下。过敏体质者慎用，儿童须在成人监护下使用。用药部位如有烧灼感、红肿等情况应立即停药，并冲洗干净。避光密封贮藏。

3. 1% 碘伏

（1）性状：棕褐色液体。

（2）特点：可杀灭细菌繁殖体、真菌、原虫和部分病毒。皮肤、黏膜刺激性小，毒性较低，无腐蚀性。

（3）用途：用于颌面部皮肤、黏膜消毒以及严重感染的牙周袋冲洗。

（4）注意事项：外用药，禁止口服。碘过敏者慎用。室温避光密封贮藏。

4. 碘甘油

（1）性状：红棕色黏稠状液体。

（2）特点：对细菌、真菌、病毒均有杀灭作用。

（3）用途：用于口腔黏膜溃疡、龈炎、牙周炎及冠周炎。

（4）注意事项：外用药，禁止口服。对本品过敏者禁用，过敏体质者慎用，儿童须在成人监护下使用。避光密封保存。

5. 过氧化氢溶液（双氧水）

（1）性状：无色透明状液体。

（2）特点：局部涂抹、冲洗后产生气泡，使创面或牙根管中脓块、血块或坏死组织松动排出。

（3）用途：1% 溶液作含漱剂；3% 溶液用于感染根管的冲洗；30% 溶液用于氧化疗法和牙面漂白。

（4）注意事项：不可与还原剂、强氧化剂、碱、碘化物混合使用。避免皮肤和黏膜接触高浓度溶液。室温避光保存。

6. 75% 乙醇

（1）性状：无色透明液体。

（2）特点：对细菌繁殖体、真菌及病毒有较好杀灭作用。易燃、易挥发，对皮肤、黏膜有刺激性。

（3）用途：用于天然牙面、修复体脱脂，以及皮肤、窝洞的消毒。

（4）注意事项：外用消毒剂，不可口服。不可用于黏膜和大创面的消毒。乙醇过敏者慎用。密封、避光、独立保存，远离明火、热源。

（二）局部麻醉药物

1. 盐酸利多卡因

（1）性状：无色澄明液体。

（2）特点：酰胺类药物。

（3）用途：用于表面麻醉、局部浸润和神经传导阻滞麻醉。临床常用浓度为 2%。相比其他局部麻醉药物（简称局麻药），利多卡因更适合妊娠期妇女和心律失常患者（缓慢型心律失常除外）。起效时间：表面麻醉 1~2min 起效，注射 2~3min 起效。持续时间：表面麻醉 15min，牙髓麻醉 5~10min，软组织麻醉 60~120min。

（4）注意事项：使用过程中密切观察麻醉反应及效果。

2. 丁卡因

（1）性状：胶浆剂为类白色半透明流动性胶浆；注射剂为无色澄明液体。

（2）特点：酯类药物。

（3）用途：用于表面麻醉，口腔用药浓度为 0.25%~0.5%。起效时间 20min，持续时间 20~60min。

（4）注意事项：使用过程中密切观察麻醉反应及效果。注射前须重复抽回血以防误入血管。避光密闭保存。

3. 阿替卡因肾上腺素注射液

（1）性状：无色澄明液体。

（2）特点：酰胺类药物，组织渗透性强，起效快，效力强。

（3）用途：用于 4 岁以上儿童及成人的局部浸润和神经传导阻滞麻醉。常用配比是 4% 阿替卡因（含 1：10 万肾上腺素）。起效时间：局部浸润 1~2min 起效，神经阻滞 2~3min 起效。持续时间：牙髓麻醉 60~70min，软组织麻醉 180~360min。

（4）注意事项：注射前须重复抽回血以防误入血管，尤其行神经传导阻滞麻醉时。密切观察麻醉反应及效果。

（三）牙体牙髓疾病诊疗常用药物

1. 氟化钠护齿剂

（1）性状：棕 / 黄色悬浊液。

（2）特点：黏度高、安全性高，遇唾液固化，干燥后变为透明黄色。

（3）用途：用于龋齿预防，正畸牙矫正器周围脱钙化的预防以及窝沟（咬合面）龋齿的预防。

（4）注意事项：孕期和哺乳期慎用，使用时不额外补充氟（片剂或滴剂）。用于龋齿预防,如须重复使用,参照说明书增加使用频次。用于过敏性牙齿脱敏,可在数天内重复使用2~3 次。

2. 氢氧化钙糊剂

（1）性状:散剂为白色粉末,溶液剂为无色澄清液体。

（2）特点:本药由两部分构成,散剂为氢氧化钙,溶液剂为丙二醇和水。

（3）用途:用于充填盖髓、护髓、切髓后活髓保存、根管充填等,临用前将散剂、溶液剂调成糊状,置于牙髓暴露处或窝洞底部。

（4）注意事项:外用药,不得内服。临用时调制,避免久置生成氧化钙而失去作用。操作时不可溢出,以免烧灼牙龈组织。

3. 多聚甲醛失活剂

（1）性状:软膏剂。

（2）特点:见效快,可用于止痛。

（3）用途:牙髓切断或根治前的牙髓失活;死髓拔除后的残髓失活。作用时间为10~15d。

（4）注意事项:对甲醛或其他成分过敏者禁用。使用后须用暂封材料封闭以防糊剂和甲醛溢出。避光、避热保存,存储温度不能超过 25℃。

4. 0.5%~5.25% 次氯酸钠

（1）性状:浅黄色液体。

（2）特点:具有溶解坏死组织、润滑根管壁和杀菌等作用。浓度越高,溶解能力越强,刺激性越大。

（3）用途:冲洗感染的根管。

（4）注意事项:避免在压力下使用;使用前须检查牙根是否闭合,以免溢出根尖;操作时使用橡皮障防止其流入患者口腔刺激黏膜。避光常温保存。

5. 17% 乙二胺四乙酸

（1）性状:凝胶状。

（2）特点:强效螯合剂,可润滑管壁,去除玷污层,使钙化的阻塞物易于去除。

（3）用途:冲洗根管,尤其是狭窄、钙化根管或根管内异物。

（4）注意事项:不建议长时间放置于根管内,以降低机械预备时根管穿孔风险。

6. 过氧化氢　详见本节“（一）消毒防腐药物”。

7. 丁香油

（1）性状:淡黄色或深棕色透明液体。

（2）特点:镇痛作用较好,有轻度消毒、防腐作用,刺激性和腐蚀性较小。

（3）用途:用于牙齿深龋治疗时的安抚和镇痛,也可作为硝酸银牙本质脱敏的还原剂。

（4）注意事项:避免与铁、锌等金属接触。避光保存。

（四）牙周疾病诊疗常用药物

1. 甲硝唑

（1）性状:白色或微黄色的结晶或结晶性粉末。微臭,味苦而微咸。

（2）特点:抗厌氧菌药,对专性厌氧菌有杀灭作用。

（3）用途:用于牙周炎、冠周炎、牙周脓肿等局部抗炎。

（4）注意事项：甲硝唑含漱液含漱 30s 后吐出，不得吞下；使用甲硝唑棒则将药棒置于牙周袋内，待药物自行溶解，不必取出。孕妇及哺乳期妇女禁用；有活动性中枢神经疾病和血液病者禁用；用药期间不得饮酒或含酒精的饮料；对本品过敏者禁用，过敏体质者慎用；不可与其他口腔用药同用。遮光、密封保存。

2. 牙周塞治剂

（1）性状：膏状。

（2）特点：止血、镇痛、防腐，防止肉芽组织增生，防止感染。刺激性小、贴附性强、舒适性高、封闭性好、可塑性强，隔离保护持久。

（3）用途：用于牙龈切除术、牙龈翻瓣术后，牙周袋塞治。

（4）注意事项：塞治剂不能长期置于口腔中，以免影响口腔清洁卫生；乙醇过敏者慎用；忌食烫口食物。

（五）口腔疾病修复诊疗常用药物

1. 医用液状石蜡

（1）性状：无色澄清的油状液体。

（2）特点：油溶性，黏附性和防水性较好。

（3）用途：保护口腔黏膜组织；制作口内嵌体或桩冠蜡型时涂于牙体组织或根管内用作分离剂。

（4）注意事项：对本品过敏者禁用，过敏体质者慎用。密封保存，远离火源。

2. 牙本质脱敏剂

（1）性状：无色透明液体。

（2）特点：可阻断牙本质小管，缓解牙神经敏感、酸痛不适。

（3）用途：用于消除暴露牙颈部的过敏症状；减轻或预防因牙体预备而引起的牙齿过敏症状。

（4）注意事项：建议用于牙齿冷热、酸甜或接触等刺激导致的严重疼痛反应，中度疼痛选用其他；对脱敏成分过敏的患者、牙髓炎患者禁用。

二、口腔常用器械

（一）牙科手机

1. 高速牙科手机

（1）结构特点：高速牙科手机多采用不锈钢或钛合金材料制作，结构包括机头、手柄、接头；接口类型分为固定接口和快速接口。

（2）用途：利用压缩空气驱动手机旋转，夹持牙科钻针对牙体进行钻、磨、切削、抛光，对修复体进行修整等。

（3）注意事项

1）避免摔伤，轻拿轻放。

2）使用符合标准的钻针；避免空转损坏机头；安装钻针时应充分插入机芯夹芯里，以确保其正常运转。

3）出现故障或异常运行噪声时，应及时停止使用。

2. 低速牙科手机

（1）结构特点：低速牙科手机多采用不锈钢或钛合金材料制作，结构包括机头和马达；马达驱动来源包括气动马达和电动马达；机头外形分为直机头和弯机头；供水方式分为内水道和外水道。

（2）用途：用于夹持牙科钻针对牙体进行钻、磨、抛光，对修复体进行修整等。

（3）注意事项

1）避免摔伤，轻拿轻放。

2）使用符合标准的钻针或磨石；避免空转损坏机头；安装钻针或磨石时，应充分插入到机芯夹芯里，以确保其正常运转。

3）出现故障或异常运行噪声时，应及时停止使用。

（二）牙体牙髓科常用器械

1. 橡皮障系统

（1）结构特点：橡皮障系统按结构可分为橡皮障障布、橡皮障支架（面弓）、打孔器、橡皮障夹和橡皮障夹钳。

1）橡皮障障布：一般由高弹性、防水性强的乳胶或非乳胶制成，有不同颜色、型号、厚度的橡皮障障布。

2）橡皮障支架（面弓）：用于在口外支撑并固定障布，可分为金属和非金属两种材质，支架形状有 U 形、环形和可折叠型等。

3）打孔器：打孔器由弹簧 / 弹片、打孔锥及打孔盘组成，可以打出不同直径的孔。

4）橡皮障夹：用于固定套在隔离牙上的障布。

5）橡皮障夹钳：用于安装或拆除橡皮障夹。

（2）用途

1）隔离牙齿、唾液、渗出液及软组织等，保持术区干燥、清晰。

2）提高安全性，避免损伤唇、颊、舌等软组织，防止发生器械或材料等误吞、误吸。

3）提升工作效率及治疗成功率。

（3）注意事项

1）对乳胶过敏者选择非乳胶类的橡皮障障布，若障布破损须及时更换。

2）试橡皮障夹时，可在弓部和翼部系牙线，防止橡皮障夹滑脱。

3）注意保护牙龈和黏膜，避免软组织损伤。

2. 根管切削器械（根管锉）

（1）结构特点：根管切削器械（根管锉）多采用不锈钢或镍钛材料制作。根管锉按结构可分为工作端和针柄，头部较小，呈漏斗形状；按材质不同分为不锈钢根管锉和镍钛根管锉；按使用方法不同分为手用型和机用型。

1）不锈钢根管锉：手用型常用 K 型锉和 H 型锉；机用型常用 G 钻、长柄球钻 IN 和 P 钻等。

2）镍钛根管锉：手用型与不锈钢根管锉类似；机用型通常与有恒定转速并能控制扭力的马达配合使用。

（2）用途

1）扩大根管：通过扩大根管，增加根管内的可见度。

2）清洁根管：可以更深入地清洁根管内的细菌和堆积物等，减少残留的感染原。

3）形状调整:根管锉还可以帮助调整根管的形状,使充填材料更好地填充根管空间。

（3）注意事项

1）使用前应检查器械的磨耗程度,避免发生器械分离。

2）在使用根管锉时,应注意观察患者的反应,及时调整操作力度和深度,以避免对患者造成过度伤害。

3）废弃的根管锉较为尖锐,应置于锐器盒内。

3. 挖匙

（1）结构特点:挖匙采用不锈钢材料制作,按结构可分为工作端、颈部、柄部,工作端呈圆形匙状,两头的工作端成对、方向相反,边缘为刃口,有大、中、小型号之分。

（2）用途

1）窝洞充填术:备洞时协助剔除龋齿内的腐质、龋坏部分。

2）根管充填术:冷牙胶充填时可利用其挖除多余牙胶尖。

3）瘘管搔刮:挖除瘘管内及周围的多余肉芽组织。

4）根尖手术:挖除根尖周增生的肉芽组织。

（3）注意事项

1）工作端应保持边缘锋利,利于剔除腐质。

2）去除龋坏时,应避免过度用力,导致挖除过多的健康牙体组织。

4. 根管加压充填器

（1）结构特点:根管加压充填器多采用不锈钢或镍钛材料制作,按结构可分为工作端、柄部,工作端呈光滑尖锥形,手柄有短柄和长柄两种。

1）侧向加压器:工作端尖且细,锥度较大,光滑无刃槽,短柄侧向加压器的结构类似根管锉。型号包括 15~40 号,常用 25 号和 30 号。

2）垂直加压器:工作端较钝,主要用于热牙胶的垂直加压。有不同型号,分别用于不同根管。

（2）用途:加压充填牙胶,使其更加致密。侧向加压器用于侧方加压根管充填术,垂直加压器用于热牙胶充填术。

（3）注意事项:操作前应根据根管大小,选用粗细适宜的器械;操作时工作端只能向根管方向进入,以防工作端折断。

（三）牙周科常用器械

1. 牙周手用洁治器

（1）结构特点:牙周手用洁治器采用金属材料制作,按结构可分为工作端、颈部、柄部,工作端角度各不相同,适用于不同的牙面。

（2）用途:龈上洁治,剔除牙石,去除牙齿污渍。

（3）注意事项

1）有效工作刃在器械尖端 1/3 处。

2）按一定的顺序分区进行近中面、颊（舌）侧、远中面洁治。

3）刮治应连续不间断,与前面有所重叠,可避免遗漏牙石。

2. 牙周手用刮治器

（1）结构特点:牙周手用刮治器采用金属材料制作,按结构可分为工作端、颈部、柄部,工作端薄而窄,制作较为精细。

（2）用途

1）龈下刮治术:刮除龈下牙石和菌斑,可以将牙根表面细小颗粒状的牙石、菌斑、感染的组织清理干净。

2）平整根面:将根面处理干净、光滑,一般菌斑不容易积累。

（3）注意事项:器械精度要求高,较钝的器械很难达到刮治的效果;刮治应连续不间断,与前面有所重叠,按照一定顺序,避免遗漏牙石。

3. 牙周金属探针

（1）结构特点:牙周金属探针采用金属材料制作,按结构可分为工作端、颈部、柄部,工作端和颈部呈"7"形,尖端圆钝,是以毫米作刻度的测量工具。一格为 1mm,共分 15 格代表 15mm。

（2）用途:测量牙周袋深度、宽度、形态和位置。

（3）注意事项:应保持牙周探针工作端完整、清洁,工作端表面刻度清晰,无变形、磨痕。

（四）口腔外科常用器械

1. 牙钳

（1）结构特点:牙钳采用不锈钢材料制作,按结构可分为钳喙、关节和钳柄。

（2）用途:用于拔除患者口腔内的牙齿。

（3）注意事项

1）牙钳性能良好,闭合或打开时,无卡塞现象。

2）根据手术牙位,正确选用牙钳。

2. 牙挺

（1）结构特点:牙挺采用不锈钢材料制作,按结构可分为挺刃、挺杆和挺柄。

（2）用途:用于松动牙齿或牙根,或使其脱位。

（3）注意事项

1）牙挺应性能良好,无毛刺,无裂纹。

2）牙挺挺刃无缺损,刃面棱线清晰。

3. 刮匙

（1）结构特点:刮匙采用不锈钢材料制作,按结构可分为刮匙柄和刮匙刃。

（2）用途:用于牙拔出后探查牙槽窝,清除牙槽窝内的炎性肉芽组织和碎片等。

（3）注意事项

1）刮匙应结构完整,无缺损和变形现象。

2）使用时,轻拿轻放,注意保护工作端,避免损坏。

（五）口腔修复种植常用器械

1. 去冠器（脱冠器）

（1）结构特点:去冠器采用金属材料制作,按结构可分为冠头、接头、滑杆、滑锤和尾帽。去冠器冠头形态有直形和弯钩形,直形为前牙去冠器,弯钩形为后牙去冠器。

（2）用途:用于脱除患者口腔内的义齿。

（3）注意事项

1）使用前检查去冠器,保证结构完整,性能良好,无锈蚀,无损坏。

2）传递时用纱布包裹工作端,正确传递,避免跌落损伤工作端。

2. 破冠挺(开冠挺)

（1）结构特点:破冠挺采用金属材料制作,按结构可分为工作端和柄部。其工作端形态有直形和弯钩形,直形为前牙破冠挺,弯钩形为后牙破冠挺。

（2）用途:用于人工牙冠开槽后增大开槽缝隙,以破坏或拆除牙冠。

（3）注意事项

1）根据患者牙位,正确选用破冠挺。

2）使用时,用纱布包裹工作端正确传递,避免跌落损伤工作端。

3. 排龈器(排龈线器)

（1）结构特点:排龈器采用金属材料制作,按结构可分为工作端和柄部,其两端的工作端,分有齿和无齿两种。

（2）用途:用于将排龈线放置于牙齿龈沟内,将牙龈水平向推离牙面,以获得一定的龈沟宽度。

（3）注意事项

1）使用前,检查排龈器齿端完整,无锈蚀,无损坏。

2）使用时,轻拿轻放,注意保护工作端,避免损坏。

（六）正畸科常用器械

1. 末端切断钳

（1）结构特点:末端切断钳采用合金和不锈钢材料制作,按结构可分为钳喙、关节和钳柄。

（2）用途:用于切断伸出颊面管远中的过长弓丝,其钳喙可夹住切断的弓丝,可避免切断的弓丝弹射或落入口腔内。

（3）注意事项:使用前,检查钳喙有无缺损,是否具有良好的剪切性能;末端切断钳打开或闭合时轻松灵活,无卡塞及松动现象。

2. 托槽去除钳

（1）结构特点:托槽去除钳采用不锈钢材料制作,按结构可分为钳喙、关节和钳柄。根据使用部位不同,可分为前牙托槽去除钳和后牙托槽去除钳。

（2）用途:用于拆除正畸患者牙齿表面粘接的托槽。

（3）注意事项

1）根据使用部位不同,正确选用托槽去除钳,避免前后牙位混用,影响操作质量。

2）使用前,检查钳喙有无缺损,若发现损坏应及时更换。

3）托槽去除钳打开或闭合时轻松灵活,无卡塞及松动现象。

4）使用完毕后,及时清理托槽去除钳工作端残余的粘接剂。

3. 带环去除钳

（1）结构特点:带环去除钳采用合金和不锈钢材料制作,按结构可分为钳喙、关节和钳柄,其中一个钳喙的喙内侧面设有圆柱形垫块。

（2）用途:用于去除患者口腔内的正畸带环。

（3）注意事项

1）带环去除钳打开或闭合时轻松灵活,无卡塞及松动现象。

2）使用前,检查钳喙有无缺损,若发现损坏应及时更换。

3）使用时,轻拿轻放,注意保护工作端,避免跌落致钳喙变形或损坏。

三、口腔常用设备

（一）口腔基础设备

1. 口腔综合诊疗台

（1）用途:口腔综合治疗台由综合治疗机和牙科椅组成,是开展口腔临床工作的基本设备,适用于口腔各种临床疾病的诊断、治疗及手术等操作。

（2）操作流程:打开电源和气阀开关,检查灯光、三用枪、吸唾器功能是否正常,安装牙科手机,打开水量阀,安装钻针测试牙科手机功能是否正常,调节椅位,等待患者治疗。

（3）维护保养

1）使用后擦拭消毒牙科椅表面并冲洗水路,关闭电源开关,排放空气压缩机系统内的余气。

2）定期擦拭冷光手术灯,定期清洗吸唾过滤网。

3）器械盘承受重量不超过 2kg,避免损坏。

2. 超声波牙科治疗仪

（1）用途:超声波牙科治疗仪通过超声工作尖进行高频振荡,可用于去除菌斑及牙石、去除根管异物和根管冲洗等。

（2）操作流程:检查设备及配套工作尖是否齐全,连接并安装工作尖,选择治疗模式,调节参数;使用完毕关闭电源和供水,手柄和工作尖消毒灭菌后备用。

（3）维护保养

1）使用完毕及时排空储液罐及管路内多余的液体,保持干燥。

2）使用消毒湿巾擦拭主机表面、手柄连线和储液罐表面。

3）定期检查进水口过滤网、治疗仪水电连接线。

3. 口腔显微镜

（1）用途:口腔显微镜可以改善医生操作视野,更加细微化,主要用于龋病、牙髓病、根尖周病及种植等治疗;同时配备术中拍摄和摄像功能。

（2）操作流程:使用前检查各部件是否完好,调节显微镜关节旋钮至合适位置,打开电源,调节参数;使用完毕先关闭显微镜开关,再切断电源。

（3）维护保养

1）保持镜头的清洁和干燥,使用专用擦拭布进行擦拭,勿使用腐蚀性或有磨砂作用的清洁剂,外表面及镜头使用防护罩。

2）使用后先将亮度调至最小,待充分散热后再关闭电源。

3）定期检测,检查各旋钮、螺丝有无松动脱落。

4. 计算机控制局部麻醉系统

（1）用途:计算机控制局部麻醉系统在口腔诊疗中进行局部麻醉。

（2）操作流程:使用前检查主机、电源线、脚踏是否齐全,安装麻醉药,容量显示窗变亮,仪器准备就绪;使用完毕,按回缩键拆除药筒;使用完毕后正确处置用物。

（3）维护保养

1）仪器表面使用消毒湿巾进行擦拭。

2）仪器活塞及"O"形圈定期检查润滑，"O"形圈破损及时更换。

（二）牙体牙髓科常用设备

1. 根管治疗用微型马达

（1）用途：根管治疗用微型马达是一种电子机械设备，在根管治疗术中主要用于根管扩大成形，可配合机用镍钛根管锉使用，能提升根管扩大的质量和效率。

（2）操作流程：使用前检查主机、手柄等各部分连接是否完好，打开电源，选择模式后开始使用；使用结束后将各部件分离并整理用物，消毒灭菌后备用。

（3）维护保养

1）可用消毒湿巾擦拭主机表面进行消毒。

2）收纳时可盘绕线路，切勿弯折；定期用清洁剂清洁马达和连接线连接部位的螺纹。

3）弯机头一人一用一灭菌。

2. 根尖定位仪

（1）用途：根尖定位仪又称根管长度测量仪。可通过分析根管内不同组织的电子特性来探测微小根尖孔，定位根尖位置。目前临床广泛使用的是全自动根管长度测量仪，可一边测定一边观察数值，测定结果较为准确可靠。

（2）操作流程：使用前检查设备电量是否充足，打开电源，连接唇夹和连接钩，在患者口角放置连接钩，插入扩锉针；使用完毕后分离各部件并整理用物。

（3）维护保养

1）收纳时可盘绕线路，切勿弯折。

2）避免撞击和剧烈振动，以免损坏设备。

3. 热牙胶充填系统

（1）用途：热牙胶充填系统主要用于根管充填术，主要包括垂直加热加压充填器和注射式热牙胶充填器。用于牙胶加热软化。

（2）操作流程

1）垂直加热加压充填器：使用前检查设备外观是否完好，打开电源，连接并选择模式后使用；使用结束后待工作尖温度降至常温，分离连接的工作尖，关闭电源并消毒备用。

2）注射式热牙胶充填器：使用前检查设备功能是否完好，打开电源，查看电量是否充足，选择合适的工作尖连接并安装；使用结束后待工作尖温度降至常温，分离工作尖，关闭电源并消毒备用。

（3）维护保养

1）使用完毕，去除剩余牙胶尖，关闭电源。

2）使用消毒湿巾擦拭主机及各配件。

3）避免外部撞击，以防仪器损坏。

（三）口腔修复种植常用设备

1. 种植机

（1）用途：种植机是种植治疗的基础设备，主要用于种植窝洞制备，还可以应用于根管治疗和口腔外科等领域，可利用其开展牙种植体植入、根管治疗、根尖切除和微创拔牙等操作。

（2）操作流程：使用前检查主机、马达、脚踏等连接是否完好，打开电源，连接种植弯机与马达，连接冷却生理盐水，选择模式，调节参数后使用；使用结束后将各部件分离并整理用物，消毒灭菌后备用。

（3）维护保养

1）可使用消毒湿巾擦拭主机表面进行消毒。

2）收纳时勿折叠马达线路，建议盘绕，盘绕直径应大于15cm。

3）种植弯机的处理步骤为：先使用消毒湿巾擦拭表面，再慢速冲洗出机头内部的骨屑和污物，后对种植弯机进行注油和保养，最后消毒灭菌。

2. 超声骨刀

（1）用途：超声骨刀是一种将电能转化为机械能的设备，经高频超声震荡，使所接触的组织细胞内水汽化，蛋白氢键断裂，从而破坏需要切割的骨组织。其具有切割精准、创面小、出血少的优点，因此常用于上颌窦经侧壁开窗提升术和块状骨表面移植术等术式。

（2）操作流程：使用前检查各部件连接是否完好，打开电源，连接冷却生理盐水，安装工作尖，调节模式和参数后使用；使用结束冲洗管路，排尽水管中的余水，分离各部件，关闭电源，用物消毒灭菌备用。

（3）维护保养

1）禁止使用含有丙酮的清洗剂清洗超声骨刀主机，可使用不含丙酮的清洗剂或中性去垢剂清洗设备表面，过程中避免液体渗入主机内部。

2）定期检查超声骨刀工作尖，若磨损严重，应及时更换。

3）勿折叠弯曲手柄接线和泵管，盘绕直径建议大于15cm。

（四）口腔器械清洁、消毒与灭菌常用设备

1. 全自动清洗消毒机

（1）用途：全自动清洗消毒机主要通过湿热消毒方法和喷淋臂高速旋转多角度冲洗器械达到清洗消毒的目的，适用于耐湿耐热器械和物品的清洗、润滑保养、消毒和干燥。按照舱体数量，全自动清洗消毒机可分为单舱和多舱，本节以单舱全自动清洗消毒机为例进行介绍。

（2）操作流程：检查水、电、蒸汽和压缩空气是否达到设备工作条件，清洗剂和润滑剂是否充足，装载清洗篮筐，关闭舱门，选择清洗消毒程序；清洗结束后打开舱门，取出器械，使用结束检查舱底有无杂物，关闭水、电、气。

（3）维护保养

1）须每日维护：使用后清理舱内杂物，清洗排水过滤网。

2）须定期维护：定期检查各管路连接有无松脱和漏水；定期清洁清洗架并清洗舱内旋转喷射臂；定期去除舱内水垢和锈迹；定期检测、校准温度传感器。

3）请专业人员定期检查和更换易损耗零部件。

2. 牙科手机注油机

（1）用途：牙科手机注油机是在高压作用下，将雾化后的清洗润滑油强力喷射至牙科手机内部，以达到清洗和润滑的目的。

（2）操作流程：打开电源和气源，确认清洁剂和润滑剂充足，根据需要连接转换接头到牙科手机,将牙科手机插入养护舱内手机接口;按下启动按钮,开始清洁和注油;程序运行结束后,打开舱门取出牙科手机,分离牙科手机上的转换接头;使用结束后关闭电源和气源。

（3）维护保养

1）每日清洁设备表面及注油舱内污渍。

2）定期检查各管路有无破损,连接部分有无松动。

3）请专业人员定期检查和更换易损耗零部件。

（刘 帆）

第三节　口腔流行病学概述

一、口腔流行病学的概念及作用

口腔流行病学（oral epidemiology）是流行病学的重要组成部分,是流行病学方法在口腔医学中的应用,它与预防医学、临床医学和基础医学有着非常密切的联系。

（一）概念

口腔流行病学是一门用流行病学的原则、基本原理和方法,研究人群口腔健康及其影响因素,口腔疾病发生、发展和分布规律及其影响因素的科学。它是探讨口腔疾病的病因和流行因素、制订口腔保健计划、选择防治策略和评价服务效果的科学工具。

（二）作用

1. 描述人群口腔健康与疾病的分布状态。

2. 研究口腔疾病的病因和影响流行的因素。

3. 研究疾病预防措施并评价其效果。

4. 监测口腔疾病流行趋势。

5. 为制订口腔卫生保健规划提供依据。

二、评价龋病、牙周组织健康的常用指数

（一）龋病评价指数

评价龋病的常用指数有很多,以下重点介绍两种常用的指数:龋均、患龋率。

1. **龋均**　龋均指受检查人群中每人口腔中平均龋、失、补牙数,恒牙龋均数值范围为0~32,乳牙龋均数值范围为 0~20。龋均的计算公式如下:

龋均 = 龋、失、补牙数之和 / 受检人数

2. **患龋率**　指在调查期间某一人群中患龋病的频率,常以百分数表示。计算公式如下:

患龋率 = 患龋病人数 / 受检人数 ×100%

上述公式中"患龋病人数"指龋失补指数（decayed, missing, filled, DMF）>0 的人数。

（二）牙周组织健康评价指数

用于评价牙周病的指数较多，目前尚没有一个指数能对所有这些破坏造成的改变提供全面的定量评价。大多数牙周病的指数依据研究者的出发点不同，对牙周组织某一部分的改变作出评定。下面仅介绍两种常用的牙周病指数。

1. Turesky 改良的 Q-H 菌斑指数

（1）检查方法：检查除第三磨牙以外的所有牙的唇舌面，也可以按照 1959 年 Ramfjord 提出的方法，只检查指定的六颗牙，即 16、21、24、36、41、44，称为 Ramfjord 指数牙。先用菌斑染色剂使菌斑染色，再根据牙面菌斑面积记分。

（2）记分标准：0= 牙面无菌斑；1= 牙颈部龈缘处有散在的点状菌斑；2= 牙颈部菌斑宽度不超过 1mm；3= 牙颈部菌斑覆盖宽度超过 1mm，但在牙面 1/3 以下；4= 菌斑覆盖面积占牙面 1/3 与 2/3 之间；5= 菌斑覆盖面积占牙面 2/3 以上。

2. 牙龈出血指数（gingival bleeding index，GBI） 于 1975 年由 Ainamo 和 Bay 提出。

（1）检查方法：GBI 可以检查全部牙或只检查指数牙，检查采用视诊和探诊相结合的方法。检查时使用牙周探针轻探牙龈，观察出血情况。每颗牙检查唇（颊）面的近中、正中、远中 3 点和舌（腭）面正中 4 个点。

（2）记分标准：0= 探诊后牙龈不出血；1= 探诊后可见牙龈出血。每个受检者的记分是探查后牙龈出血部位的数目占总的检查部位数目的百分比。

三、龋病、牙周病的流行病学特征及其影响因素

龋病是人类最常见的疾病之一，其流行情况在不同的社会经济状态下表现不同，患病率经历了从低到高再到逐渐降低的过程。牙周病是一类严重影响人类口腔健康的疾病，牙周病的流行情况受人口统计学和社会经济学因素的影响。

（一）龋病流行病学特征及其影响因素

1. 流行病学特征

（1）地区分布：世界各国龋病患病率差别很大。发达国家龋病患病率进一步下降，发展中国家龋病呈上升趋势且高于发达国家。龋病在不同地区的分布与该地区的水氟含量和经济情况有一定的关系。

（2）时间分布：从时间上看，西方发达国家 20 世纪 60 年代是龋病发病高峰，自 70 年代起患龋率逐渐下降。相反，一些发展中国家龋病患病率的上升趋势仍在继续。

（3）人群分布

1）年龄：在我国，学龄前儿童患龋率较高，25 岁以后患龋情况趋向稳定，中老年时期患龋率可能再次快速上升。

2）性别：大多数调查显示乳牙患龋率男性略高于女性，而恒牙患龋率女性略高于男性。

3）城、乡：在发展中国家，一般城市居民的患龋率高于农村。

4）民族：不同民族之间因饮食习惯、人文、地理环境等不同，患龋情况有所不同。

2. 影响因素

（1）社会经济因素：社会经济因素是龋病流行的重要影响因素。表现在社会层面、家庭层面和个体层面，这些因素的变化最终决定是否产生龋病。

（2）氟摄入量：患龋率一般与水氟浓度呈负相关。水氟浓度在 0.6~0.8mg/L 时,龋均及患龋率最低,氟牙症率在 10% 左右;当水氟浓度高于 0.8mg/L 时,氟牙症率直线上升,低于此浓度时,龋均、患龋率上升。

（3）饮食习惯

1）全身营养与龋病：全身营养不良可影响龋病患病率,尤其在儿童。

2）糖与龋病：糖的摄入量、摄入频率及糖加工的形式与龋病有密切关系。

（4）家族影响：龋病在家庭成员中一般通过遗传、饮食和行为习惯互相影响。

（二）牙周病流行病学特征及其影响因素

1. 流行病学特征

（1）地区分布：一般认为,社会经济落后地区的人群口腔卫生保健较差,龈炎患病率较高。但是牙周病在发展中国家与发达国家之间通常无明显差异。

（2）时间分布：20 世纪 50—70 年代,牙周病在全球很多地方广泛分布,80—90 年代,牙周病流行情况有所好转。

（3）人群因素

1）年龄：流行病学调查显示牙周病患病率随着年龄增长而升高。

2）性别：多数报告为男性牙周病患病率和严重程度均高于女性。

3）城乡：龈炎和牙石在乡村地区居民中检出率较高,而牙周袋检出率城乡之间没有明显差异。

4）民族：不同民族牙周病的患病情况存在差异。

2. 影响因素

（1）口腔卫生：口腔卫生状况与牙周病有直接关系。

（2）吸烟：吸烟是牙周病的高危因素之一,吸烟者牙周病患病风险高于不吸烟者。吸烟次数越多,时间越长,牙周病越严重。

（3）营养：营养不良者易患牙周病。

（4）全身性疾病：系统性疾病中公认的影响牙周组织健康的疾病是糖尿病。这类患者如果能够控制糖尿病的发展,就可能显著减轻牙周病的症状。

四、口腔健康调查的基本原则和方法

（一）基本原则

遵循设计、组织、数据的可靠性与有效性、实施、口腔健康调查这五大原则。

（二）调查方法

1. 普查　是指在特定时间范围内,一般为 1~2d 或 1~2 周,对特定人群中的每一个成员进行的调查或检查,又称全面调查。

2. 抽样调查　是用样本人群调查的结果,推断总体人群的现患情况。须抽取数量足够大的样本,调查的数据才可靠。

3. 捷径调查　在较短时间内了解某群体口腔健康状况,并估计在该群体中开展口腔保健工作所需的人力和物力。由于这种方法只查有代表性的指数年龄组的人群,因此这种方法经济实用,节省时间和人力,故称为捷径调查。

五、口腔临床试验的基本原则和设计方法

临床试验以其客观、准确和高效的优点，被广泛地用于口腔诊断技术、口腔治疗方法和口腔预防措施效果的评价。

（一）口腔临床试验基本原则

临床试验的设计应符合三个基本原则，即随机、对照和盲法。其次，临床试验的研究对象是人，不管研究的内容是诊断技术，还是治疗方法或预防措施，所有的试验必须在人体上进行，因此需要试验对象自愿参与并有完善的临床试验设计。

（二）设计方法

1. **选择研究对象**　根据研究目的选择研究对象。

2. **估计样本量**　样本量过大或过小都可能影响试验结果，因此在试验开始时，应预先计算需要的样本量，同时考虑到在试验过程中会有一部分试验对象中途退出，丢失试验数据，所以一般还需要增加 10% 的样本量。

3. **设立对照组**　临床试验设立对照组是因为疾病的自然病程和转归难以预料，受试者也可能因为受到研究者关注而不是因为干预措施的作用而改变疾病的病程，如果没有参照就难以判断干预措施的作用和效果，而设立对照组则能够抵消这些影响。

4. **随机化分组**　随机化分组目的是保证每一名受试者均有相同的概率被分配到试验组或对照组。

5. **控制干预措施质量**　临床试验的干预措施可以是新药、新诊断技术、新预防方法，也可以是各种可能的危险因素，但在干预前需要制订详细的干预方案，保证干预质量。

6. **注意伦理问题**　临床试验应该遵循《赫尔辛基宣言》的基本原则，以保证受试者的利益为基础。

7. **盲法设计**　是为了消除临床试验中主观因素的影响，这种主观影响可以来自试验者，也可以来自受试者。

六、其他口腔常见病的流行病学情况

（一）氟牙症

1. **定义**　氟牙症（dental fluorosis）又称斑釉牙（mottled enamel），是牙在发育期间长期接受过量的氟，使成釉细胞受到损害，造成牙釉质发育不全。

2. **流行特征**

（1）地区分布：氟牙症的流行具有明显的地区性，其发病与当地水、土壤、空气中的含氟量过多密切相关，含氟量过高氟牙症则流行。一般认为饮水含氟量以 0.5~1.0mg/L 为适宜浓度，超过这个浓度将引起氟牙症的流行。在我国西北、华北、东北等一些地区，水氟浓度普遍超过 3.0mg/L。

（2）城乡分布：氟牙症在城乡居民中都可发生，第四次全国口腔健康流行病学调查结果显示，农村患病率高于城市。

（3）年龄分布：胎盘对氟有一定的屏障作用，所以乳牙较少发生氟牙症。6 岁以后恒牙

26

逐渐萌出,氟牙症的患病率逐渐增高,至12岁左右恒牙全部萌出,此后氟牙症患病率维持一个相对稳定的水平。

（4）性别分布：氟牙症在男女性别上未发现显著不同。

（5）牙位分布：Moller等的调查报告提出受氟牙症影响最严重的是前磨牙,Murray等调查显示受白垩牙釉质影响最大的是唇颊侧面,上颌牙所受影响为下颌牙的2倍,其中上中切牙受影响最大。

（二）牙本质敏感

1. **定义** 牙本质敏感是指暴露的牙本质对外界刺激所产生的短而尖锐的疼痛,并且不能归因于其他特定原因引起的牙体缺损或病变。

2. **流行特征**

（1）地区分布：农村人群的患病率要高于城市人群。

（2）年龄分布：牙本质敏感患病率根据年龄不同而不同,基本上随年龄增长而增加。

（3）性别分布：根据不同国家的调查,牙本质敏感好发于女性。

（三）牙酸蚀症

1. **定义** 牙酸蚀症是指在无细菌参与的情况下,由于接触牙面的酸或其他螯合物的化学侵蚀作用而引起的一种病理性的、慢性的牙体硬组织表面浅层丧失。

2. **流行特征**

（1）地区分布：在一些经济比较发达的国家和地区,牙酸蚀症的患病率相对偏高。

（2）年龄分布：牙酸蚀症可发生于所有人群,并随年龄而升高。

（3）性别分布：性别与牙酸蚀症患病率高低的关系有不同报道,国内调查多报告女童较男童更易患牙酸蚀症。

（四）牙外伤

1. **定义** 牙外伤是指在突然的机械外力作用下,牙体硬组织、牙髓或牙周组织发生急性损伤的一种疾病。

2. **流行特征**

（1）地区分布：由于对牙外伤诊断标准不同,各国各地区患病率从6%~59%不等。

（2）城乡分布：根据第四次全国口腔健康流行病学调查结果显示,城市12岁青少年自称在过去一年内有牙外伤经历者占19.9%,而乡村则为21.5%。

（3）年龄分布：虽然牙外伤可以发生于各个年龄人群,但儿童及青少年是牙外伤的高发人群。随着人口老龄化,老年人面临跌倒的风险,牙外伤的发病率也在上升。

（4）性别分布：牙外伤发病率男性远远高于女性。尤其在恒牙期,男女比例约为（1.3~2.3）∶1。

（五）口腔癌

1. **定义** 口腔癌（oral cancer）狭义指口腔鳞状细胞癌,是发生于舌、口底、腭、牙龈、颊和牙槽黏膜的一种癌症,是世界上10种最常见的癌症之一。

2. **流行特征**

（1）地区分布：口腔癌在我国的发生率尚无确切的统计资料,据北京、天津、上海、广州四所肿瘤医院诊治的病例统计,口腔癌占全部恶性肿瘤的2.7%;占头颈恶性肿瘤的8.8%。美国和英国,口腔癌占所有恶性肿瘤的2%~3%;而在印度和东南亚一些国家口腔癌占全部恶性肿瘤的比例高达 40%。

（2）时间分布：不同国家和地区的口腔癌发病率随时间而变化，这与烟草的流行状况是密切相关的。

（3）年龄分布：口腔癌可发生于所有人群，成年人好发，国内发病率的高峰为 40~60 岁，而西方国家的发病率高峰在 60 岁以上，口腔癌的发病率随年龄的增长而升高。

（4）性别分布：男女都可以发生口腔癌，但男性明显高于女性，比例接近 2∶1。

（六）口腔黏膜疾病

口腔黏膜疾病指发生在口腔黏膜和口腔软组织的多种感染和非感染性疾病。可分为两大类，一类是原发于口腔黏膜的疾病；另一类是全身性疾病在口腔的表征，主要表现为口腔黏膜损害。常见有口腔白斑、口腔扁平苔藓、口腔溃疡等。下面仅介绍口腔白斑流行病学情况。

1. 定义 世界卫生组织在 1979 年确定了白斑（leukoplakia）的定义，口腔白斑是指发生于口腔黏膜上的以白色损害，不能擦去，在临床和组织学上不能诊断为其他疾病。

2. 流行特征

（1）地区分布：我国自 20 世纪 80 年代以来进行过一些口腔白斑患病情况调查，报告显示患病率从 0.4%~10.5% 不等，部分患病率较高与检查标准包括了烟斑和白斑前期症状有关。

（2）年龄分布：从流行病学分布来看，白斑好发于 40 岁以上中年人，并随年龄增加而增高。

（3）性别分布：口腔白斑患者以男性居多，国内外学者均认为与吸烟习惯有密切关系。

（七）错𬌗畸形

1. 定义 错𬌗畸形指儿童在生长发育过程中，由于各种因素的影响，如不良习惯、疾病、替牙紊乱、发育异常、遗传等，导致牙列不齐、关系紊乱等。

2. 流行特征

（1）地区分布：由于诊断标准不同，所以各国和各地区的调查结果难以比较，患病率从 28% 到 90% 不等。

（2）年龄分布：从乳牙全部萌出到恒牙全部萌出，错𬌗畸形的患病率随年龄增长而升高。

（3）性别分布：错𬌗畸形在男女性别之间无显著差异，男女均可患病。

（徐佑兰）

第四节 口腔门诊患者的管理

"有时去治愈，常常去帮助，总是去安慰。"良好的护患关系可以让患者有问题第一时间想到医护人员，同时医护人员也能给患者提供更多的人文关怀。当前，全面提高口腔专科护理人员的综合素质，强化"以患者为中心"的服务理念，进一步规范临床护理工作，改善护理服务，为患者提供安全、优质、满意的护理服务，是新时代优质化口腔护理服务的体现。

一、口腔门诊患者的评估与分诊的原则、内容、方法

门诊是医院面向社会的窗口,分诊是口腔门诊工作的重要环节,直接影响医院的形象和门诊医疗服务质量,因此为患者提供专业的分诊与健康指导尤为重要。

（一）评估与分诊的原则

1. 热情主动接待患者、态度和蔼、耐心解释,协助患者就诊。

2. 对患者进行客观有效的分诊评估,根据其需求和病情轻重缓急快速、准确、科学分诊。

3. 合理配备分诊资源,畅通急诊通道,维持候诊区秩序。

4. 识别高危、特殊患者并进行管理,必要时向上级领导报告。

（二）评估与分诊的内容

1. **主诉** 患者用自己的语言描述本次就诊迫切需要解决的问题,包括患者就诊时感觉最明显的症状或体征、患病部位、持续时间、目的和要求等。患者主诉作为分诊的主观资料,是分诊评估的重要组成部分。它对评估症状的发生、发展、演变,以及由此而发生的生理变化,形成初步诊断,安排诊治起主导作用。

2. **基本和局部情况的评估** 基本情况,如年龄、性别、健康情况、面部表情等。患者局部的状况,如是否做过治疗、疼痛发作方式、疼痛部位、疼痛程度和性质、加重或减轻疼痛的因素、软组织有无肿胀、牙龈有无松动和出血、有无口腔溃疡及口腔白斑等。通过有目的和有序的问诊,翻阅历史病历和资料,可以评估患者现存或潜在的健康问题。

3. **全身情况评估** 评估有无合并心脑血管疾病（如高血压）、糖尿病、血液病、传染病、肝肾功能异常、营养不良以及特异性体质等。询问患者口腔卫生习惯、口腔清洁方式、健康史（如牙外伤史、吸烟史、用药史、过敏史、遗传史）,女性患者月经史、是否处于妊娠期间,以及是否处于放疗或化疗期间等。这些系统病史有助于帮助医生判断病情预后和康复状态。口腔是一个开放性环境,口腔治疗可能会成为某些疾病的传播途径,若发现传染病或疑似传染病患者,应立即分诊至隔离门诊就诊,并做好隔离消毒和疫情报告工作。

4. **心理因素** 有无情绪波动、易怒、焦虑、失望、沮丧及恐惧等,从动机、情感、精神状态、人格类型、应激水平和应对能力等方面进行评估。如对牙周病患者进行心理评估时,需要了解患者是否因重度牙周病而产生压抑、自卑心理和孤僻性格。患者已有的精神心理问题会增加医患沟通难度,对治疗造成阻碍。

5. **社会因素** 包括受教育程度、职业及工作环境、生活与居住环境、家庭、经济承受能力等。

6. **诊断性检查** 生命体征、既往 X 线片等各种检查结果是评估病情的重要客观资料。检测血压、心率等生命体征,并根据既往临床资料监测高危患者。

7. **初步诊断** 分诊评估的最终结果形成初步诊断,初步诊断是分诊程序的重要环节。

8. **分诊评估记录** 是护士为患者进行分诊全过程的记录,该记录是医生进行诊断和治疗的重要依据。

（三）评估与分诊的方法

分诊护士热情、主动接待患者,在询问病情的基础上,根据患者的主要症状和体征,进行初步判断,并如实记录。

1. **主诉**　患者用自己的语言描述本次就诊迫切需要解决的问题,包括患者感觉最明显的症状或体征、患病部位、持续时间、目的和要求。主诉作为为患者分诊的主观资料,是评估的重要组成部分。

2. **基本情况和局部情况的评估**　基本情况如年龄、性别、健康情况、面部表情等;局部情况如是否进行过治疗、疼痛发作方式、疼痛的部位、疼痛的程度和性质、加重或减轻疼痛的因素、软组织有无肿胀、牙龈有无松动和出血、有无口腔溃疡及白斑等。通过有目的和有序的问诊,可以评估患者现存或潜在的健康问题。

3. **全身情况评估**　询问患者是否合并心脑血管疾病、糖尿病、高血压、血液病、传染病、肝或肾功能异常,营养状况、有无特异性体质。询问患者口腔卫生习惯、健康史,如牙外伤史、吸烟史、用药史、过敏史、遗传史,女性患者月经史、是否处于妊娠期等,这些系统病史有助于医生判断病情、预后和康复状态。

4. **心理状况评估**　从动机、情感、精神状态、人格类型、应激水平和应对能力等方面进行评估。如对牙周病患者进行心理评估时,需要了解患者是否因重度牙周炎而产生压抑、自卑心理或孤僻性格。患者已有的精神心理问题会增加医护患沟通难度,对治疗造成阻碍。

5. **社会因素及诊断性检查**　社会因素包括患者受教育程度、职业及工作环境、生活与居住环境、家庭、经济承受能力等;诊断性检查包括测量血压、心率,并根据既往临床检查资料监测高危患者。X线片等各种检查结果是评估病史的重要客观资料之一。

6. **初步诊断和评估记录**　分诊评估的最终结果形成初步诊断,护士将患者进行评估的内容记录下来,供医生参考。因此初步诊断是分诊程序的重要环节,评估记录是其依据。

二、口腔门诊诊疗流程管理

合理的诊疗流程能够尽量减少患者候诊和就诊时间。通过电话预约挂号、网络预约挂号、现场自助挂号机挂号,使用医疗就诊卡、医保卡,通过门诊医务人员电子工作站安排患者分时段就诊,简化诊疗的各个环节,达到科学管理、提高门诊整体服务水平的目的。诊疗流程管理包括接诊管理、就诊管理、随访管理。

（一）接诊管理

1. **挂号**　医院通过提供多渠道挂号方式,为不同年龄、不同层次、不同需求人群提供方便。

（1）多渠道挂号:可通过医院网站挂号、公众号挂号、自助机挂号、电话挂号、现场挂号等多种渠道。

（2）实名制挂号:患者须凭身份证或医保卡信息挂号。

（3）患者个人信息准确:确保身份证/医保卡/就诊卡与挂号信息一致。

（4）分时段就诊:预约患者按照就诊单上安排的时间依次就诊,便于患者提前安排就医计划,减少候诊时间。

（5）实时更新出诊信息:医务处或医院门诊部每周将医生的排班信息上传至预约平台,对于突发的医生调班、停诊,能及时安排预约患者,减少医患纠纷,降低医疗安全风险。

2. **导医咨询台初步分诊**　患者在导医咨询台进行初次分诊。导医或接诊护士了解患者须解决的问题,初步确定患者就诊科室。导医及接诊护士须具有一定的专业知识,掌握口腔各科的诊疗范围和各类常见病的治疗程序,能够为患者提供咨询服务。同时接诊护士须具备一定的对突发事件、传染病、重症、急症的分析判断和预见能力,能根据患者的病情及时、合理地安排患者就诊。

3. 科室分诊台接诊 咨询台护士引导患者到就诊科室,对年老体弱或行动不便的患者,提供陪检、陪送服务。患者到各科室分诊台后,护士主动起身迎接患者,指导患者填写病历封面,进行初步的问诊咨询,确定患者问题属于该科室诊疗范畴,并根据挂号情况安排就诊。

（二）就诊管理

1. 患者进入诊室后,诊疗护士进行口腔检查用物准备,查阅患者病历,初步了解患者基本资料和既往就诊情况。

2. 遵循以患者为导向的服务理念,实施诊疗前"微笑沟通5分钟"拉近医患之间的距离,增强患者对医护的信任感,利于患者与医护人员进行更好的沟通,让患者在感受关爱中得到心理支持。

3. 协助医生进行常规检查和辅助检查,配合完成专科治疗、转诊治疗、健康宣教及复诊预约,注意保护患者的个人隐私。

4. 严格按照医疗规范进行诊疗操作,保护患者的医疗安全。进入患者口腔内的所有诊疗器械,必须做到"一人一用一消毒或灭菌"。

（三）随访管理

科室设立电话回访小组,由专门人员负责,建立回访档案,科室每月对当月的回访记录进行抽查并总结。

1. **回访前准备** 首先准备回访资料,包括患者一般情况、治疗情况、本次治疗的大概费用及患者在就诊时对回访的态度、要求等,尤其在治疗过程中有无意外情况发生,回访人员应做到提前预判。其次要列举回访内容提纲,如治疗术后反应、患者感受、用药情况、对医院工作的意见、针对患者的主诉给予个性化的指导建议等,以便有效引导患者表述,并适时调整回访节奏和思路,确保获取有效的回访信息。

2. **回访时间** 治疗结束后,护士应根据疾病及治疗特点和患者治疗的具体情况确定回访需求和回访时间。例如常规的口腔正畸治疗后1周内对患者进行电话回访,拔除阻生牙应在12h内进行电话回访等。回访电话的时间尽量安排在工作时间内进行,避开患者及家属休息或假期时间,如不能避开,可选择短消息回访。

3. **回访内容**

（1）医疗评估:包括病情反馈、是否按医嘱正确用药、术后的注意事项、情绪反应、健康知识的认知水平等。

（2）健康行为指导:根据回访对象存在的健康问题,有针对性地进行相关指导,包括病情解释、饮食指导、活动和休息指导、门诊复查或随访指导等。

4. **回访要点及注意事项**

（1）电话回访前了解回访对象相关资料,根据患者的病情做健康指导,尽量做到个性化交流,使对方感受到自己被关心和重视。

（2）护士应使用通俗易懂的语言,避免使用专业术语。在交流开始前应先征求对方意见,询问是否方便,得到对方许可后方可进行。

（3）掌握回访原则,注意自我保护。如果遇到自己不能解答的问题,应坦率说明,并在请教相关人士后及时告知患者;如果患者对医疗过程或术后情况不满意,甚至出现情绪失控,应安抚患者情绪,准确记录患者反映的情况并反馈给相关医务人员,必要时督促对方及时复诊,以免贻误病情。

三、口腔门诊患者安全管理的内容及对策

在护理过程中,由于各种不安全因素可能会导致意外事件的发生,将给患者带来严重的不良后果。为了避免出现严重的不良事件,及时识别这些潜在的风险,做好患者的安全管理尤为重要。

（一）安全管理的内容

安全管理的内容包括人的安全管理、药品的安全管理、仪器设备的安全管理、信息的安全管理、护理配合过程的安全管理等内容,下面主要讲解与口腔治疗密切相关的几点安全管理内容。

1. **院内感染**　口腔门诊是集检查、诊断、治疗为一体的诊疗空间,由于诊室开放,就诊患者流动性大,使得医护患的感染危险性增大。

（1）传染源不确定:传染源为患有感染性疾病的患者或带有病原体的健康带菌者。已知自己病情的传染病患者就诊时由于害怕被医生区别对待,往往隐瞒病情。因此护士要仔细询问患者病史,获得真实信息。

（2）锐器种类多:探针、手术刀、注射器等,体积小,混在各种物品中不易察觉,容易发生针刺伤。在操作过程中应准确细致地传递各种器械,严格执行操作规程。

（3）传染源接触时间长:口腔诊疗操作时间长,因此需要在治疗前指导患者用 0.02%~0.05% 的氯己定或 1%~3% 的过氧化氢漱口,以减少口腔细菌数量。

（4）手污染严重:目前,大多数医院口腔科仍然是一名护士同时为多名患者服务,护士在各治疗椅间穿梭忙碌,处理完一位患者后未经过规范洗手又服务于另一位患者,甚至戴一双手套进行长时间操作而不更换。因此,推广四手操作很有必要。

（5）空气及环境污染:医生在使用高速手机时,气流可以将患者口中的唾液、血液等吹起,产生大量的飞沫和气溶胶,悬浮在患者头部四周,并随空气流动播散到整个诊室。因此要加强诊室的通风和空气消毒。

（6）医疗物品和仪器的污染:由于操作不规范,可能造成各种物品的污染。因此,需加大四手操作的配合力度。

2. **药物不良反应**　口腔治疗会用到一些易致敏的药物,并可能被医护人员忽视,如局部麻醉药、造影剂、自酸蚀粘接剂等。治疗前,应认真询问既往史、过敏史等,治疗后交代注意事项。在患者出现药物不良反应时应进行及时处理,以免发生意外。

3. **意外事件**　口腔门诊常见意外事件有患者空腹、紧张导致的晕厥,老年患者突发心血管疾病,患者跌倒或坠椅,器械划伤患者头面部,碘酚、高浓度次氯酸钠冲洗液等药液不慎滴到患者皮肤或者衣物上导致灼伤等。因此,在治疗前应做好患者的安抚和询问工作,清理好综合治疗椅周边和地面的杂物;治疗过程中,要为患者戴上护目镜,铺上胸巾,规

范器械及药物的传递方法;治疗后要慢慢抬高椅背,让患者适应后再下来,老年人须协助下椅。

（二）安全管理对策

1. 建立统一的护理安全质量管理体系,完善护理安全制度,加强各项规章制度的落实,加强患者安全管理,定期对护士进行护理安全培训,提高全员护理安全意识。

2. 加强急救和专业知识培训,从而提高护士对突发事件的应对能力;普及四手操作,要求口腔专科护士提高操作熟练度和配合默契度。

3. 加强医院感染知识培训,严格执行标准预防和无菌操作原则。诊室的空气和物体表面、口腔综合治疗台水路应定期消毒并不定时进行监测。

4. 全院各科室联动,形成护理监控、科室互控、科内自控的监控网络系统,掌控护理事故的发生状况,对意外事件做好预防和处理。

（三）常见突发事件的处理

1. 低血糖危象的应急处理

（1）患者发生低血糖危象时,立即通知医生,患者取平卧,保持安静,并立刻行血糖测定,动态观察血糖变化。

（2）升血糖处理:尽快口服葡萄糖液或其他糖类替代品或静脉注射 50% 葡萄糖注射液,并静脉滴注 10% 葡萄糖注射液 500~1 000ml。

（3）严密观察患者生命体征、神态、面色变化,记录出入量。

（4）抽搐患者遵医嘱应用镇静剂,防止外伤。

（5）准确书写护理记录。

2. 高血压危象的应急处理

（1）患者发生高血压危象时,立即吸氧、建立静脉通道、遵医嘱给药。

（2）严密观察血压和瞳孔变化及其他脏器功能。

（3）绝对卧床休息,抬高床头 30°。

（4）正确使用抗高血压药,注意调整给药速度,做好记录。

3. 患者发生心搏骤停的应急处理

（1）患者发生心搏骤停时,立即就地抢救,同时呼叫其他医护人员参与抢救。

（2）若为心室颤动（简称室颤）,立即心前区叩击 1~2 次,同时准备除颤;若非室颤,立即行胸外按压。

（3）通畅呼吸道行人工呼吸、加压给氧,必要时气管插管后机械通气,心电监护。

（4）建立静脉通道,遵医嘱给药。及时采取心、脑、肺的复苏,严密观察患者的生命体征、神志和瞳孔的变化。

（5）做好有关抢救、观察的记录。

4. 患者药物过敏性休克的应急处理

（1）患者发生药物过敏性休克,应立即停药,使患者平卧,必要时吸氧,同时报告医生。

（2）对于一般性过敏反应,病情轻者,给予对症处理。

（3）对于严重药物过敏性休克者,就地抢救,保持呼吸道通畅,遵医嘱给药。呼吸、心搏骤停时立即行心肺复苏。

（4）密切观察病情,记录患者生命体征、一般情况及抢救过程。

（5）记录引起过敏反应药的名称、批号,保留药品并报告药剂科。

5. 患者发生误吸、误吞的应急处理

（1）患者误吸、误吞时,立即改变患者体位为俯卧位、头低脚高位,同时叩拍背部,尽量使吸入物排出,并通知医生。

（2）X线检查,如发现有口腔小器械,如拔髓针等误入消化道时,告知患者多吃粗纤维食物,妥善排出;如误入呼吸道,立即行气管切开,给氧,清理呼吸道分泌物,清除异物。

（3）进一步观察,做好患者及家属的安抚工作。

6. 患者坠椅、跌倒的应急处理

（1）若患者突然坠椅,护士应立即就地查看患者,了解病情。尽快通知医生,协助评估患者意识、局部受伤部位与全身状况,同时报告护士长。

（2）疑有骨折、肌肉或韧带受伤的患者,根据受伤的部位采取相应方法搬运患者;若患者跌倒头部受伤,立即判断有无意识障碍等严重情况,遵医嘱迅速采取相应的急救措施,严密观察病情;受伤程度较轻者,嘱其卧床休息,如有不适随时检查和治疗;对于皮肤出现瘀斑者进行局部冷敷,皮肤擦伤渗血者立即清洗伤口;孕妇发生坠椅、跌倒,应询问有无腹痛,观察和记录有无阴道流血、流水和宫缩。

（3）分析坠椅、跌倒的原因,加强宣教,提高护理不良事件的防范意识。

7. 口腔科锐器刺伤（划伤）颌面部器官的应急处理

（1）如器械刺伤（划伤）患者,应立即停止治疗,直言道歉,不可隐瞒,同时立即报告医务科及相关部门。

（2）做好患者安抚工作;对头面部伤口进行冲洗,消毒;对眼睛刺伤（划伤）者立即送往眼科进行治疗;追踪观察,报告病情。

8. 口腔材料／药液不慎滴到患者皮肤或者衣物上的应急处理

（1）根据药物的刺激性对患者进行处理。如为碘酚,立即用75%乙醇进行脱碘处理后,再用清水反复冲洗;如为自酸蚀粘接剂、高浓度次氯酸钠冲洗液,立即用清水反复冲洗,冲洗后用75%乙醇消毒,必要时进行外科处理。

（2）对患者的衣服进行有效清洗。

（3）及时上报并总结经验,杜绝类似事件的发生。

四、针对老年人、儿童等不同患者群体采取的个性化管理

个性化管理是整体护理的重要内涵,是整体护理深入发展及走向成熟的具体表现。它体现尊重人、理解人、关怀人的护理理念,强调的是以人为本的新人文主义护理模式。它更能满足患者的特定需求和偏好,为患者提供更加具有针对性的护理服务,同时使护理人员的使命感、自豪感和职业素养更好地提升。

（一）老年患者个性化管理

1. 老年口腔疾病患者的特点

（1）生理特点:老年人口腔疾病的病因往往不十分明确,同时罹患多种全身性系统性疾病;随着年龄的增长,全身组织器官功能走向衰退,机体耐受力降低;病程长,恢复慢,治疗相对复杂。

（2）心理特点

1）任性、抗拒改变、多疑、适应能力低下。

2）恐惧、焦虑、紧张、抑郁和自尊心降低。

2. 老年口腔疾病患者管理

（1）对于70岁以上的老年患者，应优先诊治，以减少其静态疲劳。对于没有家属陪同的老年患者，护士应先与家属取得联系，后交由导医进行陪检、陪送。

（2）进入诊室前：询问病史（既往史、家族史、服药史等），测量血压、脉搏，必要时进行心肺相关项目检查。

（3）进入诊室后：耐心倾听老年患者的诉说，不要随意打断患者讲话，维护老年患者自尊心，给予老年患者安全和尊重的需要。

（4）口腔治疗操作：口腔治疗操作可能引起疼痛和不适。疼痛刺激以及恐惧、精神紧张会造成患者心率加快和心脏负荷增加，可能会诱发心脑血管疾病。因此在诊疗操作前，应为老年患者进行心电监测。此外医护操作动作要轻柔，尽量缩短治疗时间，减轻患者疼痛和不适。

（5）健康宣教：对老年患者进行健康宣教时可使用字体较大、通俗易懂的纸质版口腔专科健康宣教册，并由护士详细向患者进行讲解。

（二）儿童患者个性化管理

1. 儿童患者的特点

（1）胆怯：与社会接触面狭窄，依赖性强，缺乏独立性、自信心。

（2）好动、多言：对新鲜事物怀有强烈好奇心。

（3）恐惧、焦虑、倔强：对未知的治疗保持高度警惕，从而产生自我保护反应。

2. 儿童患者管理

（1）就医环境和氛围：为了消除儿童患者在候诊和就诊时的恐惧心理，可在候诊区安设儿童娱乐设施；设计充满童趣的诊室；在牙科椅旁配备电视播放动画片，治疗时吸引儿童的目光，以便配合治疗；为了防止意外伤害，应在地面铺设防滑垫，在墙壁转角处粘贴防撞条，配备安装儿童锁的开水设备，使儿童处于安全的环境中。

（2）服务态度：儿童患者进行口腔诊疗时，需要得到患儿配合，因此要求医护人员要有热情、积极的态度，患儿需要被尊重，更需要安全感，良好的服务态度能建立医护与儿童之间的融洽气氛，减轻患儿紧张情绪，有利于工作的开展。

（3）语言技巧：医护和儿童的交谈是消除患儿不良心理状态的良好方法。根据儿童的年龄、理解能力和词汇掌握情况，用温和的语调来安慰和奖励患儿。医护及家长应做到不训斥孩子，不将紧张的情绪传播给孩子，根据治疗需要安排家长在候诊室外等候。

（4）诊疗过程：治疗前与患儿家属进行沟通交流，告知发病机制、治疗方案、口腔麻醉以及儿童口腔治疗的主要困难点等相关内容，获得家属的理解、配合和协助。在助诊过程中，采取"一对一"的模式，辅助患儿上牙科椅，细心提醒患儿不要随意摆动，以免坠椅、跌倒。在患儿诊疗过程中，医护人员要了解儿童常见的心理反应，熟悉常用的非药物行为管理方法，加强互动，减少患儿的陌生感和排斥性，提高患儿对口腔诊疗环境的适应力。对于有看牙恐惧症的患儿，可遵医嘱适当采取舒适化和镇静治疗。护士应关注患儿的情绪变化，及时进行干预，确保治疗顺利进行，避免对患儿造成身心伤害，提高护理工作的效率。治疗结束后,对家长和患儿进行宣教,告知其应养成定期口腔检查的习惯,可早期发现病变,减少恐惧症的发生,而且这将有助于患儿养成终身坚持维护口腔健康的习惯,令其受益一生。

五、护患纠纷的概念及发生原因

护士是与患者接触最早、最密切、时间最长的医务工作者。随着法律制度的健全,人们自我保护意识的不断增强,患者及家属对护理安全、医疗护理质量的要求越来越高。想要维系良好的护患关系,护理工作者在护理活动中须保持高尚的道德情操以及过硬的护理技术水平,以优质化的服务来防范护患纠纷的发生。

（一）护患纠纷的概念

护患纠纷是医疗纠纷的一部分,司法归属于"侵权责任纠纷"。护患纠纷是指护理人员因实施护理行为而导致患者人身、财产损害的医疗损害责任纠纷,包括护理管理、护理技术和护士职业道德等方面的纠纷。

（二）护患纠纷的原因

1. **环境因素**　患者自我保护意识的增强,部分患者病情较为复杂,均可引发护患纠纷。

2. **管理因素**　就诊秩序混乱,医护人员态度不够和蔼、解释不耐心。

3. **护士因素**　护士未能严格执行护理工作制度,健康教育工作不到位等导致纠纷。

4. **患者因素**　患者对病情的变化不理解、对治疗的过程不满意、对治疗期望值过高等而造成纠纷。

六、护患纠纷的处理与防范措施

（一）护患纠纷的处理

1. **处理原则**　协商解决医疗纠纷应当坚持自愿、合法、平等的原则,尊重当事人的权利,尊重客观事实。医患双方应当文明、理性表达意见和要求,不得有违法行为。

2. **注意事项**　及时缓解患者及家属情绪,向领导及有关部门汇报,以解决患者的困难为出发点,以事实为依据,保障医务人员的人身安全。

3. **处理技巧**

（1）转移场所:将纠纷相关人员带往安静的区域处理,远离治疗区和候诊区,避免影响医务人员继续开展工作,或影响其他患者情绪。

（2）保持微笑,换位思考:与患者沟通时保持微笑,以温和的语言缓解患者及家属的情绪,认真倾听患者诉求、了解患者的需要,注重换位思考可起到事半功倍的作用。

（3）适当让步,勇于认错:如果是因为护士言语不当或者护理操作引起的护患纠纷,可适当让步,勇于承认错误并道歉,这样诚恳的态度在一定程度上会取得患者的谅解。

（二）护患纠纷的防范措施

1. **完善人员管理,合理配备护理资源**　根据科室的工作量合理调配人力资源,实行弹性排班,保证患者得到及时诊治。

2. **完善规章制度,保障护理安全**　建立健全规章制度,完善各个专科护理的工作制度、职责、流程、操作规范和护理质量考核标准,加强细节管理,保障护理安全。

3. **增强法律意识,维护自己的合法权利** 护理人员应不断强化自身的法律意识,规范自身行为。护理人员应向患者履行告知义务,并要求患者及家属签署知情同意书。在护理过程中,要严格按照护理常规、护理操作流程及相关的法律法规进行操作。

4. **加强岗位培训,提高护理水平** 护理人员应参加各种形式的继续教育,加强业务理论及技术培训,强化职业道德教育,增强整体素质,不断充实完善自己,提高观察和解决问题的能力,工作中要有严谨的工作作风和慎独精神。科室不定期根据护理质量考核标准,组织质控小组进行质量检查,对工作中出现的差错或者患者不满意的地方,及时分析原因并制订相应的整改和防范措施,杜绝类似情况再次发生。

5. **规范服务行为,提高护理质量** 护理人员必须以严谨的态度严格执行查对制度、交接班制度等核心制度和操作规程,以娴熟的技术取得患者的信任,护士应根据护理级别及患者病情变化及时巡视患者,详细了解患者病情变化,认真核对并执行医嘱。

6. **履行告知义务,安抚患者焦虑的情绪** 尊重患者对转科、检查、治疗、用药等护理工作的知情同意权,对患者履行告知义务。在进行护理工作前要向患者详细说明转科原因,检查治疗和药物收费情况,用药剂量、用法、注意事项、不良反应等;在护理操作前、操作中、操作后应进行详细的健康教育。

7. **严谨语言行为,保持和谐关系** 护理人员在与患者及家属的交流中应评估患者的心理状态,并结合具体表现调整沟通方式。在工作中护士应始终以同情、体贴、关心、尊重的态度与患者进行交流,给患者以希望和力量,避免刺激患者。同时为患者介绍一些健康知识,这样可以提高患者对护士的信任度。护理人员除了向患者提供基础的护理服务,还应站在患者的角度去理解、帮助患者,使患者能够感受到来自护理工作者的关怀与医院的温馨,从而提升患者配合度,防止护患纠纷的发生。

8. **规范护理文书,重视保存证据** 护理文书是临床护理工作重要的医疗文件,是检查和衡量护理质量的重要文字资料,也是医疗事故鉴定工作的重要材料之一。护理人员要在工作中养成及时、准确、规范、客观记录的良好习惯,认真按照《病历书写基本规范》执行。护理文书是护理工作的真实反映,是发生护患纠纷时证明护理工作是否严格执行护理操作常规、是否存在过失的重要证据。

9. **学会换位思考,避免冲突发生** 患者及家属对于护理人员来说是弱者,我们要学会换位思考,以患者的思维角度来考虑问题,理解他们的想法与感受,拉近护患之间的距离,更好地开展工作。

（徐佑兰）

第五节　口腔健康综合管理

口腔健康与全身健康关系密切,一方面因为口腔是身体的一部分,是消化系统的起始;另一方面,多种口腔疾病与全身疾病相关联。WHO把口腔健康作为人体健康的十大标准之一,指出其标准是:牙齿清洁,无龋洞、无痛感,牙龈色泽正常,无出血现象。根据我国第四次全国口腔健康流行病学调查显示,虽然我国居民口腔健康知识水平有一定的提高,口腔健康行为状况也有一定的改善,但是乳牙和年轻恒牙龋病患病水平呈明显上升趋势;中老年人的牙周健康状况和口腔卫生情况明显下降。龋病、牙周病等口腔疾病是影响我国居民健康的常见病、多发病,不仅影响咀嚼、发音、容貌等,还与脑卒中、冠心病、糖尿病、消化系统疾病等全身系统性疾病有非常密切的关系。因此,加强口腔健康管理,改变不良生活习惯,预防口腔疾病,是维护全身健康、提高个体生命质量和全民健康水平的必要前提。口腔健康管理是一个过程,是针对常见口腔疾病的病因、发生机制及发生发展,利用各种方法进行的早期管理,主要包括龋病的预防与控制、牙周病的预防与控制、特殊人群的口腔健康综合管理等。口腔健康管理包含三层含义:早期预防、早期诊断和早期干预。

一、龋病的预防与控制

龋病是发生在牙齿的慢性细菌性疾病,是人类最常见的口腔疾病之一。自有文字记载以来就有关于龋病的描述。根据第四次全国口腔健康流行病学调查显示,我国 12 岁儿童的患龋率为 34.5%,相较于 10 年前上升了 7.8 个百分点,5 岁儿童乳牙的患龋率为 70.9%,相较于 10 年前上升了 5.8 个百分点,目前我国儿童及青少年患龋情况均已呈现上升态势。龋病发病率随着年龄而变化,乳牙、年轻恒牙和老年人伴有牙龈退缩的牙均对龋病易感。目前学界公认的龋病病因四联因素论认为龋病是由细菌、宿主、食物及时间 4 个因素相互作用所引起的。针对龋病病因采取积极有效的措施,阻止其发生和蔓延,发现患者口腔卫生态度和行为中存在的问题并给予具体的指导,对于防控龋病具有极其重要的意义。

（一）龋病的分级预防

1. **一级预防**　是针对致病因素所采取的措施,从控制龋病的危险因素入手,预防龋病的发生,如减少牙菌斑、限制糖或含糖食物的摄入、通过氟化物的使用,增强牙齿的抗龋能力等;另外,加强口腔健康教育,普及口腔健康知识,让大众了解龋病发生及发展的过程,提高自我口腔保健意识,养成良好口腔卫生习惯和饮食习惯,积极主动采取防龋措施。

2. **二级预防**　强调的是在龋病早期进行有效的控制,防止龋病的危害扩大,又称为三早预防,即早发现、早诊断、早治疗。定期进行口腔检查,学龄前儿童建议每隔 3~6 个月进行 1 次口腔检查;学龄儿童建议每隔 6 个月进行 1 次口腔检查;成人建议每隔 6~12 个月进行 1 次口腔检查。必要时利用 X 线辅助检查等方法,发现早期病损及时治疗。

3. **三级预防**　是进行龋病的功能修复,防止龋病进一步发展,恢复牙齿和牙列的功能。及时充填龋齿、及时治疗牙髓炎,阻止炎症向牙槽骨、颌骨深部扩展。

（二）龋病的控制措施

1. **牙菌斑的控制**　控制牙菌斑是预防龋病发生的一条重要而有效的途径。包括控制牙菌斑量、降低牙菌斑的致龋力两个层面的含义。可通过机械方法清除牙菌斑和化学方法控制牙菌斑水平。牙菌斑与牙面黏附紧密,必须采用机械方法才能清除。早、晚各 1 次的有效刷牙,是预防龋病的基本措施。牙齿邻面对龋病更易感,使用牙线或牙间隙刷清除牙齿邻面的牙菌斑是非常重要的辅助措施。除此之外,定期的牙周洁治也是机械清除牙菌斑的有效方法。化学药物可以通过一种或多种途径降低牙菌斑水平,可以通过漱口液、喷雾剂、牙膏、凝胶、口香糖或缓释载体（如涂料）等在口腔中发挥作用。常用化学药物氯己定是研究最彻底和最有效的抗菌剂。

2. 窝沟封闭　又称点隙窝沟封闭,是指不去除牙体组织,在骀面、颊面或舌面的点隙窝沟涂布一层树脂或玻璃离子材料,保护牙釉质不受细菌及代谢产物侵蚀的一种有效防龋的方法。

3. 氟化物的应用　氟化物是目前被广泛应用的防龋药物之一。氟是人体健康必需的微量元素,广泛存在于自然界中,氟化物具有防龋特性。氟离子可以促进牙釉质再矿化,降低其溶解度,防止脱矿;阻止致龋菌代谢糖产酸;抑制致龋链球菌的合成,减少细菌和菌斑在牙面上的黏附。人体可通过水、食物等途径摄入含有氟化物的物质;也可通过含氟牙膏和漱口水等家庭口腔护理用品进行局部用氟;在口腔临床中可通过含氟涂料、含氟凝胶、含氟泡沫等,将氟化物直接用于牙表面,增加牙齿的抗龋能力。

二、牙周病的预防与控制

牙周病是由多因素引起的发生在牙龈和牙周组织的口腔常见疾病。牙菌斑是主要的致病因素。牙周病的发生和发展还受一些局部刺激因素和全身因素的影响。局部刺激因素主要包括牙石、软垢、食物嵌塞、创伤骀、吸烟、不良修复体等;全身影响因素主要包括内分泌功能紊乱、遗传因素、宿主的免疫反应等。以上因素中,部分可以通过加强健康教育、改变个人行为,如清除菌斑、戒烟等消除或减弱其影响。

（一）牙周病的分级预防

1. 一级预防　亦称为病因预防,是在牙周病损发生之前,通过口腔健康教育和指导的方式,使大众采取有效的刷牙方法进行自我菌斑清除;同时还须定期接受预防性洁治术,彻底清除牙菌斑,是一种最积极、有效的预防措施。

2. 二级预防　是在发生了龈炎或早期牙周病时,在一级预防的基础上进行的,对局限于牙龈的病变采用专业性洁治,去除牙菌斑和牙石,控制其进一步发展,并定期追踪观察牙槽骨的情况。同时去除促使牙周疾病发展的刺激因素,如去除不良修复体、治疗食物嵌塞、充填邻面龋等,达到减轻疾病严重程度和防止进一步发展的目的。

3. 三级预防　是指牙周组织已经遭到破坏,牙周病发展到晚期阶段所采取的治疗与预防措施。主要是通过刮治、牙周手术等治疗措施,最大限度地治愈牙周组织病损,防止功能障碍。

（二）牙周病的控制措施

1. 自我口腔保健措施　通过有效刷牙和使用牙线、牙间隙刷等辅助工具清除牙菌斑是进行自我口腔保健的主要方法。

（1）刷牙:是清除菌斑最常用、最有效的方法,是自我口腔保健的主要手段,适用于所有人群。建议每日早晚刷牙,也可午餐后增加 1 次。刷牙方法主要有水平颤动拂刷法、圆弧刷牙法等。

（2）牙线:是一种辅助去除牙间隙菌斑和软垢的邻面清除工具。由多股平行排列的尼龙丝、棉、麻、细丝或涤纶线制成;有含蜡或不含蜡牙线,也有含香料或氟牙线,还有专用于清洁义齿桥体下区域的膨胀牙线。

（3）牙签:是一种辅助刷牙的方法,用于龈乳头退缩或牙周治疗后牙间隙增大时清洁邻面和根分叉区的菌斑,但无龈乳头退缩者不宜使用牙签。常用牙签有木质牙签、塑料牙签、橡胶牙签。

(4)牙间隙刷:适用于牙龈退缩者、根分叉贯通病变的牙邻面。与牙线相比,牙间隙刷对去除牙颈部和根面上附着的菌斑更为有效、方便。

2. 专业口腔保健措施 牙周病的预防措施除个人进行自我口腔保健外,专业的口腔保健也是必不可少的。主要包括预防性洁治,即口腔专业人员利用专业的口腔器械彻底清除牙菌斑的过程。也可通过洁治/刮治清除牙石,即利用手用器械或超声波洁治、喷砂洁牙等方式去除牙菌斑。在采取以上两种专业措施的同时,还需要去除促进牙周病发生的局部因素。

三、特殊人群的口腔健康综合管理

(一)妊娠期妇女口腔健康管理

妊娠期妇女饮食、生活习惯以及激素水平发生变化,增加了口腔疾病的患病风险,常见的妊娠期口腔疾病包括龈炎、妊娠性龈瘤、牙周炎、智齿冠周炎、龋病等。受妊娠这一特殊生理状态影响,口腔疾病的治疗时机和可采取的检查及治疗手段受到一定限制。

1. 妊娠前 备孕女性应坚持每日早晚有效刷牙,进行全面的口腔检查,积极治疗龋病及牙周病、拔除残根或阻生第三磨牙,去除可能导致妊娠期突发口腔急症的病因。

2. 妊娠初期 为妊娠1~3个月,胎儿的重要器官、牙颌面部开始发育的时期。妊娠初期需要合理摄取蛋白质、微量元素和维生素,保证胎儿牙胚正常发育并增强牙齿的抗龋力。风疹病毒感染、饮酒、吸烟可能引起胎儿唇腭裂、颌骨发育不足、牙齿形态异常等,应尽量避免接触这些危险因素。适量摄入叶酸可降低胎儿患唇腭裂的风险。

3. 妊娠中期 为妊娠4~6个月,胎儿重要器官基本形成,发育较平稳,是口腔治疗的最佳时期。可进行牙周基础治疗,尽量避免全身应用药物;可进行牙体牙髓疾病治疗,尽量避免剧烈疼痛诱发流产或早产;局部麻醉可以选择不含肾上腺素的麻醉药物。若必须进行放射检查,须在保护措施下进行。

4. 妊娠晚期 指妊娠7~9个月,胎儿快速生长发育,乳牙胚基本完成矿化,部分恒牙胚开始发育。妊娠晚期应进行产褥期及婴儿口腔卫生指导。

(二)婴幼儿时期口腔健康管理

婴幼儿处于生长发育和乳牙萌出的高峰。乳牙在婴儿6个月左右开始萌出,2岁半至3岁完全萌出;恒牙胚硬组织开始逐步形成和钙化。婴幼儿唾液腺不发达,唾液分泌少,黏膜干燥,易患真菌性口炎(鹅口疮);乳牙硬组织矿化程度低,婴幼儿易因不正确喂养和家长缺乏口腔清洁意识而发生低龄儿童龋(喂养龋);同时,不正确喂养和安抚奶嘴的使用可导致错𬌗畸形。

1. 牙齿萌出前,婴儿应使用正确喂养姿势,喂奶不能偏于一侧,奶瓶不紧压上下颌。应在1岁以前停止奶瓶喂养,有利于降低乳牙反𬌗、开𬌗、深覆盖等风险。

2. 选择适合的婴幼儿牙刷,每日早晚蘸清水轻擦(刷)洗牙面。可以配合使用不含氟牙膏或含氟牙膏,含氟牙膏用量不超过半个米粒大小。应增加粗糙且富有纤维质的食物,促进牙面自洁和刺激颌骨发育;控制高致龋食物的摄入,如甜食、黏性食物等;避免睡前进食。

须避免夜间哺乳婴幼儿,以防因喂夜奶无法进行口腔清洁而产生喂养龋。避免与婴儿共用餐具等易造成唾液交叉感染致龋病的行为。

3. 喂奶后用少量温开水清洁婴幼儿口腔,若发生真菌性口炎应及时就医,给予抗真菌治疗。

（三）学龄前期及学龄期儿童口腔健康管理

学龄前期儿童多属于乳牙列阶段,学龄期儿童年龄为6~12岁,属于混合牙列阶段,是颌骨和牙弓的主要生长发育时期,口腔不良习惯可能造成错𬌗畸形。学龄前期是乳牙龋病的高发期,学龄期则易发生年轻恒牙龋病。学龄儿童活泼好动,容易在运动和打闹时发生年轻恒前牙外伤。

1. 学龄前和学龄期儿童应坚持培养良好的咀嚼习惯并控制高致龋食物摄入。选择适合的儿童牙刷和含氟儿童牙膏,牙膏量为豌豆大小,每日早晚刷牙,每次刷牙时间不少于2min。照顾者应指导并鼓励儿童用牙线清洁牙邻面。坚持定期进行口腔检查,高龋风险的儿童每3个月检查1次,中龋风险的儿童每6个月检查1次。学龄期儿童更应注意加强咀嚼,促进乳恒牙更替和上下颌骨发育。

2. 注意纠正学龄前儿童的不良习惯,如吮指、咬下唇、吐舌、口呼吸、偏侧咀嚼等,以防错𬌗畸形发生。

3. 为预防年轻恒前牙外伤,建议在打球、玩滑板等剧烈运动时佩戴防护牙套。

（四）青少年口腔健康管理

青少年年龄为12~18岁,多属于恒牙列期。除第三磨牙外所有恒牙都已完全萌出。此期易发生青春期龈炎、恒牙外伤、正畸矫治造成患龋风险增加等情况。

1. 青少年因激素水平波动,加之牙菌斑清洁不到位,易患青春期龈炎。青少年应使用成人牙刷和含氟牙膏,掌握水平颤动拂刷法,又称改良Bass刷牙法,使用牙线清洁邻面,正确的口腔清洁有助于预防青春期龈炎。

2. 部分进行正畸治疗的青少年,维护口腔清洁的难度升高,患龋风险也随之升高。因此在正畸过程中应加强口腔健康管理,避免不洁性龈炎和正畸托槽周围脱矿的发生。正畸治疗期间应使用正畸专用牙刷,如有必要则须结合使用牙间隙刷清洁邻面。

3. 青少年运动量大且程度剧烈,易发生恒牙外伤,因此在剧烈对抗性运动过程中建议佩戴防护牙托。

（五）老年人口腔健康管理

由于生理上的衰老、器官功能减退和全身疾病的影响,老年人的口腔健康状况一般较差,易出现根面龋、牙列缺损和缺失、口腔黏膜病和口腔癌、牙磨耗和楔状缺损等情况。

1. 指导老年人选择刷头大小适中、软硬适度的牙刷,早晚各1次有效刷牙;牙膏可选用含氟牙膏,或根据牙及牙周的状况选择抗敏感、抑菌消炎的药物牙膏;每餐后坚持用清水漱口,必要时可在医生指导下使用漱口液于刷牙后漱口。有食物嵌塞时,可用牙线、牙间隙刷清除嵌塞的食物。

2. 应积极治疗老年人的龋病（尤其是根面龋）、牙周病及口腔黏膜病等。对于重病卧床的老年人,要加强口腔清洁护理,可由他人用棉签或牙刷蘸取化学抗菌剂或盐水清洁牙面、舌苔和口腔其他部位每日2~3次。

3. 对老年人的牙列缺损及缺失应及早修复,一般在拔牙2~3个月后进行。如戴有活动义齿,应每餐后用清水或使用义齿清洁剂浸泡并刷洗干净。若久戴义齿引起口腔组织红肿、疼痛、溃疡等不适症状,应随时就诊。

4. 建议老年人每 6~12 个月接受 1 次口腔健康检查,尽量拔除预后差的患牙,去除病灶。对过度磨耗形成的锐利牙尖及时磨除或调殆,以防对口腔软组织造成损伤。

（王春丽）

第六节　口腔疾病预防与保健

一、口腔预防保健的意义

口腔预防保健工作是我国卫生保健工作的重要内容。口腔健康与全身健康关系非常密切,一方面,全身健康包括口腔健康,口腔是人体不可分割的一个重要组成部分;另一方面,口腔的多种疾病与全身疾病相关联,如牙周病与糖尿病的关系、龋病与心内膜炎的关系等都被广泛研究和报道。因此,大力普及口腔健康知识、改变不良生活习惯、加强口腔预防保健是维护全身健康、提高生命质量的必要前提。

口腔预防医学是以人群为主要研究对象,应用生物学、环境卫生学、预防医学、临床医学及社会医学的理论,宏观与微观相结合的方法,研究口腔疾病发生、发展及分布的规律,研究影响口腔健康的各种因素以及预防措施和对策,达到预防口腔疾病、促进口腔健康及提高生活质量的目的。内容包括传统的牙周病和龋病等常见口腔疾病的预防,还包括一些严重影响人类健康和生命的少见疾病的预防,如口腔颌颌面恶性肿瘤等。本节仅介绍牙周病和龋病的预防保健内容。

二、牙菌斑的控制

牙周病的发生与牙菌斑以及局部刺激因素引起牙龈炎症有关,牙菌斑生物膜是牙周病的主要致病因素,也是导致牙周病必不可少的始动因子。牙菌斑生物膜是口腔中不能被冲洗或含漱去除的细菌性斑块,是黏附牙面的软而未矿化的细菌性群体,是口腔细菌生存、代谢和致病的基础。牙菌斑控制须长期坚持,才能有效地维护口腔健康,预防口腔疾病。

要达到控制牙菌斑的目的,必须掌握对牙菌斑的临床评估方法,以了解牙面的清洁状态,指导有效清除菌斑,准确评价菌斑控制效果。

（一）显示菌斑的方法

菌斑是薄而无色的物质,肉眼不易辨认,可借助菌斑显示剂,使菌斑染色而显现。常用的菌斑显示剂有樱桃红和碱性品红等制成的溶液或片剂。溶液使用的方法有两种:一种是涂布法,将蘸有菌斑显示液的棉球轻轻涂布在全口牙的颊舌面及邻间隙处,漱口后牙面上的菌斑即可着色;另一种方法将菌斑显示液滴在患者舌尖数滴,让其用舌尖舔各个牙面,然后漱口,菌斑即可被显示。菌斑显示片适合患者在家中使用,自我检查菌斑的量和部位。使用时将片剂嚼碎,用舌尖将碎片舔至牙齿各面,漱口后即可对镜自我检查。应注意菌斑显示剂可能导致个别患者出现过敏反应,故使用前要仔细询问过敏史。

为便于检查患者自我控制菌斑的效果,国际上广泛采用菌斑记录卡(图 1-7)来记录菌斑的量。

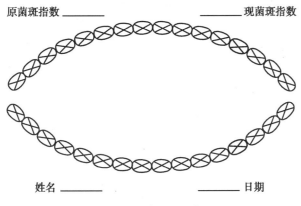

图 1-7　菌斑记录卡

记录方法为:每颗牙分 4 个牙面(唇面、舌面、近中面、远中面),凡显示有菌斑的牙面,在卡中相应部位的格内用"—"表示;凡未萌出或缺失的牙,用"×"表示。菌斑百分率的计算方法如下:

$$受检牙面数 = 受检牙总数 \times 4$$
$$菌斑百分率 = (有菌斑牙面数 / 受检牙面数) \times 100\%$$

如菌斑百分率在 20% 以下,可认为菌斑基本被控制。菌斑控制的效果评价还可选择简化口腔卫生指数、Turesky 改良菌斑指数等。

(二)菌斑控制的方法

去除菌斑主要采用机械性措施,如刷牙、使用牙线等邻面清洁工具等。化学制剂通常只起辅助作用。

1. 刷牙　刷牙被普遍认为是维护口腔卫生、机械性去除菌斑和软垢最常用、最有效的方法。这里介绍两种主要的刷牙方法。

(1)水平颤动拂刷法(又称改良 Bass 刷牙法):是一种有效清除龈沟内和牙面菌斑的刷牙方法。操作要点为(图 1-8):①将刷头放于牙颈部,刷毛指向牙根方向(上颌牙向上,下颌牙向下),与牙长轴约成 45°,轻微加压,使刷毛部分进入牙龈沟内,部分置于牙龈上。从后牙颊侧以 2~3 颗牙为一组开始刷牙,用短距离水平颤动的动作在同一个部位数次往返,然后将牙刷向牙冠方向转动,拂刷颊面。刷完第一个部位之后,将牙刷移至下一组 2~3 颗牙的位置重新放置,注意与前一部位保持有重叠的区域,继续刷下一部位,按顺序刷完上下牙齿的唇(颊)面。②用同样的方法刷后牙舌(腭)面。③刷上前牙舌面时,将刷头竖放在牙面上,使前部刷毛接触龈缘,自上而下拂刷。④刷下前牙舌面时,自下而上拂刷。⑤刷上前牙唇面时,用①的方法水平颤动拂刷。⑥刷咬合面时,刷毛指向咬合面,稍用力做前后短距离来回刷。

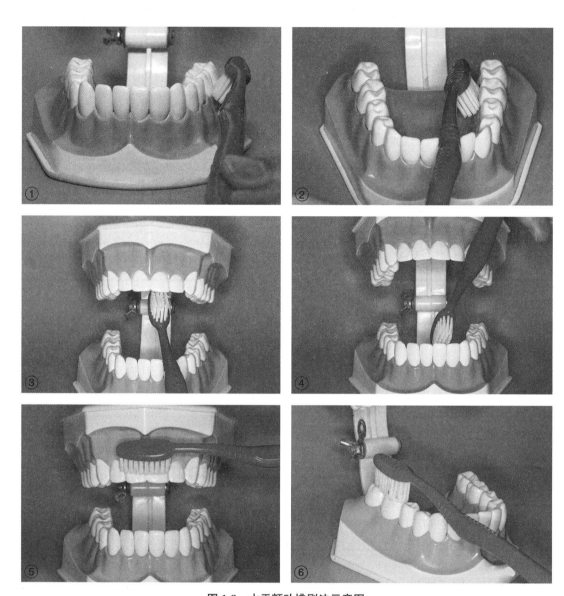

图1-8　水平颤动拂刷法示意图

（2）圆弧刷牙法（又称 Fones 刷牙法）：适用于 2~6 岁儿童。操作要点：在闭口的情况下，牙刷进入颊间隙，刷毛轻度接触上颌最后磨牙的牙龈区，用较快、较宽的圆弧动作，轻微压力从上颌牙龈拖拉至下颌牙龈。上、下颌前牙切端相对，作连续的圆弧形颤动，舌侧面与腭侧面须往返颤动，由上颌牙弓到下颌牙弓。

2. 邻面清洁措施

（1）牙线：有助于邻面间隙或牙龈乳头处的清洁，特别对平的或凸的牙面最合适。使用方法（图 1-9）：①取一段长 30~40cm 的牙线，将这段牙线的两端各绕在左右手的中指上，也可两端并拢打结形成一个线圈。②用双手的示指和拇指将牙线绷紧，两指间相距 1.0~1.5cm，将牙线轻轻从邻面通过两牙之间的接触点，如接触点较紧不易通过，可做颊、舌向拉锯式动作便可通过。③将牙线紧贴一侧牙面的颈部，并呈 C 形包绕牙面，使牙线与牙面接触面积较大。④牙线贴紧牙面并进入龈缘以下，由龈沟向切缘（颌）方向移动，以刮除牙面上的菌斑，每个邻面重复 3~4 次。⑤随即将牙线包绕该牙间隙中的另一侧牙面，重复③和④的步骤。⑥将牙线从该邻间隙取出，放入邻牙的间隙中，重复③~⑤的步骤。注意勿遗漏最后一颗牙的远中面，且每处理完一个区域的菌斑后，以清水漱口，漱去被刮下的菌斑。

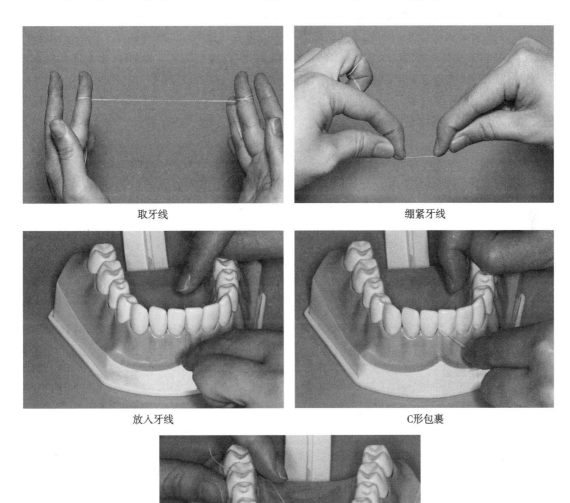

取牙线　　　　　　　　　　　　　　　　绷紧牙线

放入牙线　　　　　　　　　　　　　　　C形包裹

对侧C形包裹

图 1-9　牙线使用方法示意图

（2）牙间隙刷：适用于牙龈退缩者，也可用于根分叉贯通病变的患牙，特别对去除牙颈部和根面附着的菌斑比牙线更有效，使用起来比牙线方便。

（3）家用冲牙器：可辅助去除牙间隙部位的食物残渣和软垢，如大的邻间隙、正畸患者的弓丝与托槽间等。冲牙器通过泵体对水加压,可产生直线形或螺旋形的高压水柱冲刷口腔多个部位,包括牙刷、牙线不易达到的牙缝和牙龈深处。

3. 化学制剂控制菌斑　应用有效的化学药物抑制菌斑的形成或杀灭菌斑中的细菌是控制菌斑的另一条途径。控制菌斑的化学制剂主要有:①氯己定,又称洗必泰,它是一种广谱抗菌剂,为二价阳离子表面活性剂,长期使用会使牙面、舌背和树脂类修复体的表面着色,因味苦可使味觉短时改变,黏膜轻度刺激感等;②酚类化合物,又称香精油,主要为麝香草酚、薄荷醇和甲基水杨酸盐混合而成的抑菌制剂;③季铵化合物,是一组阳离子表面活性剂。化学制剂常用剂型为含漱液,可减少细菌在牙面的黏附,抑制菌斑的形成。

三、窝沟封闭的四手护理配合

窝沟封闭(pit and fissure sealant)又称点隙窝沟封闭,是指不去除牙体组织,在𬌗面、颊面或舌面的点隙窝沟涂布一层树脂,保护牙釉质不受细菌及代谢产物侵蚀,达到早期预防龋病发生的一种有效防龋方法。窝沟封闭的最佳时机是牙齿完全萌出,龋病尚未发生的时候。

（一）适应证

1. 有深窝沟的牙（包括窝沟壁可能有脱矿的可疑龋）,特别是可以插入或卡住探针的牙。

2. 对侧同名牙已经患龋或有患龋倾向。

3. 牙萌出后达到咬合平面即适宜做窝沟封闭。一般乳磨牙在 3~4 岁,第一恒磨牙在 6~7 岁,第二恒磨牙在 11~13 岁为最适宜做窝沟封闭的年龄。

（二）非适应证

1. 牙釉质发育不全,窝沟点隙有初期龋损。

2. 𬌗面已有充填物的牙。

（三）用物准备

1. **常规用物**　一次性口腔器械盒、吸引器管、三用枪、敷料、一次性口杯。

2. **清洁牙面用物**　低速牙科手机、锥形小毛刷或抛光杯、抛光膏或牙膏（不含氟）。

3. **酸蚀用物**　棉纱球或棉卷、小毛刷、35% 磷酸凝胶。

4. **涂布封闭剂用物**　遮光盒、小毛刷、光固化封闭剂。

5. **固化与检查用物**　光固化灯、护目镜、牙科手机、抛光钻针、咬合纸。

（四）患儿准备

1. **心理护理**　评估家长及患儿对替牙期保健知识及窝沟封闭术的了解程度,讲解窝沟封闭的相关知识。

2. 核对患儿信息,引导患儿至牙科椅,与患儿及家属解释操作流程和注意事项,并进行行为管理指导。

3. 评估患儿配合程度、咽部敏感程度及口腔卫生情况,指导正确的鼻呼吸方式。

4. 为患儿系好一次性治疗巾,佩戴护目镜,根据治疗牙位调整牙科椅及头托,并调整光源。

5. 协助患儿漱口,用无菌干棉签取适量凡士林润滑患儿口角。

（五）治疗中护理配合

窝沟封闭的操作分为清洁牙面、酸蚀、冲洗和干燥、涂布封闭剂、固化、检查6个步骤。治疗中医生和护士按照四手操作要求正确就座,根据操作流程（表1-3）共同完成患儿治疗。操作过程中严密观察患儿的肢体动作和行为,必要时给予处理。

表1-3　窝沟封闭的护理配合

医生操作流程	护士配合流程
1. 清洁牙面	（1）低速手机上安装小毛刷或抛光杯,小毛刷或抛光杯蘸取适量抛光膏,递予医生 （2）口镜牵拉口角,用吸引器管吸除窝沟点隙的水雾,协助保持术野清晰,注意观察患儿肢体动作 （3）安装三用枪递予医生,吹干牙面 （4）传递探针,清除残留清洁剂
2. 酸蚀	（1）镊子夹住棉卷递予医生,协助隔湿 （2）护士用小毛刷蘸涂酸蚀剂后传递,也可传递带注射头的酸蚀剂直接注射于牙面 （3）准确计时（恒牙酸蚀20~30s,乳牙酸蚀60s）
3. 冲洗和干燥	（1）传递三用枪,用强力吸引器管吸去水汽酸雾并用吸唾器吸尽口内液体 （2）传递棉卷,并协助更换棉卷隔湿 （3）传递三用枪,协助医生吹干酸蚀面 （4）调整光源,酸蚀后的牙面呈白垩色,若未呈现白垩色,说明酸蚀不合格应重新酸蚀
4. 涂布封闭剂	（1）注意隔湿,保持操作牙面的干燥 （2）取窝沟封闭剂于遮光材料盒内（单颗牙封闭可用清洁小毛刷直接蘸取）,用小毛刷蘸取适量递予医生,协助医生随时补充蘸取
5. 固化	（1）光固化灯照射（照射距离约为离牙尖1mm,照射时间一般为20~40s） （2）吸唾,保持操作区域干燥
6. 检查	（1）传递镊子,协助医生取出隔湿棉卷,协助患儿漱口 （2）传递探针,检查封闭情况 （3）传递咬合纸,检查咬合,必要时做调𬌗处理

（六）治疗中注意事项

1. 操作时注意观察患儿的反应,正确应用儿童行为管理。

2. 多颗牙封闭时应注意尚未使用的封闭剂应避光,不用时及时关闭避光盒盖,以免影响材料的性能。

3. 窝沟封闭术的成败与隔湿效果密切相关,因此治疗过程中护士应注意观察患者口内唾液分泌情况,及时更换干燥的棉卷,保持治疗牙面全程干燥。

4. 蘸取酸蚀剂的量应适当,以免溢出接触口腔软组织;直接使用带注射头的酸蚀剂,传递前须确认注射头连接紧密,并保持通畅。

5. 注射型材料做到注射头一人一用一更换,避免回抽,防止空气进入而产生气泡。

6. 光固化封闭剂涂布后,要立即照射,照射部位应大于封闭剂涂布的范围。照射固化过程中,医护应佩戴护目镜,避免造成眼睛伤害。

（七）治疗后护理

1. 饮食护理　封闭后2h内避免进食,24h内勿用封闭侧牙齿咀嚼;如双侧牙齿均进行封闭,则 24h 内进软食。

2. 健康教育 嘱患儿保持口腔卫生,教会其正确的刷牙方式。建议家长控制患儿摄糖的量和频率,减少摄取含游离糖的食物,如饼干、含糖饮料等,同时每次摄糖后应注意口腔的清洁。

3. 对症指导 封闭后 3 个月、6 个月、1 年应定期复查,观察封闭剂保留情况。

四、氟化防龋

临床上常采用局部用氟的方法,将氟化物直接用于牙齿表面,以达到抑制牙齿脱矿、促进再矿化的作用,最终达到提高牙齿抗龋能力的目的。本节主要介绍含氟涂料应用的四手护理配合。

（一）适应证

大多数人群,尤其是儿童和青少年。

（二）用物准备

1. 常规用物 一次性口腔器械盒、吸引器管、三用枪、一次性口杯。

2. 清洁牙面与隔湿用物 低速牙科手机、小毛刷、抛光膏、棉卷、棉球。

3. 涂布含氟涂料用物 小刷子或棉球（直径 1mm 左右）、含氟涂料、牙线。

（三）患者准备

1. 心理护理 评估患者对使用含氟涂料的了解程度,讲解含氟涂料的相关知识。

2. 核对患者信息,引导患者至牙科椅,与患者解释操作流程和注意事项,如为患儿则评估患儿配合程度,并进行行为管理指导。

3. 评估患者咽部敏感程度及口腔卫生情况,指导正确的鼻呼吸方式。

4. 协助患者漱口,为其系好一次性治疗巾,根据治疗牙位调整牙科椅及头托,并调整光源。

（四）治疗中护理配合

使用含氟涂料的操作分为清洁牙面、冲洗和干燥、涂布含氟涂料 3 个步骤。治疗中医生和护士按照四手操作要求正确就座,根据操作流程（表 1-4）共同完成患者治疗。操作过程中严密观察患者是否有过敏、恶心等反应,必要时给予处理。

表 1-4 含氟涂料使用的护理配合

医生操作流程	护士配合流程
1. 清洁牙面	（1）低速手机上安装小毛刷,小毛刷蘸取适量抛光膏,递予医生 （2）口镜牵拉口角,用吸引器管吸除唾液,协助保持操作野清晰,注意观察患者反应,是否存在恶心、过敏等现象
2. 冲洗和干燥	（1）安装三用枪递予医生,用水彻底冲洗牙面 10~15s （2）镊子夹住棉卷递予医生,协助隔湿 （3）镊子夹住棉球,协助擦去牙面的水
3. 涂布含氟涂料	（1）将 0.3~0.5ml 的含氟涂料涂布于小毛刷/小棉球上,快速递予医生 （2）准备 30cm 左右的牙线递予医生,口镜牵拉口角,协助医生将含氟涂料带到牙齿邻面 （3）用吸引器管吸除唾液,等待含氟涂料凝固 （4）传递镊子,协助医生取出隔湿棉卷

（五）治疗中注意事项

1. 治疗中严密观察患者反应,避免涂料接触牙龈,以免过敏;治疗时少数患者会出现恶心、呕吐等不适,应避免将涂料吞入体内。

2. 由于涂料挥发性强,应快速操作,减少挥发,以提高牙釉质表面的氟化物浓度。

3. 因涂料即使在口腔环境中也可以很快凝固,所以涂氟前不须彻底干燥牙面。

（六）治疗后护理

1. **饮食护理** 涂氟后最好在 2~4h 内不进食。

2. **健康教育** 涂氟当晚不刷牙,以保证涂料与牙齿表面的最大接触,涂料一般保持24~48h。

3. **对症指导** 一般情况下含氟涂料 1 年应用 2 次即可达到有效预防。对易患龋人群,1 年可以应用 2~4 次。

（俞雪芬）

第七节　数字化技术在口腔临床中的应用

数字化技术是将可见、可闻的信息如声、光、电、图案、文字等转化为数字信号,利用计算机进行转换、处理、储存、传输。数字化技术在口腔临床中的应用是指借助数字化硬件或者软件辅助医生在临床中实现精确、高效、自动、智能的口腔疾病诊断与治疗,是诸多领域科技发展在口腔医学领域的集中体现。数字化技术的概念已经进入口腔医学领域,而且在口腔医学临床应用中得到不断发展和壮大。

一、数字化技术在口腔诊疗中的应用现状

口腔数字化技术是指借助数字化扫描、诊断、设计与制造、临床手术治疗等技术手段实现口腔疾病诊疗的一系列技术。口腔数字化技术融合了三维数据采集技术、数学建模技术、计算机辅助设计和制作（CAD/CAM）、3D 打印、机器人技术、人工智能技术、手术导航技术及相关材料技术,应用于众多场景。患者数据能够更加容易而精确地获取、存储和共享,在医疗机构、技工室、加工中心、设备和材料及软件提供商、第三方服务机构等关联方之间实现非线性、安全可控的流动,使得数据获取、三维重建、打印或切削加工、贴面和修整、临床治疗完成等全流程,及包括美容、诊疗、预防等全产业链条更加精确、高效和智能化。

从学科分布看,我国口腔数字化技术在正畸、修复、种植和颌面外科的应用广泛。自1987 年世界首台义齿修复 CAD/CAM 系统临床应用以来,得益于锥形束 CT（cone beam computed tomography, CBCT）技术、光学印模技术发展,口腔修复数字化技术一直走在口腔数字化诊疗技术前列。口腔正畸与数字化技术结合最为紧密,口腔正畸已实现从二维到三维诊治的飞跃,并且伴随网络技术发展,实现远程化和家庭化。近年来,伴随手术设计、导航与机器人技术的成功应用,数字化口腔颌面外科成为口腔数字化诊疗领域的新星。

数字化技术在口腔领域的应用已经成为一种趋势,不仅提高了口腔医学治疗的精度和效率,还提高了患者的治疗体验和满意度。随着数字化技术的不断发展和成熟,在未来的口腔医学领域中将会得到更广泛的应用和推广。

二、数字化技术在口腔诊疗中的具体应用

数字化技术为口腔医学带来了变革,包括口内扫描技术、数字化设计技术、数字化制造技术、3D 打印技术、人工智能(机器人)技术等。口腔诊疗从影像分析、诊断、记录管理,到就医流程、诊断数据分析,正快速进入数字化管理阶段。数据统计、大数据分析也将推动口腔诊疗操作模式的变革。

(一)数字化诊断设备的应用

诊断是一切医疗行为开展的基础,而口腔诊断尤为依赖影像技术。如今,口腔诊断应用较为广泛的专科数字化诊断设备包括数字化全景 X 光机、CBCT、口腔扫描仪、数字口腔内窥镜。

1. **数字化全景 X 光机** 数字化全景 X 光机(图 1-10)广泛应用于口腔全景成像,前部牙列、右半牙列、左半牙列全景成像,上颌窦成像,颞颌关节闭口位、开口位成像,头颅正位、侧位、前后位成像,颅底、头颅不同角度成像等。通过专业的口腔影像处理软件可以清楚了解患者资料,图像分辨率高。数字化全景 X 光机的使用为口腔内牙体牙髓病的诊断和治疗提供大量资料,为口腔正畸和修复的诊断和设计提供图像依据。

2. **CBCT** 口腔 CT 设备是一种专门针对口腔颌面部特点设计的 X 线成像系统,打破了全景机存在的局限。锥形束 CT(CBCT)(图 1-11)较传统的 CT 设备在扫描和数据获取方式上进行了升级。该设备可以在更高的精度和分辨率下,获取患者口腔及周围组织的三维图像,有助于指导口腔种植、手术治疗、计划正畸等。

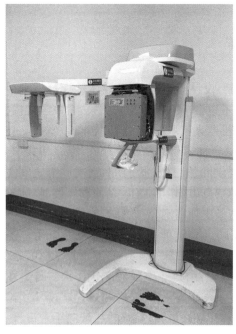

图 1-10 数字化全景 X 光机

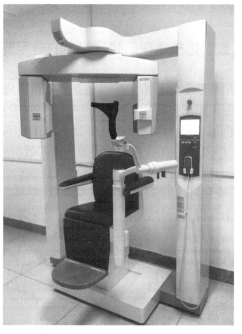

图 1-11 锥形束 CT(CBCT)

3. **口腔扫描仪** 口腔扫描仪（图 1-12）是一种快速简便获得口内软、硬组织（牙龈和牙齿）的形态、颜色等信息的数字化设备，生成的图片清晰直观。口腔扫描仪可以生成高精度、可重复性好的三维模型，精准地将口内信息发送给技工师，并省去传统石膏模型的运输时间。技工师根据扫描仪提供的最符合患者原有牙齿的色、形、质等信息，可以设计、制作最合适的口腔产品。

4. **数字口腔内窥镜** 利用数字口腔内窥镜（图 1-13）进行口腔检查能及时准确地发现牙齿早期龋病，避免医生用肉眼观察无法及时发现问题，造成牙齿病情延误，错过最佳的治疗时期，并能让患者目睹自己牙齿龋病症状。

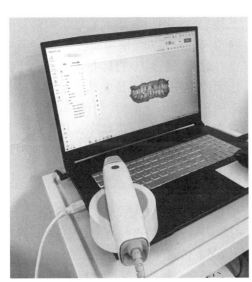

图 1-12　口腔扫描仪

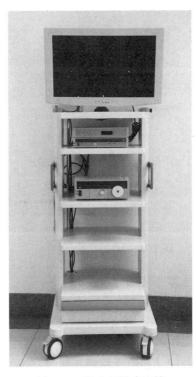

图 1-13　数字口腔内窥镜

（二）数字化制造技术的应用

数字化制造技术的应用主要包括：固定冠桥修复体、可摘局部义齿支架、种植基台、种植导板、隐形正畸托槽、个性化颌面缺损赝复体、骨重建钛支架和术前规划用颅颌骨模型等的 CAD/CAM 制造等。国内外也相继出现了许多先进的义齿修复 CAD/CAM 系统，具体可分为："技工"型系统，需要将义齿印模数据送给专门的牙科技工来加工；"椅旁"型系统，牙科医生在患者椅旁即可独立完成加工。CAD/CAM 义齿加工流程见图 1-14。

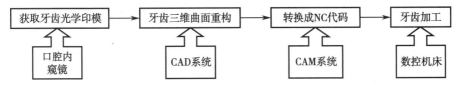

图 1-14　CAD/CAM 义齿加工流程

3D打印技术（图1-15），又称"增材制造"，是20世纪80年代后期兴起的快速成型制造技术，是信息技术与先进材料技术、数字制造技术相互融合的产物。它利用计算机设计并借助特定的成型设备，将材料通过高温熔融、光固化、烧结、喷射等方式，逐层堆积出目标构件。

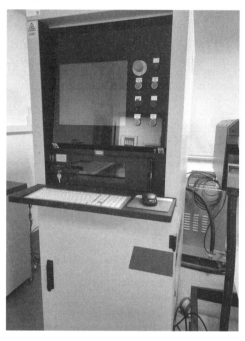

图1-15 3D打印机

该技术集设计和制造于一体，可实现多种材料、多个维度、复杂结构构件的一次成型，材料利用率高、加工便捷，能很好地满足个性化需求。3D打印技术在口腔专科的应用具有精度高、成本低、高效率等优点。3D打印技术可快速精确地制造个性化定制的组织修复材料，在组织缺损修复与功能重建中具有独特优势。3D打印技术在口腔种植领域中种植导板、数字化牙颌模型、种植体支抗导板、无托槽隐形矫治技术、个性化舌侧和唇侧活动矫治器、转移托盘、可摘局部义齿支架、个性化钛板、颌面软硬组织修复和整形外科植入材料等方面取得成功应用。

此外，通过3D打印技术生产的牙齿矫正器也走向应用。比起传统的牙齿矫正器，3D打印透明矫正器不仅隐形、美观，而且尺寸更适合患者在矫正期间的牙齿状态。相比传统方式下需要依靠牙科医生的经验进行调整，这种矫正器更具优势。

（三）数字化治疗设备的应用

1. 数字像束声纳美容洁治系统 利用电气原理，磁致伸缩式和压电陶瓷技术，生产空穴作用、声流作用、产热作用、协同作用的声纳生物波，以像束的方式稳定输出，对牙齿进行美容洁治，在不损伤牙齿及牙龈和其他组织的情况下达到理想效果，更好地保护口腔健康。

2. 数控隐形矫正系统 通过对畸形牙患者整个口腔的数字影像扫描，进行精确的数据测量，结合口腔的特殊性，采用特殊隐形材料，制作相应舒服的隐形矫治器（图1-16）对畸形牙齿进行矫正。隐形矫治器不易被发现，可避免传统矫正方法可能带来的形象影响。

3. 数字根管测量仪和数字填充仪 数字根管测量仪（图1-17）能精确测量根管的长度和位置进行治疗，治疗后的髓腔采用数字填充仪进行准确彻底填充，使患牙达到一次性根治。

4. 数码定位仪 对患者口腔情况、基牙状况、五官、脸部结构、肤色特殊情况结合力学、美学、工程学、生物学等原理，科学论证设计，使做出来的牙齿更精确、更牢固、更安全、更舒适、更美观，且更科学地避免后遗症。

5. 手术导航系统和机器人 手术导航系统可实现各类手术数字化设计的准确实施，主要用于口腔颌面外科、口腔种植手术，极大地提高手术安全性、减少创伤、降低医生劳动强度。手术导航系统包括光学跟踪定位设备和导航软件系统。口腔手术机器人能够进行高精度的空间定位，在狭小的口腔内灵活地完成手术操作。它的核心技术是一套集口腔种植规划、手术导航和机器人控制等诸多功能于一体的软件系统，能够按照患者的口腔结构精准规划种植方案，实现手术过程全程导航与自主控制。

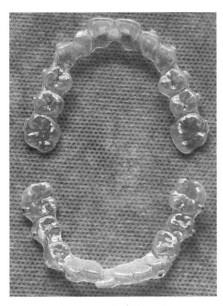

图 1-16 隐形矫治器

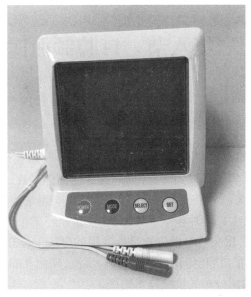

图 1-17 数字根管测量仪

（四）数字化设计技术的应用

该技术可以通过计算机辅助设计软件,对患者的口腔进行三维模拟和设计,根据设计结果可进行口腔修复、正畸、种植等治疗方案的制订和实施。口腔数字化设计技术可以提高治疗的精密度、效率和质量,极大地提升口腔医学的治疗水平。

（五）一体化云服务技术的应用

随着网络技术和云服务的普及,口腔医疗信息云端化、全链条流程管理网络化正逐步形成。基于网络的诊所/医院管理系统,可以通过软件中枢平台,将口腔诊疗的所有数字化设备进行联网管理,实现远程监控。医生工作站可以实时获得患者在放射科拍摄的影像数据开展诊疗;技师则可以实时获得医生刚刚采集的患者口内扫描数据进行义齿 CAD 设计,并通过网络与医生、患者进行沟通交流,最后远程控制诊室中的桌面型加工设备完成修复体的制作。

数字化诊疗技术在国内外蓬勃发展。数字化、信息化、智能化的口腔医疗模式,可为医生、护士、技师提供更先进的技术手段,为患者提供更全面、准确、科学、个性化的诊治方案。

知识拓展

3D 打印在口腔美学修复中的应用

3D 打印技术可完成结构复杂物体的打印,在口腔修复领域已有一定应用,未来有望替代大部分传统修复技术。在口腔美学修复中如何保证分析设计阶段初设的轮廓外形与颜色等与最终修复体一致,一直是困扰口腔医生和技师的难题。3D 打印技术解决了这一难题。3D 打印的蜡型、树脂冠桥等可用于美学修复的美学分析和设计结果的输出预告,一对一地传递并指导最终修复体的设计和制作,做到真正的全程精准与微创,使得美学修复焕然一新。

（毕小琴）

第八节 口腔颌面医学影像诊断与护理

一、常用的影像学检查方法

口腔放射检查技术的临床选择原则:以实现诊断为目的,兼顾辐射剂量,遵循简单到复杂。龋病选择根尖片;牙周病选择曲面体层片;多生牙、骨折等选择 CBCT;软组织肿瘤选择 MRI。X 线检查是目前口腔医学临床应用最为普遍的检查方法,包括口内片和口外片两大类。其中口内片包括根尖片、咬合翼片等。

1. **根尖片** 根尖片是最常用的影像学检查方法(图 1-18),成人使用 3cm×4cm 的感光片;儿童口腔空间小,牙齿小,口底浅,使用 2cm×3cm 的感光片,一般可以显示 2~3 个牙位。目前常用分角线投照技术拍摄。

2. **咬合翼片** 咬合翼片显示范围包含的牙齿较多,常用于上、下颌前牙区域的拍摄,即上颌或下颌前部咬合翼片。上颌前部咬合翼片可显示上颌前部牙齿和颌骨(图 1-19),包括上前牙、切牙孔、腭中缝、鼻腔与鼻中隔、牙胚。

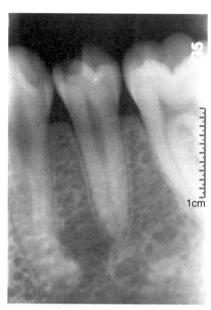

图 1-18 上颌根尖片

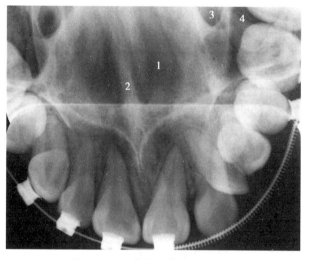

图 1-19 正常上颌前部咬合翼片
1. 鼻腔;2. 鼻中隔;3. 鼻泪管;4. 上颌窦。

3. **曲面体层片** 曲面体层摄影(pantomography)可分为上颌牙位、下颌牙位及全口牙位三种,但以全口牙位最为常用(图 1-20)。

4. **口腔颌面锥形束 CT** 锥形束 CT(CBCT)最早应用于放射治疗中以实现在影像引导下对肿瘤组织的精确定位。与传统医用 CT 相比,口腔颌面 CBCT 具有空间分辨率高、辐射剂量低、体积小、价格便宜等优点。

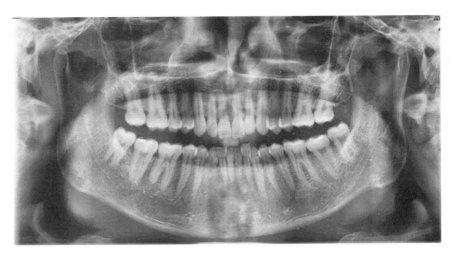

图 1-20　曲面体层片（全口牙位）

二、根尖片投照方法

（一）设备组成

根尖片投照设备包括口腔 X 线机、CCD 传感器、成像 IP 板、扫描仪（图 1-21）。

（二）投照方法

根尖片有分角线投照技术和平行投照技术两种方法。临床上分角线投照技术由于操作简单，应用最为广泛，能满足临床需要。平行投照技术操作复杂，临床较少使用。

1. 根尖片分角线投照技术

（1）患者位置：患者坐在椅子上呈直立姿势，头部矢状面与地面垂直。投照上颌后牙时，外耳孔中点至同侧鼻翼下缘之连线（听鼻线）与地面平行。投照上颌前牙时，头稍低，使前牙的唇面与地面垂直。投照下颌后牙时，外耳道口上缘至口角之连线（听口线）与地面平行。投照下颌前牙时，头稍后仰，使前牙的唇面与地面垂直。

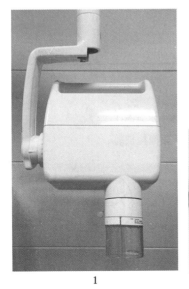

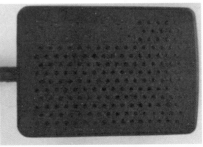

1　　　　　　　　　　　　　2

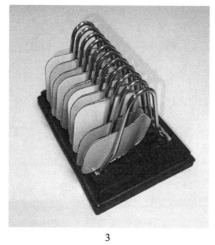
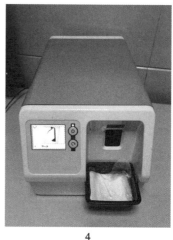

3   4

图 1-21　根尖片设备

1. 口腔 X 线机；2. CCD 传感器；3. 成像 IP 板；4. 扫描仪。

（2）胶片放置及固定：胶片放入口内应使胶片感光面紧靠被检查牙的舌（腭）面。投照前牙时，胶片竖放，边缘要高出切缘 7mm 左右，投照上颌中切牙和侧切牙时，应以上颌中切牙的切缘为标准；投照后牙时，胶片横放，边缘高出牙面 10mm 左右。留出这些边缘，其目的是使照片形成明显的对比度及避免牙冠影像超出胶片。胶片放好后，嘱患者用持片夹固定，使用持片夹有利于胶片就位和固定。

（3）X 线垂直角度：垂直角度是指 X 线中心线与被检查牙长轴和胶片夹角的分角线之间的角度。应尽量呈垂直投照；投照角度 >90°，影像缩短；投照角度 <90°，影像拉长（图 1-22）。

（4）X 线水平角度：水平角度是指 X 线中心线向牙近、远中方向所倾斜的角度。X 线与被检查牙的邻面应平行，即水平角度为 0°，>0° 影像会发生重叠（图 1-23）。

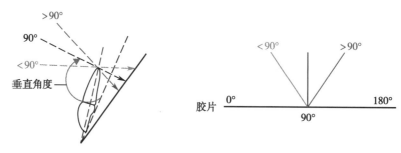

图 1-22　X 线垂直角度（示意图）

>90°：影像缩短；<90°：影像拉长。

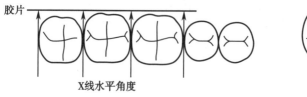
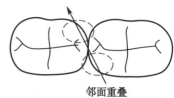

图 1-23　X 线水平角度

2. 根尖片平行投照技术 采用平行投照技术的主要目的是拍摄牙及其周围结构真实的 X 线影像。其基本投照原理是使胶片与牙长轴平行放置,投照时 X 线中心线与牙长轴和胶片均垂直(图 1-24)。这种投照方法所产生的牙变形最小。在放置胶片时,为了保证胶片和牙长轴平行,不得不将胶片稍稍远离牙。为了避免因此而造成的 X 线影像放大,投照时须使用长遮线筒。这样便使射线穿过牙时几乎为平行的中心线,而且基本消除了可以造成 X 线影像放大和变形的散射线。

(三)根尖片分角线投照技术和平行投照技术的优缺点

根尖片分角线投照技术操作简便,但由于投照时 X 线中心线与牙长轴和胶片不垂直,而是根据一条假想的角平分线来调整 X 线中心线的方向,往往不够准确,因而影像往往失真、变形,特别是在拍摄多根牙时,失真、变形会更为明显,这是分角线投照技术的最大缺点。采用平行投照技术时,X 线中心线与胶片表面垂直,而不是与一条假想的线垂直,因此在技术上容易得到保证。由于牙长轴与胶片平行,X 线中心线与牙长轴和胶片均垂直,因而拍摄的影像可以较准确、真实地显示牙及牙周结构的形态和位置关系,此为平行投照技术的最大优点。

(四)根尖片正常影像

牙由四种组织构成,即牙釉质、牙本质、牙骨质及牙髓。①牙釉质:X 线片影像密度亦最高,似帽状覆盖于牙冠表面,前牙切缘与后牙𬌗面较厚,牙颈部最薄。②牙本质:围绕髓腔构成牙齿主体,密度较牙釉质稍低。③牙骨质:覆盖于牙根表面牙本质上,很薄,X 线片显示影像与牙本质不易区别。④牙髓腔:位于牙齿中央,低密度影像,下颌磨牙髓腔似 H 形,上颌磨牙髓腔呈圆形或椭圆形;年轻人牙髓腔宽大,老年人牙髓腔较年轻人小,根管亦细,这是随年龄增长有继发性牙本质形成所致。

牙周组织包括牙周膜、牙槽骨和牙龈。①牙槽骨:上颌牙槽骨皮质薄,松质多,骨小梁呈颗粒状;下颌牙槽骨皮质厚,松质少,骨小梁呈网状,牙间骨小梁多呈水平方向排列,根尖部有时见放射状排列;牙槽嵴顶,前牙呈尖顶型,后牙呈平顶型;牙槽骨的正常高度应达到牙颈部;硬骨板为牙槽窝的内壁,围绕牙根,呈连续不断的高密度线条状影像。②牙周膜:位于牙槽骨与牙骨质之间,为包绕牙根的连续不断的低密度线条状影像。牙齿及牙周组织根尖片见图 1-25。

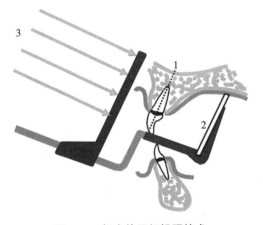

图 1-24 根尖片平行投照技术
1. 牙长轴;2. 胶片;3. X 线。

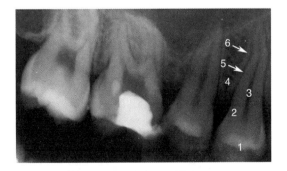

图 1-25 牙齿及牙周组织
1. 牙釉质;2. 牙本质;3. 牙髓腔;
4. 牙槽骨;5. 牙周膜;6. 骨硬板。

三、曲面体层摄影

（一）投照技术

全口牙位曲面体层片在投照时,患者取立位或坐位,颈椎呈垂直状态或稍向前倾斜,下颌颏部须置于托正中,头矢状面与地面垂直,听眶线与听鼻线的分角线与地面平行,用额托和头夹将头固定。

（二）正常图像

全口牙位曲面体层片可以在一张胶片上显示双侧上颌骨、下颌骨、上颌窦、颞下颌关节及全口牙等（图 1-20）。

四、龋病的影像学诊断

龋病是发生在牙体硬组织的一种慢性进行性破坏性疾病,是人类最常见的口腔疾病之一。龋病按解剖学分类可分为殆面龋、平滑面龋和根面龋;按病变深度可分为浅龋、中龋和深龋,本节按病变深度分类进行描述。

1. **浅龋** 只累及牙釉质或牙骨质。表现为牙硬组织圆弧形的凹陷缺损区,边缘不光滑,范围一般较小。牙颈部是龋病的好发部位,其在根尖片上所显示的影像与正常牙颈部釉牙骨质交界处的三角形密度减低区容易发生混淆,差异在于正常牙颈部釉牙骨质交界处边缘清楚,相邻牙表现相同影像。

2. **中龋** 龋病已进展至牙本质浅层,根尖片可清楚地显示病变（图 1-26）。有的表现为圆弧凹陷状牙硬组织缺损,有的表现为口小底大的倒凹状缺损。龋洞底相应的髓室壁有修复性牙本质形成,故洞底的边界清楚。

3. **深龋** 龋病进展至牙本质深层,接近牙髓室甚至与牙髓室相通,临床上可见很深的龋洞。X 线检查的目的是了解龋坏的程度,是否伴有根尖周炎。根尖片上可见到较大的龋洞（图 1-27）,洞底与髓室接近,髓室角变低,髓室变小。有的龋洞与髓室间有一薄层清晰的牙本质和继发牙本质影像,提示尚无穿髓;当龋洞与髓角或髓室相融合则提示有可能已穿髓（图 1-28）。单从根尖片确定龋坏的深度及是否穿髓并不十分可靠,须结合临床检查确定。

由于投照原因,牙的立体结构投影在根尖片上显示的是一个平面重叠图像,在诊断时往往会

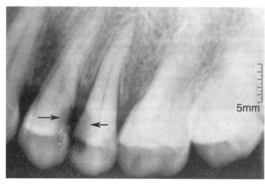

图 1-26　中龋

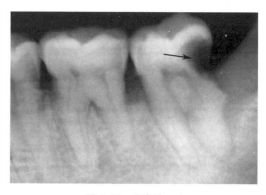

图 1-27　深龋（一）

将未穿髓者误认为穿髓;反之,也可因穿髓处被颊侧或舌侧尚存的正常牙体硬组织掩盖而显示不清。

4. **继发龋** 在金属充填物的窝洞边缘,牙体硬组织破坏形成密度减低的不规则窄缝,边缘常不光滑(图 1-29)。在观片时要注意与金属充填物下方的垫底材料鉴别,因为这些材料往往是透射性的,X 线片显示低密度影像。

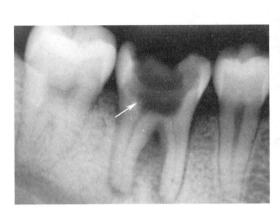 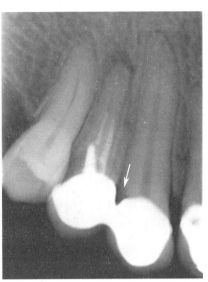

图 1-28 深龋(二)   图 1-29 继发龋

五、牙周炎的影像学诊断

牙周炎是菌斑微生物引起的牙周组织炎症性、破坏性疾病,其患病率随年龄增高,而且病变严重程度也随之增加。牙周炎常侵犯一组牙或全口牙的牙周组织,以磨牙区和下颌前牙发病最多。

(一)影像学检查方法

常用的有根尖片、咬合翼片和曲面体层片。根尖片有分角线投照技术和平行投照技术两种方法。分角线投照技术操作简单,应用最为广泛。但分角线投照技术拍摄的根尖片所显示的牙槽骨吸收,会有不同程度的失真,造成测量骨缺失量不够准确,尤其是不易辨别颊、舌侧牙槽骨高度,治疗前与治疗后的对比观察不一致。平行投照显示牙槽骨吸收的情况优于分角线投照,对于牙周病的诊断有较好的价值。

咬合翼片能较真实反映牙槽骨吸收程度和类型,适用于牙周炎早期,不能显示整个牙根及根尖周骨质情况。

曲面体层片能在一张 X 线片上观察整个上、下颌牙体及牙周组织的情况,了解牙槽骨吸收的类型和程度,且能对比观察,对于疾病类型有辅助诊断意义。尤其对于一些全身性疾病相关的牙周病变检查,曲面体层片是一个必要的选择。

(二)影像学表现

牙周炎 X 线检查主要表现为牙槽骨吸收,牙槽嵴顶及骨硬板模糊、消失,牙槽嵴高度降低。牙周炎引起的牙槽骨吸收常表现为以下 3 种类型。

1. 牙槽骨水平型吸收 表现为多数牙或全口牙的牙槽骨高度从牙槽嵴顶呈水平方向向根尖方向减低,吸收程度比较均匀一致。早期表现为牙槽嵴顶及骨硬板模糊、消失,继而前牙区牙槽嵴顶由尖变平,后牙区牙槽嵴顶由梯形变为凹陷,其边缘模糊粗糙呈虫蚀样。随着疾病的进一步发展牙槽骨逐渐向根尖方向吸收(图 1-30)。

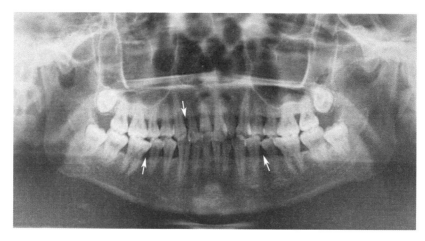

图 1-30 牙槽骨水平型吸收

2. 牙槽骨垂直型吸收 表现为局部牙槽骨或牙槽间隔的一侧,沿牙体长轴方向向根端吸收。病变早期出现牙槽骨壁吸收,骨硬板消失,牙周膜间隙增宽。随病变程度的进一步加重,牙槽骨垂直吸收明显,呈楔形。如果同一牙齿的近、远中均有垂直吸收,牙槽骨可呈弧形吸收,多见于青少年牙周炎的第一磨牙(图 1-31)。

3. 牙槽骨混合型吸收 表现为牙槽骨在水平型吸收的基础上,同时伴有个别牙或多数牙牙槽骨的垂直型吸收,多见于牙周炎晚期(图 1-32)。

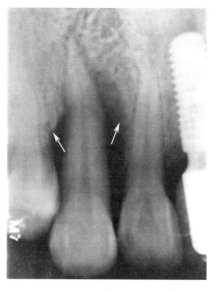

图 1-31 牙槽骨垂直型吸收

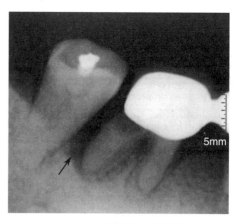

图 1-32 牙槽骨混合型吸收

牙槽骨吸收程度按其吸收多少可分为轻度、中度和重度,常以牙槽骨的高度与牙根长度的比例来表示,如吸收至牙根长度的 1/3、1/2、2/3 等。测定牙槽嵴高度,一般是以被测牙邻面的釉牙骨质界为参考标准。X 线片上以牙颈下 1mm 为标记。

六、阻生牙的影像学诊断

由于牙弓的长度小于牙的总长度导致萌出位置不够,或周围存在软、硬组织的阻力,或者先天性因素导致牙不能在正常萌出时期萌出至正常位置者,称为阻生牙。

X 线检查对阻生牙的诊断和治疗是非常重要的。反复出现临床症状的阻生牙尤其是下颌第三磨牙,一般都须拔除,X 线检查是必不可少的。其检查目的是确定或了解:①阻生牙的位置,如低位或高位阻生,部分或完全阻生,软组织内阻生或骨内阻生;②阻生牙的方向,如前倾、水平、垂直、侧向或颊舌向阻生(图 1-33);③阻生牙本身状况,如有无龋坏、龋坏程度及根尖有无炎症等;④阻生牙与邻牙的关系,如邻牙是否与阻生牙位置紧密,是否有龋坏或根尖周感染,牙槽骨的吸收程度,牙根尖是否吸收;⑤牙根数目及形态,如牙根有无弯曲,根尖是否增生肥大,牙根与颌骨有无粘连,牙根分叉的大小,牙根长短及粗细;⑥牙根与下牙槽神经管的距离和磨牙后间隙的大小等,有利于阻生牙拔除的正确评估。

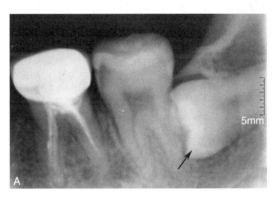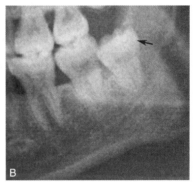

图 1-33　阻生牙
A. 水平阻生;B. 垂直阻生。

七、颌骨常见肿瘤、囊肿及瘤样病变的影像学诊断

(一)颌骨囊肿

颌骨囊肿可根据组织来源和发病部位分类。通常,颌骨囊肿有牙源性囊肿和非牙源性囊肿之分。前者主要包括感染性根尖周囊肿、牙源性角化囊肿、含牙囊肿等;后者多为发育性囊肿,如鼻腭管囊肿。

影像学表现:颌骨囊肿在 X 线片上显示为一清晰圆形或卵圆形的透明阴影,边缘整齐,周围常呈现一明显白色骨质反应线(图 1-34、图 1-35),如为上颌囊肿,还可在囊内注入碘油后造影,以便进一步明确囊肿与上颌窦的关系,为确定手术方法提供参考。根尖囊肿在口腔内可发现深龋、残根或死髓牙。其他牙源性囊肿在口腔内可能有缺牙。

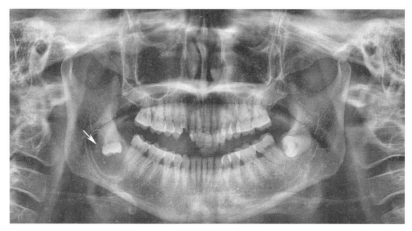

图 1-34 右下颌骨含牙囊肿

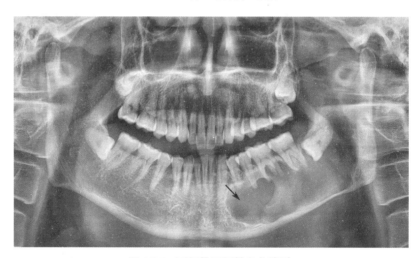

图 1-35 下颌骨牙源性角化囊肿

（二）颌骨良性肿瘤或瘤样病变

颌骨良性肿瘤和瘤样病变有牙源性和非牙源性之分。在颌骨肿瘤中,良性者占大多数,且以良性牙源性肿瘤为主。良性牙源性肿瘤种类繁多,本节主要介绍几种临床常见的牙源性肿瘤:成釉细胞瘤和牙瘤。颌骨良性非牙源性肿瘤和瘤样病变主要包括:纤维结构不良、骨和软骨肿瘤、巨细胞病变和颌骨中心性血管瘤等。

1. 成釉细胞瘤 是一种常见的牙源性上皮性肿瘤。2017 年 WHO 肿瘤分类中把成釉细胞瘤这一名称专用于指实性(多囊性)骨内性成釉细胞瘤,并分为单囊型、骨外(外周)型和转移性成釉细胞瘤三种。

影像学表现:典型成釉细胞瘤的 X 线表现为早期呈蜂房状,以后形成多房性囊肿样阴影(图 1-36),单房比较少。成釉细胞瘤因为多房性及有一定程度的局部浸润性,故周围囊壁边缘常不整齐、呈半月形切迹。在囊内的牙根呈锯齿状吸收。

2. 牙瘤 牙瘤是一种成牙组织发育畸形或错构瘤,而非真性肿瘤,是常见的牙源性肿瘤之一。该病变有 2 种亚型,即混合性牙瘤和组合性牙瘤。临床上,牙瘤多无症状,常在 X 线检查中被偶然发现。

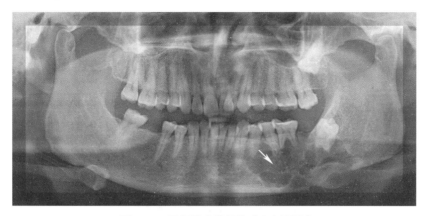

图 1-36　下颌骨成釉细胞瘤（多囊型）

影像学表现：X 线片可见骨质膨胀，有很多大小形状不同、类似发育不全牙的影像，或透射度似牙组织的一团影像（图 1-37）。在影像与正常骨组织之间有一条清晰阴影，为牙瘤的被膜。由于牙瘤能干扰正常牙的发育和萌出，故近 70% 的牙瘤可伴有牙阻生、牙错位、牙发育不全或牙畸形等异常。

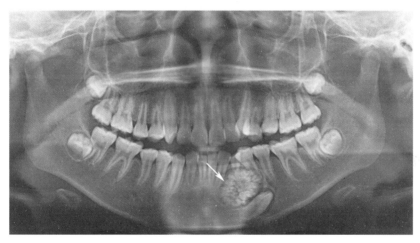

图 1-37　左下颌骨组合性牙瘤

八、放射防护

1. **受检者防护**　口腔 X 线检查时不须常规使用铅围裙，仅当行射线束朝向患者躯干方向的殆片检查时，铅围裙的使用才有一定的实际防护作用，而且也仅推荐用于低龄儿童和已经或可能怀孕患者。只要不干扰 X 线检查，应尽可能使用甲状腺铅围脖，儿童必须使用甲状腺铅围脖。但如果曲面体层检查中，甲状腺铅围脖有可能干扰初级射线束，则不应使用。铅围裙和甲状腺铅围脖铅当量应至少为 0.25mmPb。当有受检者正在接受 X 线检查时，其他受检者不得在 X 线室内停留。由于儿童对放射线的敏感程度远高于成年人，放射防护最优化这一原则对于儿童患者更为重要。

2. **放射工作人员防护**　从事放射工作人员须取得《放射工作人员证》，每 2 年参加一次辐射防护培训。工作人员须在隔室进行照射操作,不应在机器旁边操作。工作时宜佩戴个人剂量计(图 1-38)进行个人剂量监测,建立个人剂量监测档案。职业人员辐射剂量平均每年不应超过 20mSv,个人剂量限值是强制性的,必须严格遵守;每 2 年进行放射工作人员职业病体检,建立个人健康档案。

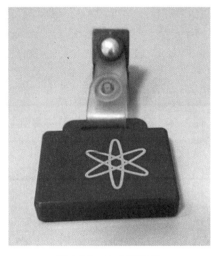

图 1-38 个人剂量计

(古文珍)

第二章　口腔护理基本技能

学习目标

完成本章内容学习后,学生能够:
1. 描述四手操作技术、人体工程学的概念、优点、注意事项及应用。
2. 描述口腔门诊检查的主要内容、常用的器械。
3. 列举玻璃离子水门汀、印模材料调拌的注意事项。
4. 列举橡皮障隔离技术的适应证及注意事项。
5. 列举药物辅助下口腔治疗的护理配合。

第一节　四手操作技术及人体工程学在口腔诊疗中的应用

随着口腔医学、口腔材料学和人体工程学等的不断发展,为保护口腔医生、护士的体力和健康,逐步完善发展出四手操作技术(four-handed dentistry)。它是指在口腔治疗过程中,医生和护士采取舒适的坐位,患者采取放松的仰卧位,医护人员四手同时在口腔治疗中完成各种操作,平稳而迅速地传递及交换所用器械、材料的技术。该技术可提高医、护、患的舒适度,减少医务人员职业病的发生,缩短诊疗时间,提高口腔诊疗效率及医疗质量,降低交叉感染的发生率,为患者提供更加优质高效的诊疗服务,已经得到了 WHO 的认可,并向全世界推广。

一、人体工程学在口腔诊疗过程中的应用

人体工程学(ergonomics)是研究"人 - 机 - 环境"系统中人、机和环境三大要素之间的关系,为系统中人的效能、健康问题提供理论与方法的学科,即调整三者之间的交互作用,使人在任何场所无论工作还是休息,都能获得最优化的效率、健康、安全和舒适。近年来,随着人体工程学的发展,口腔医学领域高性能口腔医疗设备的应用使医务人员减少了不良工作姿势、降低了劳动强度、提高了工作效率,同时减轻了患者不舒适感。其表现主要有以下3 个方面:①以人为中心,建立人、物、技术之间的联系和人与人之间的合理分工;②利用机器设备、材料来改变或代替人的劳动,减轻劳动强度;③合理布局设计,改善诊疗环境,减少

患者的恐慌感。

（一）口腔诊疗引起的职业性疾病

职业性肌肉骨骼功能失调（work-related musculoskeletal disorders，WMSDs）是指由职业因素引起的肌肉、神经、肌腱、关节、软骨、椎间盘等组织的损伤或疾病，是肌肉骨骼系统慢性、累积性、退行性疾患，是一组肌肉骨骼系统疾患和症状的统称，又称职业性过度使用综合征。多由频繁、重复的行为和不正确的姿势导致。WMSDs 因其发病率高、危害大，是发达国家和发展中国家共同面临的重要职业健康问题。腕管综合征、腱鞘炎、颈肩腕综合征等都与肌肉骨骼失调有关。

1. 影响因素

（1）姿势：固定的工作体位等导致肌肉超负荷和关节不平衡。

（2）强制力：如长时间握、捏、举、推，导致肌肉、骨骼及关节的劳损。

（3）重复：一个动作重复多次、每次持续时间较长，肌肉收缩更快、更频繁，引起组织紧张。

（4）接触应力：挤压使软组织、肌肉或关节的运动无法保持舒适的状态。

2. 临床表现　初期主要表现为工作受累部位的非特异性疼痛、不适，工作停止时症状消失。随着进展症状逐渐加重，休息时不缓解，继而出现僵硬、痉挛、麻木、活动受限、功能进行性下降等表现。

（二）人体工程学在口腔诊疗中的应用

利用人体工程学原理，通过保持正确的诊疗体位、采用合理的诊疗布局、改良设备器械、强健肌肉、使用某些特定产品以及开展合理的培训，可以改善职业性肌肉骨骼功能失调。

1. 正确的诊疗体位　脊柱是身体最重要的支撑结构，有颈、胸、腰、骶四个生理性弯曲，即颈椎前凸、胸椎后凸、腰椎前凸和骶椎后凸，在正常情况下，从侧面看呈 S 形。假设有一直线，从身体正中矢状面看，穿过我们的头顶、躯干、下肢直到地面，沿这条直线维持平衡动作可使身体发挥最大工作效率且损害最小。长期不正确的姿势可使脊柱形成异常弯曲，如脊柱侧弯。在直立状态下，头部重量约为 4.5~5.5kg，每向前弯曲 15°，颈部承重增加一倍，长期受力可造成颈、肩、背部肌肉疼痛甚至颈椎病。同时，人在不同状态下的腰椎间盘压力是不同的，以站姿为标准（100%）：平躺时压力为站立时的 24%，标准坐姿时为站立时的 140%，放松状态坐姿时为站立时的 190%。不良坐姿使腰椎间盘承受更大的压力，长期受压致使腰椎间盘纤维环因退行性改变而松弛甚至破裂，髓核会从松弛或者破裂的纤维环处突出而压迫脊髓、脊神经。长期不良坐姿也会使脊柱偏离脊正中线，造成肌肉骨骼功能失调，甚至脊柱侧弯。因此，根据前述四手操作技术，保持正确的医、护、患体位，可以最大限度地避免累积创伤造成的肌肉骨骼功能失调。

2. 合理的诊疗布局　口腔门诊的环境布局须进行合理设计，以达到降低医护人员动作级别、减少每一个动作所需要消耗的时间和缩短每一个动作所需要到达距离的目的。使医护人员更容易集中精神工作，减少长时间工作造成的疲劳，提升治疗质量和效率，尤其大幅降低身体肌肉受创的概率。从患者入位到医生就诊采用流水线安排，在没有一丝空间、人力和物力浪费的基础上完成医生洗手消毒、治疗四手操作、治疗完成、洗手等一系列操作。

经常伸手拿取、扭曲手臂或使手臂处于不协调位置工作可导致拉伤（strains）或扭伤（sprains）。当重复多次拿取身后的仪器或物品时，会导致肩部出现问题。而人体坐姿状态下抓握空间半径为男性平均约 80cm，女性平均约 75cm。因此，诊疗过程中用物应摆放在此范围内,避免反复伸手拿取。操作台面、治疗盘的高度应与使用者手肘高度一致或略低,符合人体工程学的原理,减轻对机体的损害。同时,诊室内其他设备的设计也应遵循上述原则。通常,橱柜台面设计为站立时垂手可取的高度,一般为85cm;吊柜设计为举手可及的高度,一般为1.8~2m。

3. **科学设计诊疗设备与器械**　人体工程学的核心是以人为中心,因此口腔诊疗设备和器械的设计必须符合医护人员和患者的要求。传统口腔诊疗设备和器械的设计注重完成操作任务,未兼顾操作者的舒适度。基于人体工程学设计的口腔诊疗设备和器械,从角度、重量、柄部的握持等方面进行改进,使角度更为合理,增加握持时的舒适度及力度,便于握持,方便操作,降低操作者肌肉的紧张度,减少职业性肌肉骨骼功能失调的发生。基于人体工程学设计的口腔器械如外科门诊用高速牙科手机,机头大角度设计,更有利于去骨操作,减少腕部的弯曲角度;组织镊、三角挺、牙挺等手柄的波浪设计便于握持。

由于腰椎处于脊柱的较低位,负荷大,又是活动段与固定段的交界处,因而损伤机会多,是腰背痛最常发生的部位。牙科座椅的设计应符合人体工程学,以帮助保护腰背部。

（1）医生椅的设计:座椅及椅背的高度可根据医生身高调节;椅面可前倾5°,有助于保持脊柱自然弯曲并避免股动脉血液循环受阻;靠背可前后移动,有助于紧贴腰背,保持腰椎的自然弯曲。

（2）护士椅的设计:护士座椅应稍高于医生座椅,高度可调节以获得良好视野;座椅带有可放脚的底盘,避免影响股动脉循环;座椅的扶手可旋转,便于护士肘部支撑。

（3）口腔综合治疗台:牙科椅的椅面软硬度应适宜,机械曲度应与人体生理性弯曲尽可能一致,使患者的头、背、坐骨及四肢得到安全支托;椅垫高度及椅背角度可灵活调节,头托可根据治疗需要和患者身高进行上、下、前、后移动,便于医生操作,提高医、护、患的舒适度。

二、四手操作技术的由来

18—19世纪,机械和化学工业快速发展。脚踏式、手动和电动牙钻相继问世。口腔材料与设备的革新提高了口腔诊疗效率,推动了龋齿和牙周疾病治疗技术的发展。为了满足诊疗需要,牙科医生开始雇佣助理进行诊所日常管理和巡回辅助,如口腔材料调拌、记录等。这一时期,患者体位可进行适当调整,但医生和辅助人员仍站立操作,常出现因不良操作体位导致的职业健康问题。

20世纪40—50年代,机电一体化和人机一体化的口腔综合治疗台、气动涡轮牙科手机出现,牙科椅的功能更加完善,可进行椅位升降、俯仰和头托角度的调整。医生可根据治疗需要将患者调整到最舒适和最佳耐受力的体位,在坐位下为其进行更加精细复杂的治疗。这一变化改善了医生的工作姿势,并提高了医生和患者的诊疗舒适度,但由于无辅助人员在椅旁进行一对一配合,仍存在医生自行拿取器械、患者在治疗中频繁起身漱口以及儿童安全、交叉感染等问题,影响工作效率和治疗效果。1945年,美国的Kil Pathoric率先提出了"四手操作"理念,但受当时经济形势及工业技术等问题的影响并未得到应用。

随着人体工程学的发展和吸引系统的出现,1960年美国牙科医生Beach提出并应用了"平衡家庭操作位(balance home operating position, BHOP)",医护人员在平衡的操作体位下进行四手操作,改变了医生长期弯腰、曲背、扭颈等不良工作姿势,提高了工作效率。20世纪 60—80 年代,四手操作技术在欧美和日本迅速发展,并传入我国。1985 年,Beach 在 BHOP 的基础上提出"固有感觉诱导(proprioceptive derivation, PD)"理论,建议"以人为中心,以零为概念,以感觉为基础",通过人体本体感觉诱导,使身体各部位处于最自然、最舒适的状态。在这种姿势与体位下进行精细操作,既保护了医生和护士免受不良姿势造成的损害,又保证了工作效率,使治疗达到最大功效。PD 理论规范了医护人员的操作姿势、工作区域和患者的诊疗体位,是指导医护人员进行四手操作的重要理论。

四手操作技术不仅提高了医、护、患的舒适度,还减少了操作中频繁取物、漱口等问题,提高了工作效率和治疗效果,减少了交叉感染的风险。经过多年发展,该技术已成为国内外口腔医护人员必备的一项基本技术。

三、四手操作技术的基本条件和要求

（一）人力配备与医护人员素质要求

四手操作是团队治疗,合理的护理人力配备是开展四手操作的基本条件,原则上 1 名操作者至少配备 1 名护士。护士应掌握四手操作基础知识和基本技能,熟悉口腔治疗流程。

（二）设备要求

1. **口腔综合治疗台** 是口腔诊疗中对患者实施口腔检查、诊断和治疗操作的综合设备,由牙科椅、治疗灯、三用枪和吸引系统等组成。

（1）牙科椅:治疗时患者坐卧的设备。

（2）治疗灯:口腔综合治疗台的照明装置,由灯杆、灯头和灯罩等组成。治疗灯可根据操作区域的变化灵活移动,灯光亮度可调节,为医护人员提供清晰的操作视野。

（3）三用枪:用于冲洗和吹干操作区域,保持操作视野清晰的装置。此外,它还具有冷却牙体组织、辅助牵拉口角及口内软组织的功能。医生侧和护士侧均应配备三用枪。

（4）吸引系统:用于吸除操作过程中产生的冷却液、血液、唾液、碎屑等,以保持操作视野清晰的装置。口腔综合治疗台应配备强力和弱力吸引系统。

2. **座椅** 医护人员操作时就座的设备。座椅应软硬适当,上下可灵活调节,使操作者的臀部完全得到支撑,小腿和足部有一定安放空间,便于更换体位。由于操作特点不同,医护的座椅稍有不同。医生座椅的椅座及靠背宽大,可在操作中支撑腰背。护士座椅底部有可放脚的脚踏,椅背左侧有可旋转的弯形靠背,便于护士操作时承托下背部和左侧手臂,使上半身保持平衡。

3. **护士工作台** 放于护士工作侧,可移动,台面应有足够的空间摆放诊疗用物,便于操作时取用。推荐选用分体式牙科椅,其吸引系统位于护士工作台,操作时更节力。

（三）诊疗区域要求

诊疗区域应设计合理,操作和人员移动便利,诊疗物品触手可及。

1. 牙科椅平展后,其头托上缘距最近障碍物宜≥80cm。

2. 护士侧应有足够空间容纳诊疗设备及护士工作台,牙科椅扶手边缘距最近物品宜≥80cm。

3. 诊疗单元宜设立医护双通道,避免医护出入相互干扰。

四、四手操作技术的基本原则

1. **节力原则**　根据运动幅度大小,将身体动作分为五个级别(表 2-1)。操作中应尽量使用Ⅲ级及以下动作,避免或减少Ⅳ级和Ⅴ级动作,以最少的体力达到最大工作效率。

表 2-1　身体动作分级

动作分级	涉及动作	动作分级	涉及动作
Ⅰ级	仅涉及手指的动作	Ⅳ级	涉及手指、手腕、手肘及手臂的动作
Ⅱ级	涉及手指及手腕的动作	Ⅴ级	涉及整个上半身的动作
Ⅲ级	涉及手指、手腕及手肘的动作		

2. **安全原则**　诊疗过程中应加强患者及医护人员防护,保证医、护、患的安全。

3. **视野清晰原则**　通过调整体位及灯光、隔湿、吸引、牵拉软组织以及协助医生保持口镜清洁干燥等措施,保持操作视野清晰。

五、医、护、患的体位和位置关系

1. **操作者(医生)体位**　应便于操作,不妨碍操作视野,使身体相应部位得到支撑,最大程度保证舒适。按以下原则保持体位:①紧靠座椅椅背就座,椅垫前部边缘触及腘窝为宜,椅背能够支撑腰骶部;②调节合适的高度,保证医生操作时前臂与地面保持平行为宜;③大腿与地面平行,膝盖位置稍低于臀部;④两腿分开,与肩同宽,脚平放于地面。

2. **护士体位**　护士应尽可能靠近牙科椅就座,腿部宜与牙科椅长轴平行,便于护士拿取和传递物品。将弯形靠背调至左侧肋下区,使腰部和左侧手臂得到支撑,保持上半身平衡,减轻身体疲劳。双脚置于座椅脚踏上,大腿与地面平行,保持下肢血液循环通畅。视线应高于操作者视线 10~15cm,以获得更好的操作视野。

3. **患者体位**　患者常用的体位可根据具体操作分为仰卧位和垂直坐位。

(1)仰卧位:人体最稳定和自然的体位,也是口腔诊疗中常用的患者体位。牙科椅靠背一般呈水平位或抬高 7°~15°,患者的头部和膝盖约在同一水平线上,脊柱和下肢完全放松;头顶部与牙科椅头托顶部平齐,与操作者的心脏在同一水平线上;患者口腔与操作者眼睛的距离宜为 36~46cm。操作时可通过调整头托角度以呈现最佳术野。当操作位置变化时,患者头部可左右转动,单侧幅度不应超过 45°,以保持操作者始终处于最佳操作位置。

(2)垂直坐位:牙科椅靠背呈 90°,常用于诊疗前、诊疗结束后、拍摄照片和制取印模时。

4. **医、护、患的位置关系**　四手操作时,医护人员应在各自的工作区域操作,互不干扰,以保证良好的视野和通畅的工作线路,提高工作效率。临床上通常将操作者(医生)、护士与患者的位置关系假想成一个钟面,以患者面部为中心,患者的头顶部朝向 12 点钟位置,钟面被分割为操作者（医生）工作区、静止区、护士工作区和传递区 4 个区域。

（1）操作者（医生）工作区：时钟 7 点 ~12 点的区域，是操作者就座的区域。

（2）静止区：时钟 12 点 ~2 点的区域，此区通常放置护士治疗车或护士工作台等。

（3）护士工作区：时钟 2 点 ~4 点的区域，此区为护士就座的区域。

（4）传递区：时钟 4 点 ~7 点的区域，此区为物品传递与交换的区域。

六、治疗灯灯光调节

灯光是保证操作视野清晰的重要条件。临床操作时，应根据治疗需要及时、正确地进行灯光调节。

1. 灯光调节的时机

（1）治疗开始时和结束时。

（2）治疗牙位或操作者的体位发生改变时。

（3）进行比色、树脂光固化等需要避光的操作时。

2. 灯光调节的要求 调节灯光后，治疗灯应从患者的胸前向上移动至口腔，避免照射患者的眼部；治疗灯与下颌的距离宜为 60~80cm；光束应直接投照至操作牙位或口镜镜面上，不应出现医护人员手部的投射阴影。患者仰卧位时，上颌和下颌根据操作区的不同，投照角度也有所不同。

七、传递技术

（一）器械握持方法

操作者（医生）握持器械的方法因器械类型、使用方法和治疗部位的不同而不同，了解器械的握持方法是器械传递和交换的基础。基本的握持方法有三种：握笔式、掌握式、掌 - 拇式，其中前两种最常用。

1. 握笔式 像握笔一样握持器械，如握持口镜。

2. 掌握式 器械稳固握持在手掌中，如握持牙钳。

3. 掌 - 拇式 器械握持在手掌中，拇指固定器械，引导方向，如握持牙龈分离器。

（二）传递技术

1. 不同器械的传递 不同器械须根据其自身设计及用途，采用不同方法进行传递。

（1）口镜与探针：开始治疗时，操作者（医生）首先使用口镜与探针检查患者口内治疗区域。操作者会将双手分别放于患者口腔两侧，做出接取器械的姿势，示意护士进行传递。护士迅速用两手分别传递口镜与探针。对于右手操作者，护士左手传递探针，右手传递口镜。

（2）镊子：护士用镊子夹取物品时，须捏紧其工作端，避免物品掉落。

（3）牙科手机：牙科手机在传递时应注意勿缠绕连接尾管。

（4）带关节器械：临床常用的带关节器械有橡皮障夹钳、牙钳、正畸钳和剪刀。护士传递时应握持关节部位，直接将器械的手柄递至操作者手掌中。剪刀、持针器和卡局式注射器等器械的指环应套于操作者手指。体积和重量大的器械须用另一只手接回，可应用双手进行传递。

2. **单手技术传递器械** 治疗中,护士常使用单手技术传递器械以提高效率。

(1)左手从治疗车台面上拿取新器械。

(2)将器械的工作端朝向操作牙面,空出操作者握持部位,器械与操作者手中器械的长轴保持平行。

(3)操作者示意器械使用结束,护士用左手小指和环指勾回使用过的器械。

(4)将新器械平稳传递至操作者手中。

(5)将用过的器械放回治疗车台面原处。

3. **双手技术传递器械**

(1)一手从治疗车台面上拿取新器械,用拇指、示指和中指捏住器械非工作端。

(2)另一手从操作者手中取回用过的器械。

(3)工作端朝向治疗牙位,传递新器械给操作者。

(4)将取回的器械放回治疗车台面原处。

4. **传递的注意事项**

(1)熟悉治疗步骤与操作者所用器械。

(2)根据治疗流程依次摆放及传递器械。

(3)根据操作者握持器械的方式、器械结构、形态、工作端(刃)的锋利程度、器械体积及重量等因素选择合适的握持与传递方法。

(4)传递时应施加一定力度,确认操作者握住后再松手。

(5)在传递区内传递或交换器械且避开患者面部。

(6)传递或交换锐利器械时避免锐器伤。

(7)交换时宜遵循先接后递的原则。

(8)一般情况下左手传递器械和材料,右手吸引并准备下一步治疗所需用物。

八、口腔吸引技术

口腔吸引技术(oral evacuation)是口腔治疗中保持操作视野清晰的一种技术,主要用于去除口内的唾液、血液、水和碎屑等;牵拉软组织,暴露操作视野;减少治疗中产生的气溶胶;吸除异味。吸引器管是最常用的吸引装置,主要分为吸唾器(saliva ejector)和强力吸引器管(high-volume evacuator)两种类型。

(一)吸唾器

多为小巧的塑料软管,易预弯,可间断或持续吸除口内液体,但吸力不足以去除碎屑,多用于涂布封闭剂、涂布氟化物、橡皮障下吸引、冠和桥的粘接和固定矫治器的粘接等操作。吸唾器常放置在唾液易聚集的区域,使用时应避免患者嘴部包裹吸唾器前端,以免形成负压,造成污水反流。

(二)强力吸引器管

强力吸引器管是一种常用的强力控水设备,可高效去除治疗中产生的唾液、血液、水、碎屑及气溶胶。多为一次性的硬塑料或不锈钢材质。管口直径较大,为直管或中部略弯,前部呈斜面,可与工作平面平行以达到更好吸引效果。外科手术用的吸引器管常由不锈钢材质制成,直径较小,便于在空间、视野范围有限的手术区域使用。

1. 握持 一般情况下,护士用右手握持强力吸引器管,左手握持三用枪。主要握持方法有握笔式、掌-拇式。当颊黏膜较厚、颊黏膜牵拉困难时,可使用反掌-拇式。

2. 放置 强力吸引器管的放置位置与治疗牙位有关。当治疗磨牙时,强力吸引器管口斜面多放在治疗牙或远中邻牙一侧,其中右上颌磨牙放在腭侧,右下颌磨牙放在舌侧,左侧上、下颌磨牙放置在颊侧。当治疗前牙时,强力吸引器管口斜面可放置在治疗牙的唇侧或腭(舌)侧。原则如下:

(1)放置位置应便于吸引,且不影响操作者(医生)的操作视线和操作路径。

(2)吸引器管口斜面应与牙列平行,保持最大的吸引效能。

(3)吸引器管口应与牙科手机出水口保持一定距离,避免冷却液被吸走。

(4)吸引器管口宜平齐或稍高于牙齿咬合面或切端。

(5)放置强力吸引器管时应动作轻柔,勿紧贴黏膜,避免持续吸引对局部软组织造成损伤。

(6)放置时避免触及软腭、咽部等口内敏感区域,引起不适。

(7)在吸引口内积存的液体时,强力吸引器管口触及液面即可(无须过深)。

九、三用枪的应用

三用枪是口腔治疗中常用的冲洗器械,与口腔综合治疗台连接,通过气、水或水气混合的水雾对口腔局部或口镜等进行快速、有效地局部冲洗,以去除血液、水雾和碎屑等。枪头方向可转动,以适应上下颌牙弓不同区段。使用时,应调整三用枪枪头的方向,直接对准待冲洗区域进行连续或间断冲洗。

知识拓展

骨骼肌肉功能失调自我康复训练

1. 手心向上,肘部伸直;一手手指指向地面;用另一只手轻轻下拉手掌和手指;保持10~15s。有轻微的拉伸感,如感不适,再次缓和地练习伸展运动。

2. 手心向下,肘部伸直;一手弯曲手腕攥紧拳头;另一手握住拳头及腕部慢慢向下压,如果手背有不适感,放松一下手指,转动手臂,使拳头指向外侧方向;保持10~15s。会有轻微的拉伸感,如感不适,再次缓和地练习伸展运动或回到上一个步骤。

3. 一脚踩地,膝部屈曲,另一脚足跟朝地,膝盖伸直,可以扶住物体以保持平衡;背挺直,抬头看天花板,腰部弯曲向前倾;保持10~15s,身体有轻微的拉伸感,如感不适,再次缓和地练习伸展运动或将脚踩地。

4. 将手放在腰臀部;慢慢地向后靠;保持10~15s,会感觉到身体有轻微的拉伸感,如感不适,再次缓和地练习伸展运动或回到上一个步骤。

5. 掌心朝外,将手放在额头前方,深吸一口气;肘部朝后方拉伸,然后张开手心向外推;慢慢地呼气及收紧肩胛骨和头部后仰;当完全呼出气后,保持10~15s。重复2次,如感不适,再次缓和地练习伸展运动或回到上个步骤。

6. 手臂伸过头顶,手托住肘部并慢慢向头部后方拉伸,保持 10s,重复多次。

7. 肩部向前打圈多次,再反方向进行,重复 3~5 次。

8. 将头转向左边肩膀并保持 10s,转向另一边并保持 10s,重复多次。

9. 慢慢地将耳朵靠近一侧肩部并保持 10s;慢慢地将下颌沿胸口向另一个肩膀转动并保持 10s;重复以上步骤,注意不要过度伸展颈部。

10. 头抬高伸直颈部保持 10s;下颌向内收直到产生"双下巴",同时头部会向前倾斜,保持 10s;重复多次。

11. 两手分别抓住椅子两边,腿伸直,抬腿,使脚离地几厘米;转动脚踝,使脚向两边转动;脚尖朝上和朝下伸展,每只脚重复练习多次。

(李秀娥)

第二节 口腔门诊基本检查

口腔检查是诊断和治疗口腔疾病的基础,是指导临床医疗实践的客观证据;临床检查结果的正确与否直接关系到疾病诊治的成败。

一、口腔检查前准备

1. **诊室要求** 应保持诊室安静、整洁;光线充足,以自然光最为理想,如自然光不足,必须采取灯光辅助照明,注意光线不要投射至被检者的眼睛,必要时应给被检者佩戴护目镜;室内温、湿度适宜,温度保持在 20~24℃,湿度保持在 55%~60%。

2. **设备、器材和材料** 应摆放有序,以方便医护人员操作为宜。

3. **患者准备** 患者仰卧于牙科椅上,护士应为其系好治疗巾,根据检查需要及时调节椅位。

4. **常用检查器械** 口腔检查常用器械为口镜、探针和镊子等。

(1)口镜:由口镜头和柄组成,主要用于牵引或压唇、颊、舌等软组织,扩大视野,保护软组织;反射并聚光于观察部位,显示被检查部位的影像。金属口镜柄末端可用于牙体叩诊。

(2)探针:由手柄和两个工作端组成,一端为大弯,另一端为双弯。使用时应有支点,避免探针滑动而刺伤软组织。主要用于检查牙体龋坏部位、范围和深度,后牙的松动度,皮肤或黏膜的感觉功能等。

(3)镊子:由柄和弯头镊瓣组成,主要用于夹持物品、检查牙的松动度。

(4)牙周探针:一种顶端为钝头,并有 1mm 刻度的探针,主要用于检查龈沟、牙周袋的位置和深度。

二、口腔检查

口腔检查包括口腔基本检查和辅助检查，一般按照先口外后口内、由前至后、由浅入深并兼顾整体的顺序进行，必要时应进行健、患侧对比检查。

（一）口腔基本检查

口腔检查基本检查方法包括问诊、视诊、触诊、叩诊和听诊，还包括具有专科特点的探诊、嗅诊和咬诊；但听诊在口腔检查中较少使用。

1. **问诊** 全面了解口腔疾病的病因、发生发展、诊治经过和效果，以及与本次疾病有关的病史。主要包括主诉、现病史、既往史和家族史。

（1）主诉：了解患者就诊的主要原因，患者最感痛苦、最迫切要求解决的问题。

（2）现病史：了解患者本次疾病从发生、发展、演变至就诊前的整个过程，以及是否接受过检查和治疗及治疗效果。

（3）既往史：询问是否患有对全身健康有重要影响的疾病，如高血压、心脏病、糖尿病等，是否患有传染病，是否有药物过敏史等。

（4）家族史：询问患者是否有家庭成员患有类似疾病，有些口腔疾病如牙颌畸形等和遗传因素有一定的关系。

2. **口内检查**

（1）口腔黏膜：观察黏膜颜色是否正常，有无水肿、丘疹、糜烂、溃疡、斑块，有无炎症、色素沉着；是否有牙龈增生、萎缩、坏死；观察舌的颜色、舌苔，舌面是否有沟裂，舌乳头是否肿胀或消失，舌的运动、感觉是否正常；观察系带的形状、位置和附着情况以及对牙和口腔功能有无影响等。

（2）牙：主要有视诊、探诊、叩诊、触诊、咬诊和牙松动度检查。

1）视诊：主要检查牙的数目、形态、颜色、位置、萌出替换情况、牙体、牙周组织和咬合关系等。

2）探诊：主要检查并确定病变的部位、范围和反应情况。包括检查牙有无龋坏及深浅；有无探痛和牙髓暴露；探查充填物和修复体边缘与牙体是否密合以及有无继发龋；当牙本质过敏时，探测其敏感部位和程度；检查牙龈是否出血、牙周袋深度、龈下结石的分布以及窦道（瘘管）方向等。

3）叩诊：主要检查牙有无疼痛及其程度。正常牙的叩诊音清脆、叩诊无痛；当根尖或牙周膜存在病变时，叩诊音为浊音并伴有一定程度的疼痛。叩诊时应先选择对照牙，最好的阴性对照牙是健康的对侧同名牙或邻牙。牙叩诊的反应可用"−、±、+、++、+++"来表示，分别代表"无、可疑、轻度、中度、重度"五个等级。叩诊时还应注意叩击的力度，一般以健康的对侧同名牙或邻牙叩诊不痛的最大力度为上限；但对存在明显炎症的患牙叩诊力度应小一些，以免给患者带来痛苦。

4）触诊：主要检查牙龈、牙周组织的质地，有无脓液溢出，有无压痛和波动感等。

5）咬诊：主要检查是否有牙隐裂并确定牙齿早接触的具体部位和范围等。通过空咬或咬棉签、棉球等实物时是否出现疼痛及其性质等情况来判断是否存在牙体、牙周的病变；也可将咬合纸或蜡片放在检查牙齿的牙面，指导患者进行各种咬合动作，根据其留在牙面色迹的深浅或蜡片上牙印的厚薄,判断早接触牙的接触点和范围等。

6)牙松动度检查:用镊子夹住前牙切端或镊子尖合拢后置于后牙咬合面的中央窝,进行唇舌向(颊舌向)、近远中及根向摇动的检查方法。牙松动程度可根据其松动幅度及方向两个维度判断,分为三度,其判断依据和记录方法如下:

Ⅰ度松动:仅有唇舌向(颊舌向)松动,或牙松动幅度不超过 1mm 者。

Ⅱ度松动:唇舌向(颊舌向)和近远中向均有松动,或牙松动幅度为 1~2mm 者。

Ⅲ度松动:唇舌向(颊舌向)、近远中向和根向均有松动,或牙松动幅度大于 2mm 者。

3. 专项检查

(1)颌面部检查

1)表情与意识神态:颌面部表情的变化既可是某些口腔颌面外科疾病的表征,也可是各种全身疾病的反应。通过观察患者面容可以在一定程度上了解患者的意识状态和病情程度。

2)颌面部外形:检查颌面部外形是否对称、上中下结构比例是否协调,有无突出和凹陷。

3)颌面部皮肤:观察有无瘢痕、窦道,皮肤颜色、质地弹性及光滑度。

4)颌面部运动:观察头颈部运动,特别注意下颌运动,如前伸、侧方运动状况。

(2)淋巴结检查:检查有无肿大,检查时应按一定顺序,由浅入深,滑动触诊。

(3)颞下颌关节检查:主要用于协助关节病的诊断。检查内容包括髁状突的运动是否协调、有无杂音和弹响;下颌运动轨迹有无偏移中线;髁状突、喙突、乙状切迹和咀嚼肌群情况,是否有压痛及压痛点的位置等。

(4)张口度检查:临床上,常用测量上、下切牙切缘间的具体距离,或手指宽度(以示指、中指和环指合拢时三指末关节的宽度为标准)来表示。正常张口度平均为 3.7cm,小于 3.7cm 为张口受限,大于 5.0cm 为开口过大。

张口受限多见于翼外肌痉挛或颞下颌关节存在损伤者,开口过大常见于翼外肌功能亢进或颞下颌关节脱位者。

同时,张口度还分为主动张口度与被动张口度两种。主动张口度是指嘱患者尽可能张口时达到的张口度;而被动张口度是指在患者主动张口度的基础上,检查者施以外力使患者进一步张口而达到的张口度。一般情况下,患者的主动张口度和被动张口度是一致的,只有在张口过程中存在导致患者不敢继续张口的一些因素时(如疼痛等),主动张口度会小于被动张口度,常见于涉及颞下颌关节运动的组织器官存在炎症或损伤时。

(5)唾液腺检查:主要采用视诊、触诊和探诊,对腮腺、下颌下腺、舌下腺进行检查。正常情况下这三对大唾液腺质地较软,不易触及,如有触及或有触痛,多提示腺体存在炎症或其他病变。

1)视诊:观察两侧腺体是否对称,形态大小有无变化,腺体导管口有无红肿、瘢痕,以及分泌物情况,特别应注意观察分泌物的颜色、量及其性质。

2)触诊:腮腺的触诊用示指、中指、环指三指指腹进行,采取由后向前揉压腺体和导管的方法,了解导管的质地、有无导管结石。舌下腺和下颌下腺的触诊常用双合诊,必要时进行双侧同名腺体的比较。

3)探诊:主要用软细管或专用导管进行检查,了解唾液腺导管是否狭窄或为诊疗需要而注入造影剂或药物。

（二）辅助检查

1. 牙髓活力测验 判断牙髓状态的常用方法,对牙髓病和根尖周病的诊断十分重要。正常牙髓能耐受一定量的电流和温度刺激而无不适感,临床常根据牙髓对温度和电流的不同反应协助诊断牙髓是否正常、病变的程度以及牙髓活力是否存在。

（1）温度测验法:根据患者对冷或热刺激的反应来判断牙状态的一种诊断方法。正常情况下,牙髓对突然、明显的温度刺激有一定的耐受阈。但当牙髓存在病变时,其温度耐受阈会发生改变,如牙髓发炎时,其刺激阈降低而出现感觉敏感;牙髓变性时,其刺激阈提高而感觉迟钝;牙髓坏死时无反应。温度测验法包括冷诊法和热诊法。

1）冷诊法:是用低于10℃的冷水、冷气、成品化学挥发剂（如氯乙烷）、冰棒等进行测试,最常用的是冰棒。

2）热诊法:是用热刺激物,如牙胶棒、热水、电子加热器等进行测验,最常用的是牙胶棒。

（2）牙髓电活力测验法:使用牙髓电活力测验仪观察牙髓神经对不同强度电流的耐受程度,从而对牙髓状态进行判断的方法。使用前应仔细阅读说明书,熟悉仪器的性能及具体操作方法。测验前应向患者说明测验的目的,以取得患者的合作;测验时应注意诊断电极不可接触黏膜组织,以防烧伤;诊断电极不要置于充填体、龋洞或暴露的牙本质上,以免影响结果准确性。

（3）试验性备洞法:又称诊断性备洞,指用牙科手机钻针缓慢向牙髓方向磨除牙釉质和牙本质以判断牙髓活力的方法。此法是判断牙髓活力最可靠的检查方法,但只有在其他方法不能断定牙髓活力或不能实施时才考虑使用。

知识拓展

牙髓活力测验原理

牙髓是牙体组织中唯一的软组织,位于由牙本质围成的牙髓腔内,借狭窄的根尖孔与根尖周组织相连。牙髓作为一种疏松结缔组织,所含细胞、血管和神经对环境变化的反应与其他疏松结缔组织的反应基本一样。感觉神经纤维传导痛觉是牙髓的基本功能之一。

牙髓丰富的神经分布是其行使感觉功能的基础。由于牙髓内仅有伤害感受器或称疼痛感受器,当它们受到各种外界刺激,如机械、温度或化学刺激时,其冲动传递到中枢都表现为痛觉。因此,牙髓的感觉功能单一,即产生痛觉。这是牙髓活力测验的生理基础。

牙髓温度测验原理是突然、明显的温度变化可以诱发牙髓一定程度的反应或疼痛。正常牙髓对温度刺激具有一定的耐受阈,对20~50℃的水无明显不适反应,10~20℃的冷水和50~60℃的热水也很少引起疼痛感。当牙髓存在病变时,其温度耐受阈发生变化,故以低于10℃为冷刺激,高于60℃为热刺激。

牙髓电活力测验是通过观察牙对不同强度电流的耐受程度,从而对牙髓状态进行判断的方法。其原理与牙髓温度测验相似,不同的只是刺激源。检查牙髓神经成分对电刺激的反应,主要用于判断牙髓"生"或"死"的状态。

2. 影像学检查

（1）X 线检查：主要包括根尖片（也称口内片）、咬合翼片和全口牙位曲面体层片。

1）根尖片：具有放射剂量小、空间分辨率高、操作简单等特点，可了解牙体、牙周、牙髓组织和根尖周组织的病变情况，是龋病诊疗和根管治疗中最常用的检查方法。

2）咬合翼片：主要用于检查邻面龋、继发龋和充填体邻面悬突。

3）全口牙位曲面体层片：一次曝光可全面显示上下颌骨、上颌窦、颞下颌关节及全口牙齿等情况，常用于检查上下颌骨肿瘤、外伤、炎症、畸形等病变及其与周围组织的关系。在患者口内存在多个患牙时，全口牙位曲面体层片较拍摄全口根尖片可显著减少患者接受的放射剂量，但其清晰度不如根尖片，在需要了解特定牙的牙体、根尖周情况时，还需要补充根尖片。

（2）锥形束 CT（CBCT）检查：一般多采用小视野 CBCT 检查，对牙髓病和根尖周病的病变位置、范围、性质、程度及其与周围组织的关系有更加准确的了解，可用于牙体、根管系统、牙根、根尖周等组织结构的检查。但不作为牙体、牙髓病变常规的诊断检查手段。

（3）超声检查：在口腔颌面部多用于唾液腺、下颌下腺和颈部肿块的检查。适用于确定有无占位性病变；确定囊性或实性肿物。

3. 实验室检查

（1）化验检验：是全面认识疾病的重要辅助手段，对疾病的诊断、治疗和对全身情况的监测具有参考价值，主要包括临床检验、生化检验、细菌学检验等。

（2）穿刺检查：适用于触诊有波动感或非实质性含液体肿块的检查。通过穿刺抽吸肿块内容物，了解内容物的颜色、透明度及黏稠度等性质来进一步协助诊断。具有简便、易行、直观，有时甚至可以直接确诊。必要时还可将抽出物送病理或涂片检查，以进一步明确其性质。

（3）活体组织检查：用于口腔颌面部无法确诊的可疑病变，是目前比较准确可靠，也是结论性的诊断方法，可以确定可疑病变的性质、肿瘤类型及分化程度。

4. 其他检查

（1）局部麻醉检查：多用于牙髓炎疼痛但难以确定具体是哪颗牙或三叉神经痛难以确定具体分支时，常用 2% 利多卡因或 2% 普鲁卡因行神经阻滞麻醉，在初步判断的基础上，用排除法的方式进行逐一排除后确定。

（2）透照检查：多用于龋病、隐裂牙的检查，是用光导纤维装置进行患牙透照检查，来直接观察其龋损部位、病变深度和范围，以及是否存在牙隐裂。

（3）模型分析：是口腔正畸临床诊断、制订治疗计划中的重要步骤。从三维角度对记存模型上的牙齿、牙槽骨及基骨的形态和位置关系，进行观察、测量、分析和评价的过程。可以反映患者的咬合状况，咬合面形态（窝沟点隙），牙体磨耗及缺损（龋洞、颈部缺损），窝洞、基牙的形态，牙体形态，牙齿位置形态（长轴、扭转、异位），牙列状态（牙弓的形状、大小，覆𬌗、覆盖），软组织状态（牙龈高度、边缘；各系带附着），腭部的宽度和高度等。

（李秀娥）

第三节 口腔门诊常用护理技术

一、玻璃离子水门汀调拌技术

玻璃离子水门汀（glass-ionomer cement，GIC）或玻璃离子体水门汀（glass polyalkenoate cements）是一种口腔门诊常用的牙科水门汀材料，是在聚羧酸锌水门汀和硅水门汀的基础上发展起来的。国际标准化组织根据用途，将临床使用的玻璃离子水门汀分为四型：Ⅰ型用于冠、桥等修复体的粘接；Ⅱ型用于牙体缺损的修复；Ⅲ型用于洞衬及垫底；Ⅳ型用于桩核的制作。不同剂型和用途的玻璃离子水门汀的调拌方法略有不同。

（一）玻璃离子水门汀的组成与分类

1. 组成 玻璃离子水门汀的基础成分有硅酸铝玻璃、氟化钙、聚丙烯酸、衣康酸或马来酸、3-丁烯-1，2，3-三羧酸共聚，以及少量酒石酸。有粉液型、单粉剂型、双糊剂型，使用时均须调拌，固化方式有酸碱反应、化学固化、光固化。

2. 分类

（1）传统型：有粉液剂型和单粉剂型两种，使用时需要调拌。粉液型的粉剂主要由硅酸铝玻璃和氟化钙组成，液剂为聚丙烯酸、衣康酸或马来酸、3-丁烯-1，2，3-三羧酸共聚物的水溶液，加有少量酒石酸，以加快凝固速度。单粉剂型将所有玻璃离子组分加入粉剂，使用时用水调拌。

传统型玻璃离子水门汀耐磨性差，强度低而易脆，操作性能较差。

（2）金属改良型：在传统型玻璃离子粉剂中加入银-锡微粒（银汞合金粉）来提高玻璃离子的机械强度，但银-锡微粒与聚丙烯酸基质之间缺乏粘接性，机械性能仍远不如银汞合金。为了克服这一缺点，在粉剂中又加入银-钯合金微粒，银钯合金粉的表面缓解氧化后能形成与聚丙烯酸发生螯合的氧化钯膜，大大提高了玻璃离子的机械性能，但美观性差。

（3）光固化型：分粉液型，在液剂中加入甲基丙烯酸脂-β-羟乙酯（HEMA），以及醌类光引发剂，光照后材料迅速聚合，pH很快升高，减小对牙髓的刺激性。此型一般作为洞衬型和垫底材料。

（4）树脂改良型：树脂改良型玻璃离子水门汀有光固化型（粉液型）和化学固化型（双糊剂型）两种。

粉液型将甲基丙烯酸甲酯引入传统玻璃离子，粉剂中除含有原有的氟铝硅酸盐玻璃粉外，还加入HEMA和具有丙烯酸官能基团的单体，以及树脂填料等，同时在液剂中加入光导引发剂和HEMA。化学固化型则引入化学固化引发剂。

此型的机械性能、美观性、光泽度、粘接性均有提高，可作为充填材料、冠核修复材料。

（二）玻璃离子水门汀的性能与用途

1. 理化性能 玻璃离子水门汀的热膨胀系数与牙齿相近，为热和电的不良导体，在唾液中轻微溶解（3%），固化24h后有较好的耐磨性。

2. 粘接性能　玻璃离子水门汀对牙釉质和牙本质均有一定的粘接强度，其粘接力主要来源于三个方面：一是机械嵌合作用；二是聚丙烯酸分子链上的自由基团可与牙组织中羟基磷灰石的Ca^{2+}螯合而形成粘接力；三是聚丙烯酸分子链上的羧基与牙本质中的胶原蛋白形成氢键。在去净龋坏牙体组织的原则下，保留健康牙本质，但必须保持洞壁有0.5mm的厚度。

3. 生物性能　玻璃离子水门汀具备良好的生物相容性和生物安全性，粉液调和后约5min凝固，但在凝固过程中呈酸性，它对牙髓所产生的刺激性略强于改进的氧化锌丁香酚水门汀和聚羧酸锌水门汀，而明显低于磷酸锌水门汀，所以在近髓时仍需要氢氧化钙盖髓，以保护牙髓。

4. 凝固反应　玻璃离子水门汀凝固的早期阶段较易吸收水分，可被侵蚀和溶解，因此在使用时应注意在表面涂布保护剂防水，以免影响粘接效果。

5. 用途　主要用于充填、垫底，如冠、桥修复体的粘接；较深窝洞修复前用于垫底、夹层技术等。其中，充填用玻璃离子水门汀强度较高，粘接用的强度较低，金属增强型的机械强度和耐磨性均较高。

（三）玻璃离子水门汀的优缺点

1. 优点　玻璃离子水门汀调和后可释放氟，其与牙齿中的羟磷灰石反应生成氟磷灰石，可降低牙齿对酸侵蚀的敏感性，增强防龋能力。同时氟离子还可使充填物周围的菌斑性质发生变化，进一步增强防龋能力，但随时间的延长其释放率将逐渐降低。

2. 缺点　抗压和耐磨强度不高，对水十分敏感；强度低于金属和树脂修复材料，不能用于承力部位的充填修复。

（四）玻璃离子水门汀的调拌

1. 玻璃离子水门汀调拌步骤

（1）用物准备

1）调拌用物：玻璃离子水门汀粉剂和液剂、专用量勺、调拌板、塑料调拌刀、治疗巾。

2）其他用物：75%乙醇棉球、无菌干纱布、镊子罐。

（2）隔湿操作后，遵医嘱选择玻璃离子水门汀。

（3）阅读产品说明书，根据说明书要求调拌材料。

1）检查材料名称、性状及有效期。

2）量取粉剂：用手轻拍粉剂瓶底至粉松散，用专用量勺取粉剂于调拌板上，旋紧瓶盖。

3）量取液剂：将液剂瓶身垂直于调拌板，瓶口距调拌板0.5cm，缓缓排气后轻轻挤出液剂，粉液比例参照说明书，粉液间距应大于1cm。取液后用无菌干纱布擦拭瓶口后立即盖紧瓶盖。

4）左手固定调拌板，右手握持塑料调拌刀，将粉剂分为1/2、1/4、1/4三份。依次将粉剂加入液剂中，向调拌刀的工作端加压，使其前1/3~1/2紧贴调拌板，增加与调拌板的接触面积。旋转或推拉加压研磨，使粉液充分混合均匀细腻，边调拌边收集。粘接用玻璃离子水门汀调拌成拉丝状；垫底用玻璃离子水门汀调成均匀细腻、无颗粒的面团状。

5）用调拌刀尖端取适量材料，按用途备好递予医生并协助粘接。

6）用75%乙醇棉球擦除调拌刀上的残留材料，整理用物，洗手。

2. 玻璃离子水门汀调拌注意事项

（1）若与口腔黏膜或皮肤接触,用 75% 乙醇棉球或纱布去除后直接用清水清洗。

（2）一旦入眼,立即用清水冲洗并就医。

（3）单品专用,不可与其他品牌的粉液混用。

（4）不可直接盖髓。

（5）极少数的人群可能出现对本产品的过敏症状。如果出现过敏症状请停止使用本产品并就医。

（6）材料使用后应及时旋紧瓶盖,避免受潮或挥发。

二、印模材料调拌技术

印模（impression）是物体的阴模。口腔印模是记录口腔组织形态及关系的阴模。在口腔修复中,凡用于制取各种𬌗面及口腔软硬组织印模的材料均可称为印模材料（impression material）。合理选择及正确调拌印模材料是影响模型能否准确再现口腔修复区域形态,保证最终修复体精度的重要因素。

（一）印模材料概述

1. 印模材料分类　根据印模材料的性能,可分为弹性印模材料（elastic impression materials）和非弹性印模材料（non-elastic impression materials）两大类,每一类又分为可逆性印模材料（reversible impression materials）和不可逆性印模材料（irreversible impression materials）,常用的有藻酸盐类、琼脂类、硅橡胶类和聚醚橡胶类印模材料。从精度看,加成型硅橡胶印模材料 > 聚醚橡胶印模材料 > 缩合型硅橡胶印模材料 > 藻酸盐印模材料。

2. 性能要求　理想的印模材料应具备以下性能:

（1）良好的生物安全性:对机体及口腔组织无毒性、无刺激性、无致敏性等。

（2）良好的流动性、可塑性及弹性:流动性是指材料在塑形前的黏度或稠度,良好的流动性可使材料在轻微压力下流至各个细微部位,获得清晰的印模,同时又不使软组织变形。可塑性是材料塑形的能力,可塑性好才能准确反映组织的细微结构。良好的弹性能使印模从倒凹等复杂的部位完整取出而印模不变形。

（3）适当的工作时间和凝固时间:在工作时间内黏度不能明显增加;合适的凝固时间是 3~5min。

（4）良好的尺寸稳定性:材料凝固后尺寸稳定,体积变化小,印模不变形,以保证所灌注模型的精度。从口内取出到室温的温度变化以及印模在技工室保存时,也不应有明显的尺寸变化。

（5）良好的机械强度:如抗撕裂性能,可避免从口腔取出时印模发生断裂;足够的压缩强度可防止在印模内灌注模型的过程中发生永久形变。

（6）化学稳定性好:与模型材料不发生化学反应,容易与模型分离。贮存期长,在贮存期内不发生化学变化。

（7）便于清洁、消毒,操作简单,价格合理。

（二）藻酸盐印模材料

藻酸盐印模材料是一种弹性不可逆的水胶体印模材料,是目前临床应用最广泛的印模材料。在溶胶状态时具有良好的流动性,可流至口内细微部位,凝固后印模具有弹性,易从口内取出,且价格便宜,操作简单,常用于正畸研究、全口义齿及可摘局部义齿用印模的制取或冠桥等固定修复的非工作印模的制取,但不适用于冠、桥印模。

1. **藻酸盐印模材料的成分**　该材料有粉剂和糊剂两种剂型。临床常用的是粉剂型,使用时与水调和,其组成成分及作用见表 2-2。

表 2-2　粉剂型藻酸盐印模材料的成分及作用

名称	作用	质量分数
藻酸钠或藻酸钾	基质,与钙离子反应生成藻酸钙凝胶	12%~15%
硫酸钙	胶凝剂,提供与藻酸盐反应的钙离子,将线性大分子连成网状结构	8%~12%
磷酸钠	缓凝剂,减缓凝胶的形成,控制凝固时间	2%
填料(硅藻土等)	增加强度	60%~70%
硫酸钾或氟钛酸钾	加速石膏硬化,改善石膏模型表面性能	3%~10%
冬青油、薄荷	调味剂	微量
色素	调色	微量

2. **性能**　一种弹性不可逆的水胶体;印模以溶胶状态进入口腔,具有良好的流动性;在口内逐渐由溶胶变成水胶体,形成的水胶体具有弹性,但是在失水或吸水后会发生收缩(凝溢)或膨胀(渗润),贮存在空气或水中均会造成明显尺寸变化,影响印模的尺寸稳定性。

3. **用途**　广泛应用于口腔修复以及正畸和模型研究,如局部义齿、全口义齿印模的制取,琼脂与藻酸盐联合印模用于单牙固定修复、固定修复对非工作印模和面部印模的制取等。因精度不如琼脂及弹性体印模材料,故不用于嵌体、冠及桥。

4. **储存方式**　保持密闭与干燥,存放于温度不超过 25℃的环境中。

5. **藻酸盐印模材料调拌流程**

(1)用物准备:藻酸盐印模材料粉剂、量勺、量水杯、橡皮碗、调拌刀、上颌托盘、下颌托盘、铺巾。

(2)按照产品说明书,正确调拌材料并递予医生使用。

1)检查用物:核对材料名称、性状及有效期,确认材料无潮湿、结块;水温宜同室温,升高或降低,会缩短或延长材料的固化时间。

2)量取粉剂和水:松散粉剂,用专用量勺按水粉体积 1:1 的比例(1 平勺粉:1 格水)在橡皮碗内先加入粉剂再加入水。

3)混匀水和粉剂:一手手掌握紧橡皮碗,另一手竖起调拌刀,10~15s 内将水和粉剂轻轻混匀。

4)碾压调拌:将橡皮碗握于一手大小鱼际间,另一手握持调拌刀,使调拌刀平面与橡皮碗内壁平面充分接触,用腕部的力量按顺时针、逆时针或"8"字法快速旋转加压碾磨约 15s,至材料均匀细腻,呈奶油状。

5)收集和排气:用调拌刀将调拌好的材料收集并刮于橡皮碗的一侧,用调拌刀反复挤压排气后收集成团状,5s 左右完成。

6）将材料放入托盘：一手掌心握橡皮碗，并用拇指和示指捏住托盘柄；另一手拿调拌刀取材料。当放入上颌托盘时，一次性将材料从托盘远中向手柄方向轻轻推入。放入下颌托盘时，用调拌刀从团状材料中间部位切取一半，从托盘一侧的舌侧远端向手柄方向旋转推入；再将剩余材料从托盘另一侧的唇（舌）侧手柄部向远中旋转推入，然后用调拌刀压实连接处的材料。

7）制取印模。

8）患者管理及用物整理：取完印模后协助患者漱口并擦净口周黏附的印模材料。橡皮碗、调拌刀、托盘清洗消毒备用。

（3）印模消毒：印模制取后，应及时使用流动水冲洗 15s，去除唾液、血液和其他碎屑；用吸水性良好的纸巾等吸净印模中的水；放入 500mg/L 含氯消毒液中至少 5s；用浸过 500mg/L 含氯消毒液的湿纸巾完整包裹，放入密闭自封袋，如选用其他消毒剂，请参考产品说明书要求消毒；10min 后取出印模，再流动水冲洗 15s，冲净消毒液；吸净印模中的水；灌注模型。

（4）注意事项

1）制取印模前，用凡士林涂抹患者口角，润滑保护其口唇。

2）提前告知患者减轻不适的方法。

3）印模材料取量适宜，比例正确，既保证印模完整准确，又不过多而造成患者恶心不适。

4）制取印模后，协助擦拭患者面部与口周，保证其面容整洁，尊重患者。

5）及时与患者沟通交流，保证患者配合并减轻其不适。

6）与医生及时交流，操作动作敏捷，衔接流畅，更好地掌握时间，确保材料的性能。

7）水的温度影响印模材料的凝固时间，温度升高或降低会相应缩短或延长时间。

8）印模制取后，应在 15min 内及时灌注石膏模型，防止脱水变形。如果不能马上灌注模型，须用湿纸巾包裹或放进较密闭的容器或塑料袋中。

（三）琼脂印模材料

1. **概述**　琼脂印模材料是一种弹性可逆性水胶体印模材料。其主要成分琼脂是从海藻中提取的一种有机亲水性材料。在室温状态下以凝胶形式存在，水浴加热到 70℃，由凝胶状态转变为溶胶状态，此时具有良好的流动性，可进入口内制取印模。具有表面清晰度好、亲水、价格低廉的优点。但是其尺寸稳定性差，在空气中很快脱水变形；凝胶较脆，强度和韧性较差；须加热后用，限制对活髓牙使用。

2. **使用方法**

（1）加热琼脂印模材料，同时选托盘，准备好藻酸盐材料。

（2）按材料说明书要求的温度、时间完成加热过程，取出并装入注射枪。

（3）医生吹干牙体预备体，在适宜的温度范围内将材料注入龈沟内及预备体周围。

（4）藻酸盐置入托盘内，放入口中保持就位。

（5）印模材料凝固后取下托盘，检查印模是否合格。

3. **注意事项**

（1）琼脂印模材料不要反复多次加热，多次加热影响弹性。

（2）操作时动作应迅速敏捷，两种印模材间隔时间不宜过长，过长影响两者的结合。

（3）为防止脱水变形，应尽量增加琼脂印模材料的厚度，取出的印模要及时送模型室灌注。

（四）橡胶类印模材料

橡胶类印模材料（又称弹性体印模材料），包括硅橡胶印模材料、聚硫橡胶印模材料和聚醚橡胶印模材料。根据流动性，材料可分为高流动型、中流动型、低流动型和油泥型4种类型。高流动型流动性最好，可以进入龈沟、钉洞等细微部分，用于注入口内牙体预备体及周围；低流动型、油泥型流动性差但强度高，聚合后收缩小，用于注入托盘。临床可选择1种或混合2种不同流动性的材料制取印模。调和方法分为三种：手动调和、混合枪调和、混合机调和，其中混合枪调和、混合机调和具有调和比例精确、气泡少、操作简便等优点，但浪费较多。

1. 聚醚橡胶印模材料 为弹性不可逆性精密型印模材料。由环氧乙烷与四氢呋喃共聚而得的聚醚橡胶组成。

（1）成分：基质糊剂由端基为环乙亚胺基的长链聚醚，聚醚的结构为氧乙烯和四甲撑氧乙烯单元的共聚物，同时也加入了少量二氧化硅增强填料、增塑剂、颜料、香味剂等组成。催化糊剂主要是催化剂烷基芳香磺酸酯、增强填料、增塑剂以及颜料。

（2）性能：亲水性，在潮湿的口腔环境下仍能保证细节的精确；适宜的流动性，使操作更便捷，印模更精确；瞬时固化的特性，使材料能瞬间完成从流体到固体的转变，使临床工作更高效；富有弹性，易从口内或模型上取下；机混材料可保证混合精确，提高临床效率。但其价格较昂贵，工作及固化时间短，有苦味，若放于水中或高湿度环境下会变形，且聚合后硬度高。

（3）适用范围：用于精度高的修复体，如冠桥嵌体、种植义齿、套筒冠和精密附着体的转移印模制取等。

（4）使用方法：一步印模法（monophase），多使用自动混合机调和。将中流动型聚醚橡胶印模材料注入托盘，同时使用注射枪在口内预备过的牙体及周围注入聚醚橡胶印模材料，然后将托盘口内就位，一次制取出印模。

1）用物准备：自动混合机、聚醚橡胶印模材料一套（基质＋催化剂）、套筒、一次性混合头、注射枪、托盘。

2）安装材料：将催化剂装入套筒的细筒，基质装入粗筒，然后顺时针旋紧混合机侧方的装卸钮，将装好聚醚材料的套筒安装于机器凹槽内。

3）安装混合头：材料安装到位后，滑动打开套筒夹外侧的制动装置开关，将一次性混合头对准材料流出孔插入，并确认安装到位。

4）护士左手按启动开关，混合机开始混合材料，右手握住托盘手柄，置于混合头下方，托盘底部要贴近混合头。

5）注入材料时，要从托盘的非工作端向工作端缓慢注入，注入材料的量为基本与托盘边缘高度平齐。

6）材料注满托盘后，护士快速向聚醚注射枪内注入材料，注入量以具体的患牙预备数量为准。

7）材料注入聚醚注射枪后，开启计时器。口内计时3min15s。

8）护士握着聚醚注射枪工作端附近进行传递，将注射枪手柄朝向医生的手。

9）医生用注射枪在患牙预备体边缘及周围组织注满聚醚材料，使患牙周围的印模制取得更为清晰。

10）注射完毕,护士接过注射枪,同时将托盘传递至医生手中。

11）医生将托盘放入患者口内就位,印模材料凝固后取出。取出时须注意,由于有负压存在,特别是上颌印模,须从后牙一侧的牙龈处移除托盘。如果有困难,有必要在牙齿和印模之间喷入一些空气或者水。

12）消毒:将印模按产品说明书要求进行消毒。如进行浸泡消毒,浸泡的时间不要超过10min。

13）灌模:使用石膏制备模型,须在印模制取完成后30min到14d内灌制模型。

（5）注意事项

1）存储于18~25℃的环境中,不宜冷冻、冷藏。

2）为了确保获得理想的印模效果,固化工作时间应依据材料说明书。

3）操作前观察混合机的视窗,根据红色指示标线位置确认材料余量。新装载的材料初次使用时,从前端挤出3cm长的材料丢弃,至材料颜色混合均匀一致后才能使用。

4）在制取印模前,应用软蜡或暂封膏封闭倒凹或者填塞牙龈退缩的部位。

5）混合开始是指基质与催化剂开始接触。

6）注入聚醚材料时应先注入托盘的非工作端,后工作端,全部注入后开启定时器。

7）托盘底部要贴近混合头,缓慢旋转托盘以减少气泡的产生。

8）向患牙周围注入聚醚材料时,注射枪头部的少量材料挤出弃去。

9）制取的聚醚印模放置30min后灌注石膏模型,利于材料的弹性恢复。

2. 硅橡胶印模材料 属于高分子人工合成橡胶,是弹性不可逆印模材料,为目前印模材料中较理想的一类。按照聚合方式可分为缩合型硅橡胶和加成型硅橡胶。

（1）成分与反应原理:①缩合型硅橡胶,由聚二甲基硅氧烷、硅酸烷基酯交联剂和辛酸亚锡催化剂等组成。聚二甲基硅氧烷的羟端基（—OH）在催化剂辛酸亚锡的作用下,与交联剂硅酸烷基酯反应,以Si—O键的形式交联成三维网状聚合物,并生成副产物乙醇。辛酸亚锡催化剂使上述交联反应能够在室温或口腔内环境下完成。②加成型硅橡胶,由聚甲基乙烯基硅氧烷、氯铂酸催化剂和含氢硅油交联剂等组成。在催化剂氯铂酸的作用下,聚甲基乙烯基硅氧烷的端基乙烯基团（CH_2=CH—）和含氢硅油的氢键之间发生交联反应,乙烯基双键打开,与含氢硅油交联成网状大分子结构的橡胶,加成反应速度快,反应完全。

（2）性能:具有良好的流动性、可塑性。制取印模的弹性、韧性、强度较好,且体积收缩小、精确度高、化学稳定性好,与模型材料不发生反应,容易脱模。

（3）优缺点:①缩合型硅橡胶,经济实惠;表面清晰度好;尺寸稳定性一般,凝固后较软,较容易脱模;聚合不受乳胶手套或排龈液影响。但此材料疏水,取印模时须严格吹干;聚合时有副产物乙醇产生,易导致变形。②加成型硅橡胶,添加亲水基,在潮湿的口腔环境中仍能保证细节精确;流动性好使操作更便捷,印模更精确;表面清晰度及尺寸稳定性优异;无气味,无味道;稳定,适合各种浸泡消毒方法而不会影响印模质量;一个印模可进行多次模型翻制,存储时间长。但其与缩合型硅橡胶相比价格较高;人工调和,所需用物相对多;固化时会受乳胶手套和排龈液的影响;聚合后硬度较高,有的产品聚合后表面释放氢气,取模后即刻灌注模型,模型表面会产生蜂窝状气泡,须放置一段时间后再灌注模型。

（4）适用范围:①缩合型硅橡胶:适合所有的修复体印模制取,冠桥、活动修复体、正畸取模;②加成型硅橡胶:适用于嵌体或高嵌体、冠桥、桩核、种植义齿等。

（5）加成型硅橡胶印模材料的调拌流程

1）操作前准备：①患者准备：口内倒凹较大的患者，应在制取印模前用棉球填塞倒凹处；正畸患者使用正畸保护蜡覆盖托槽及弓丝，便于印模凝固后取出。②用物准备，硅橡胶初印模材料（基质和催化剂）、硅橡胶终印模材料、量勺、混合枪、一次性枪混合头、一次性输送头（牛角状）、刮刀、托盘、计时器、铺巾。

2）按要求正确调拌材料：双重两步法调拌硅橡胶印模材料的方法。①检查用物：检查材料的名称、性状及有效期，确认混合枪完好备用；②调拌印模材料：先使用油泥型印模材料制取初印模，然后在初印模的基础上用高流动型印模材料制取终印模。

3）印模质量评价：制取完成的印模应符合临床要求，工作区域龈缘清晰，预备体完整；印模材料用量适当，牙列完整。

三、印模制取和模型灌注技术

印模制取是将盛有印模材料的托盘放于口内获得口腔组织阴模的技术。印模制取和模型灌注技术是口腔修复专业常用的技术，其操作质量直接关系最终修复体的准确性和修复效果。

（一）印模制取技术

印模制取是口腔修复治疗的关键步骤之一。在临床上，不同修复治疗对印模材料、制取方法、制取质量的要求不同。固定义齿印模要取得基牙和余留牙的准确形态；可摘局部义齿印模要在固定义齿印模的基础上取得余留牙周围、缺牙区牙槽峰嵴及所有义齿覆盖区域完整、精确的组织形态，包括软组织形态。下面以可摘局部义齿印模为例，介绍其具体制取方法。

1. 操作前准备

（1）患者体位准备：核对患者信息，引导其坐于牙科椅，头部枕在头托上。调整椅位，使患者感觉舒适且便于临床操作。调整椅背与头托的倾斜角度，避免印模材料流向咽部导致恶心不适；根据操作人员制取时的姿势（站姿或坐姿）调整牙科椅高度，牙列平面应稍高于操作者的肘部，便于操作。

（2）操作前宣教：患者了解操作过程和注意事项，在护士的指导下练习印模边缘整塑动作。告知患者操作中如出现恶心症状，可通过鼻深吸气、口哈气、坐起、下颌微低等缓解不适症状。

（3）评估及患者准备：评估患者口腔状况和缺牙部位。涂抹凡士林润滑患者口唇。

（4）选择托盘：根据患者的牙弓长宽、形状、高低选择合适型号的托盘。如果成品托盘某个部位与患者口腔情况不合适，可用技工钳调改或用蜡、印模膏加填托盘边缘长度。

（5）其他物品准备：同本章"藻酸盐印模材料调拌流程"。

2. 制取上颌印模

（1）托盘就位：操作者站或坐于患者右后方，左手持口镜牵开患者口角，右手持上颌印模托盘快速旋转放入患者口内并就位。

（2）印模边缘功能整塑：在印模材料凝固前的可塑期内，轻轻将上唇向下牵拉，将左右颊部向下前内牵拉，完成唇颊侧边缘的功能整塑，以获得准确、适当的印模边缘伸展位置和边缘形态。

（3）取出印模：印模材料完全凝固后，轻轻撬动托盘，使印模脱位，然后旋转托盘从口内取出，并检查印模质量。牙列印模应取得牙列及周围组织的完整形态，印模表面光滑、清晰、完整，边缘伸展适度，无缺损和气泡，无变形或脱模现象。

3. 制取下颌印模

（1）托盘就位：操作者站或坐于患者的右前方。左手持口镜牵开患者口角，右手持下颌印模托盘，快速旋转放入患者口内并使托盘就位。

（2）印模边缘功能整塑：印模材料凝固前，轻轻牵拉下唇向上，牵拉左右颊部向上前内，完成唇颊侧边缘整塑；让患者抬舌和伸舌，完成口底边缘整塑。在整塑过程中保持托盘位置稳定，避免移动，直至印模材料完全凝固。

（3）印模取出：印模材料完全凝固后，轻轻撬动托盘，使印模脱位，然后旋转托盘从口内取出，并检查印模质量。

4. 印模消毒 用流动水冲洗印模，去除残存的唾液、血液和食物残渣，依照说明书选择正确的消毒剂消毒，消毒后尽快灌注模型。

（二）模型及模型灌注技术

1. 模型的用途 模型是将模型材料灌注于印模内形成有关口腔组织的阳模，可将牙齿、牙龈等口腔组织的形态等信息复制下来，为技师制作各类修复体提供参考依据。常用的模型材料为石膏，包括熟石膏、普通人造石、高强度人造石等。

2. 模型的分类

（1）工作模型：用于修复体制作的模型。工作模型应耐磨，不易破损，能准确反映口腔组织的精细结构，即尺寸稳定、精确度高、清晰、无气泡和石膏瘤等表面缺陷。要有一定的形状和厚度以保证修复体的制作，其基底面应与假想𬌗平面平行，后面及各侧面与基底面垂直；模型的厚度最薄应在 10mm 以上，边缘宽度以 3~5mm 为宜。

（2）对𬌗模型：与工作模型相对的模型，能与工作模型表现正确的咬合关系。为了减少制作过程的磨耗，在灌注该模型时通常需要在咬合面灌制少许人造石。

（3）研究模型：用于研究和设计治疗方案、观察及保存治疗效果的模型，常用于复杂修复及正畸治疗前留存。

（4）记存模型：矫正前、矫正过程的某些阶段及矫正完成后记录患者牙𬌗状况的模型。模型要准确、清晰复制患者的牙、牙弓、牙槽基骨、移行皱襞、腭盖、唇系带等形态及上下牙𬌗关系。

3. 模型灌注技术

（1）灌注前准备

1）处理印模：灌注前应先对印模进行检查和修整，冲洗干燥后备用。如硅橡胶印模边缘倒凹过大，可先用手术刀或金冠剪去除。

2）用物准备：石膏、量水杯、专用量勺、调拌刀、橡皮碗、石膏振荡器。

（2）调拌石膏：可手调，也可采用专用的调拌机进行抽真空搅拌。

1）准确量取水和石膏：根据选择的石膏材料，按正确比例依次用量水杯和专用量勺量取水和石膏粉，放入橡皮碗。

2）调拌：沿同一个方向调拌石膏。普通石膏调拌时间一般为 1min，普通人造石及高强度人造石调拌时间为 50s。

3）排气：将调拌好的石膏放于石膏振荡器上振荡 10s，排出气泡。

（3）灌注：可采用一般灌注法、分段灌注法、模型加底座法和围模灌注法灌注印模。一般灌注法为临床最常用的灌注方法。固定修复的对𬌗模型常采用分段灌注法灌注印模，可保证模型工作面的强度和硬度，又可节省材料，降低成本。游离端缺失牙的修复和总义齿修复模型常采用模型加底座法灌注模型。围模灌注法操作复杂、耗费时间，目前较少用于临床。下面以一般灌注法为例介绍普通藻酸盐印模的灌注方法。

1）打开振荡器，一手持托盘柄将印模压在振荡器上，另一手用调拌刀取少量调拌均匀的石膏或人造石从印模腭顶处放人，利用振荡的方式让石膏慢慢流入基牙内。

2）从印模的一侧远端开始少量添加石膏，让石膏慢慢流向对侧，直至充满整个牙列。

3）关闭振荡器，再次从腭顶处开始添加石膏，直至所需厚度。

4）用石膏调拌刀修整石膏表面和侧面外形，使之表面光滑平整，尽量向托盘中心聚拢。修整完毕，完成灌注。

（4）模型修整

1）脱模：模型灌注后 1~2h 内进行脱模。先用石膏切刀修去托盘周围的石膏，使托盘和印模边缘不被石膏包埋，一手拿模型底座，一手拿托盘，顺着牙长轴方向轻轻用力，使印模和模型分离。脱模后检查模型质量。

2）工作模型修整：脱模后应及时用石膏打磨机对其进行边缘修整，以获得一个整齐、美观、有利于义齿制作、便于观察保存的模型。此时石膏尚未达到最大凝固强度，比较松软，修整较方便。模型不同部位的修整要求见表 2-3。

表 2-3　模型不同部位修整要求

模型部位	修整要求
左右侧壁	两边侧壁与前磨牙、磨牙颊尖的连线平行
前壁	上颌模型：前壁呈等腰三角形，顶角正对中线 下颌模型：前壁成弧形，约与牙弓前部弓形一致
后壁	后壁与底面及牙弓中线垂直
底面	底面与𬌗平面平行，且底座厚度大于 10mm
黏膜转折处的边缘	去除

（5）注意事项

1）石膏容易受潮，应使用密闭容器保存。

2）水温会影响石膏的凝固速度和凝固时间，调拌时应注意控制水温。

3）严格控制水与石膏的比例，以免影响模型的抗压强度和表面硬度。如水与石膏比例不合适，应重新量取调和，不应中途加石膏或水，以免降低模型强度。

4）顺着同一方向调拌石膏，以免带入气泡，导致石膏膨胀，强度降低。

5）调拌时间越长，调拌速度越快，形成的结晶中心越多，凝固速度越快，强度降低。反之凝固时间相应延长。

6）应在规定时间内完成模型材料的灌注。水胶体类印模材料含水量高，应在取模后

15min 内灌注模型；若不能及时灌注，应将其置于湿度为 100% 的环境中，防止变形。硅橡胶类印模材料等根据其类型不同，参照说明书要求进行灌注。

7）灌注石膏前应吹干印模表面，避免表面残留过多的水，影响石膏粉和水的比例。

8）灌注模型时，切忌一开始就将大量石膏直接倾注在印模低凹处，这将使空气无法排出而形成气泡。

9）印模翻放在玻璃板或橡皮垫上时压力要轻，以免印模受压变形。

10）脱模时，如阻力较大，可适当作左右摆动，但幅度不可过大，以免石膏牙折断。也可先去掉托盘，将弹性印模材料破成几块，再取出模型。

四、橡皮障隔离技术

橡皮障隔离技术是应用橡皮障隔离装置，提供干燥、清洁术野的技术。该隔离方法具有如下优点：①隔湿，控制根管内感染；②隔离术区，为医生提供干燥、清洁的操作区域和清晰的操作视野。③可防止治疗产生的液体进入口内，提高患者舒适度。④可遮挡唇、颊黏膜和舌体，保护口内软、硬组织。⑤可防止误吞误吸，确保诊疗安全。橡皮障隔离会遮挡患者口腔，口呼吸患者应慎用。

（一）橡皮障隔离装置

橡皮障隔离装置是由橡皮布、打孔器、橡皮障夹钳、橡皮障夹和橡皮障支架五部分组成。

1. **橡皮布**（rubber dam sheet）　是橡皮障系统的主体装置，起隔离作用。

2. **打孔器**（rubber dam punch）　是由打孔盘和锥形的打孔针组成的手持钳，用于橡皮布打孔。临床操作时，护士应根据治疗牙的形态及大小对孔径进行选择。

3. **橡皮障夹钳**（rubber dam clamp forceps）　由柄、喙和中央定位器组成。喙部可放入夹孔中撑开橡皮障夹。中央定位器可将撑开的橡皮障夹固定住，以利于握持、传递和安装。

4. **橡皮障夹**（rubber dam clamps）　是锚固和稳定橡皮布的装置，由两个夹臂和连接夹臂的弓部组成。夹臂向外伸展的部分称为翼，用以撑开和隔离牙邻近的软组织，以更好地暴露术区。夹臂的内侧边称为喙，以四点接触的方式卡抱牙颈部。两侧夹臂各有一夹孔，橡皮障钳通过夹孔放置或移除橡皮障夹。弓部为圆弧状结构，放置橡皮障时，弓部应朝向牙齿的远中。

5. **橡皮障支架**（rubber dam frame）　用于撑开并固定橡皮布，有"U"形、"O"形等多种样式，材质多为不锈钢和塑料。

（二）橡皮障辅助工具和材料

1. **橡皮障打孔模板**　辅助医护人员在橡皮布上标记打孔位置的工具。

2. **橡皮障夹的安全线**　橡皮障夹放入口内前，须在弓部系上安全线，一般使用牙线。

3. **牙线**　可用于检查牙齿的邻接关系；协助将橡皮布压入邻面接触点下方的邻间隙内；也可用于辅助固位。

4. **橡皮障固定楔线**　是一次性乳胶绳状物，有加细、细和粗三种型号，是一种固定橡皮布的方法。使用时，依据牙间隙的大小选择楔线的型号和长度。

5. **润滑剂**　为水溶性润滑剂，涂布在橡皮布孔缘的组织面，方便橡皮布顺利通过牙齿接触点,不可使用油剂。

6. **橡皮障吸水纸垫** 患者面部与橡皮布之间可使用一次性吸水纸垫,可增加患者的舒适度,还可保护患者的面部皮肤免于直接接触橡皮布,减少橡胶过敏的风险。

7. **其他** 开口器、边缘封闭材料、吸引器、水门汀充填器和弯眼科剪等。

（三）安装橡皮障前准备

1. **隔离牙准备** 传递口镜和探针给医生,检查患者口腔状况。取一段合适长度的牙线,协助医生清理患者牙齿周围及邻间隙的软垢,必要时通过洁治去除牙石。

2. **用物准备** 橡皮障隔离装置、橡皮障辅助工具和材料。

（四）安放橡皮障

1. **试戴橡皮障夹** 取 2 段 40~50cm 的牙线分别系在选好的橡皮障夹的弓部两端,松解橡皮障夹钳的中央定位器,将其喙部伸入橡皮障夹的夹孔中,撑开橡皮障夹后将夹钳喙端朝上直立橡皮障夹钳,中央定位器自由滑至中部固定橡皮障夹后递予医生试戴。

2. **橡皮布打孔** 根据隔离牙的牙位和数量正确打孔。

3. **放置橡皮障** 临床使用的方法有翼法、弓法、橡皮布优先法和橡皮障夹优先法。根据医生的操作习惯和治疗牙的情况选择合适的放置方法（表 2-4）。

表 2-4 不同橡皮障放置方法的医护配合流程

方法	医生操作步骤	护士配合要点
翼法	（1）将橡皮障夹和橡皮布一同固定到牙颈部	（1）将橡皮障夹两侧的夹翼穿过孔径,置于橡皮布下方,弓部朝向远中;在口外用橡皮障支架撑开橡皮布;将橡皮障夹钳的一侧喙部插入橡皮障的夹孔中,再将另一喙部插入另一夹孔中,撑开橡皮障夹,固定中央定位器后递予医生;递水门汀充填器予医生,推开橡皮布,暴露两侧的翼
	（2）用牙线协助将橡皮布通过邻面接触点	（2）递牙线予医生,协助橡皮布顺利通过邻面接触点
弓法	（1）直视下将橡皮障夹固定在牙颈部	（1）递口镜予医生。将橡皮障夹弓部穿过孔径,弓部朝向远中。用橡皮障夹钳撑开橡皮障夹,用中央定位器固定后递予医生
	（2）将覆盖在夹臂上的橡皮布用水门汀充填器翻至夹臂下,将全部橡皮障夹暴露于口腔中	（2）牵拉橡皮布,使橡皮障夹顺利就位后,用橡皮障支架协助撑开橡皮布,递水门汀充填器予医生
	（3）用牙线协助将橡皮布通过邻面接触点	（3）递牙线予医生,协助橡皮布顺利通过邻面接触点
橡皮布优先法	（1）先将橡皮布套入隔离牙	（1）协助医生双手撑开橡皮布,将打好的圆孔对准隔离牙,逐个穿过
	（2）将橡皮障夹固定到牙颈部;或依次将固定楔线放入牙齿邻间隙,固定橡皮布	（2）用橡皮障夹钳撑开橡皮障夹,固定中央定位器后递予医生;或根据隔离牙数目准备适量的牙线和固定楔线固定橡皮布;在口外用橡皮障支架撑开橡皮布

续表

方法	医生操作步骤	护士配合要点
橡皮障夹优先法	（1）将橡皮障夹直接夹在隔离牙上	（1）用橡皮障夹钳撑开橡皮障夹,用中央定位器固定后递予医生
	（2）依次将橡皮障夹和牙齿从橡皮布的孔中穿过	（2）递橡皮布予医生,协助橡皮布就位;橡皮布顺利就位后,在口外用橡皮障支架撑开橡皮布
	（3）用牙线协助将橡皮布通过邻面接触点	（3）递牙线予医生协助橡皮布就位

4. 检查和调整橡皮障 橡皮障就位后,根据橡皮布与牙颈部的边缘密合性情况,酌情传递防渗漏材料对边缘进行封闭。协助医生将安全绳系在橡皮障支架后,橡皮布就位后应不影响患者呼吸。

（五）卸除橡皮障

治疗结束后,协助医生安全卸除橡皮障(表 2-5)。

表 2-5 卸除橡皮障的医护配合流程

医生操作步骤	护士配合要点
1. 去除橡皮障和固定楔线等辅助用物	
（1）单颗牙隔离:用橡皮障夹钳取下橡皮障夹,将橡皮障支架和橡皮布一并去除;或撑开橡皮障夹,将整个橡皮障装置直接取下	（1）递橡皮障夹钳予医生,协助将橡皮障支架和橡皮布一并去除
（2）多颗牙隔离:用橡皮障夹钳松开橡皮障夹或依次拆除固定楔线或牙线;示指放在橡皮布下面,与牙弓平行,向外牵拉橡皮布并取下	（2）递橡皮障夹钳予医生,必要时递剪刀,协助剪开相邻隔离牙之间的橡皮布;使用楔线固定的,协助取下楔线;协助取下橡皮障支架和橡皮布
2. 检查橡皮布的完整性	递探针予医生

五、牙周治疗器械磨锐技术

牙周治疗器械的磨锐通常是指使用磨石将刃缘变钝的洁治器和刮治器磨锐并保持器械刃缘的正确角度和外形。正确的器械磨锐有助于提高临床医生治疗的效率,减少治疗过程中的损伤、减轻患者的疼痛、延长器械的使用寿命。牙周治疗器械的磨锐是口腔临床器械维护保养的一个重要组成部分。

（一）器械磨锐的目的

1. 保持其正常的外形、结构和锋利度,以减少治疗过程中的损伤、减轻患者的痛苦。

2. 减轻治疗者的操作疲劳,更有效地去除牙石,节省时间,提高工作效率。

（二）器械磨锐的原则

1. 应了解各种洁治器和刮治器的设计原理,正确识别工作刃,磨锐时保持磨石与器械刃部之间的正确角度,尽量避免破坏器械的原有形态。

2. 应正确掌握油石与器械的用力方向,若方向相反,则易产生小的薄而粗糙的金属突起。

3. 正确合理地选择磨石和润滑油,磨锐过程借助润滑油润滑降温。

4. 器械磨锐前须清洁、消毒处理,磨锐后须清洁、灭菌处理;对钝、锐的器械应进行分类放置。

（三）磨锐的时机

器械在反复使用中,金属成分不断消耗,造成刃部外形变圆、刃部变钝失去效用。医生在使用时,变钝的刃部会从结石上滑过去,可能导致出现"抛光"效果,而不能去除牙石。为达最佳效果,最好在每次使用后修磨,而不是多次使用后修磨。

鉴于各口腔医疗机构牙周治疗器械的数量和使用频率的差异性,器械并没有一个确切的磨锐周期。通常可通过以下几种方式来确定哪些器械需要进行磨锐。

1. 临床医生在治疗过程中发现器械较钝且使用效率较低时。

2. 通过器械锐利度的检查和评价确定。

（1）目测法:在光线下观察器械工作端的刃缘,钝的器械会在刃缘处呈现反光的亮线。非常钝的器械工作面和工作刃都有反光;较钝的器械仅工作刃有连续的亮线;稍钝的器械工作刃有断续的亮点。这是由于变圆钝的器械刃缘对光线反射而形成的,锐利的刃缘无此反光的亮线。

（2）触觉评价法:将器械刃缘在指甲或塑料检测棒上轻轻拉动,钝的器械会平滑地滑动,而锐利的器械会"咬住"表面,稍微加力,甚至可以刮出一些碎屑。

（四）磨锐前的准备

1. **磨石的种类** 分机用磨石和手用磨石两种。但机用磨石一般不作为器械磨锐的常规用石。常用的手用磨石为阿肯色磨石、陶瓷磨石和印度磨石等。

按照磨石颗粒粗细程度可以分为粗磨石、中粗磨石和细磨石,粗磨石具有较大质粒,其磨削作用较快,常用于钝器械的磨锐;中粗磨石用于较钝器械的磨锐;细磨石的质粒较小,其磨削作用较慢,用于器械最后的磨锐或用于轻度变钝器械的磨锐。

2. **磨石的选择** 根据器械磨钝的程度以及材质软硬选择磨石,非常钝的器械选择粗磨石、较钝的器械选择中粗磨石、稍钝的器械选择细磨石;器械材质硬的选择较粗的磨石、器械材质软的选择较细的磨石。

3. **磨锐场地的准备**

（1）工作区域宽敞明亮。

（2）工作桌稳固且足够高,肘部放桌上有稳固支点。

（3）其他材料:润滑剂、纱布、测试棒、放大镜。

（五）器械磨锐的方法

磨锐的方法分为手用磨石磨锐法和专用辅助设备磨锐法两种。

1. **手用磨石磨锐法** 目前临床最常用的为手用磨石磨锐法,磨锐方法也分为两种:一种是固定磨石、移动器械;另一种是固定器械、移动磨石。以镰形洁治器为例。

（1）方法一:左手固定磨石于工作台上,右手将器械工作刃的一侧与磨石紧贴,与磨石之间成 100°~110°,用拉的力量轻压研磨。

（2）方法二:左手持器械,右手握磨石,磨石与刃面之间成 100°~110°;磨石进行上下移动,但仅在磨石向下时轻压用力。磨锐时可将持器械的手固定在工作台上,以加强支撑。

2. **专用辅助设备磨锐法** 器械使用频率较高,单次磨锐器械数目较多时使用,其特点是操作简便、省力。

（1）常用磨锐的方法：常用简易牙周器械磨利器，适用于 Gracey 等多种洁治器和刮治器的磨锐。它包含一个具有双条形磨石的台面和标有各种角度的转轮。转轮的盘面上标记了各种洁治器和刮治器磨锐时的倾斜角度和磨锐方向。以 Gracey3/4 刮治器为例：首先将转轮左侧边缘上的 G 点对准磨利器支架上的三角形指示点，随后旋紧转轮中央的固定螺丝，固定转轮的位置。将 Gracey3/4 的工作面放置于条形磨石表面（工作面朝向转轮的中心），同时滴少许润滑油，确保刮治器的柄部与转轮盘面上的斜线平行，向后拉动刮治器 5~6 次，从而将器械的工作面磨锐。

（2）电动磨利器的使用方法：电动磨利器通常可用于通用型洁治器、镰形刮治器和 Gracey 刮治器的磨锐。常用电动磨利器机身包含导板螺丝、导板、磨石、电机底座和电池仓等部件。其原理是通过导板引导刮治器的刃缘以正确的角度和导板下方的磨石接触，通过电机带动磨石前后向移动磨锐刮治器。以 Gracey 刮治器为例，使用常用电动磨利器磨锐器械的步骤如下：

1）卸下导板螺丝和导板，放置磨石，并使磨石夹夹紧磨石；重装导板，旋紧导板螺丝固定导板。

2）打开电源开关，将 Gracey 刮治器刃缘背面中央的部分与垂直挡板紧密接触，同时保证刮治器的颈部搁置在颈部末端导板上，此时刃缘与导板下方的磨石接触的角度为正确的磨锐角度。向磨石方向轻压刮治器，并沿颈部末端导板上下移动 2~3 次，即可磨锐刃缘。

3）将刮治器的顶端插入圆形引导通道内，使刮治器工作端背部与引导通道侧壁紧密接触。轻压刮治器，使其顶端与导板下方磨石接触，左右晃动 2~3 次，即可修圆顶端。使用检测棒检测器械是否磨锐，擦拭器械表面油污、清洗、消毒灭菌后备用。

3. **检测**　通过目测法和实物测定法检测刮治器和洁治器是否磨锐。

（1）目测法：在自然光或灯光下观看，锋利的器械刃缘反射光呈一条延续的线，变钝的刃缘则可见反射光呈一个亮的面。

（2）实物测定法：把器械放在指甲上或塑料棒上，角度为 80°~85°，轻压有切入感即为锋利。

4. **注意事项**

（1）选择适宜的磨石。

（2）洁治器、刮治器均为锋利器械，其外形直接影响治疗效果，要注意防止工作端的损坏，应轻拿轻放、摆放整齐、避免碰损。

（3）磨锐时要保持正确的角度和力量，以免破坏刃口的原有形状。

（4）器械及磨石使用前应按常规消毒方法进行消毒。

（5）磨锐时要保持手的稳固性，避免被划伤。

（6）磨锐时应随时滴油，保持磨石湿润，避免过度产热。

（7）磨锐时不断更替修磨位置以免产生凹槽。

（8）若器械磨得过细，要及时淘汰，防止医生操作时折断，杜绝安全隐患。

六、口腔摄影技术

口腔疾病诊治过程中，既要治疗疾病，恢复正常的生理功能，还要特别注意颜面和口腔形态的美观。图像资料不仅是病情分析和治疗设计所必需的病历资料,也是记录医生诊疗过程的关键步骤、医生和患者之间信息沟通以及医学同行之间进行学术交流和技术培训的重要载体。因此,口腔摄影技术是促进口腔临床医学发展的重要辅助手段。

（一）摄影器材和辅助用物

1. 相机　口腔临床摄影常用的器材为单镜头反光数码相机,以全画幅"传感器尺寸36mm×24mm"为首选。

2. 镜头　临床多选择焦距60mm或者100mm的微距镜头。拍摄照片时,通过改变镜头上的刻度标尺调节放大倍率。根据具体情况改变对焦方式,自动对焦（automatic focus, AF）,手动对焦（manual focus, MF）。

3. 闪光灯　口腔临床摄影需要较小光圈、较快快门速度以获得足够景深、对焦清晰的影像。微距闪光灯通过接环直接安放于镜头前方,拍摄时光线均匀没有阴影,非常适合口腔微距摄影。微距闪光灯包括环形闪光灯和双点闪光灯两类。

（1）环形闪光灯:离镜头近,对前后牙摄影都能提供充足的光线。

（2）双头闪光灯:闪光灯位于镜头两侧,角度可调、布光灵活,适用于前牙美学区域,但后牙区域受颊黏膜限制光线不足。

4. 辅助用物　不同大小的牵拉器,高质量、可消毒的反光板及黑色或灰色背景板等。

（二）拍摄流程

1. 拍摄前准备

（1）患者准备:拍摄前必须征得被拍摄者同意,且临床照片仅用于科学研究和专业交流,不能用于商业用途,必要时须签署知情同意书。被拍摄者应避免穿着颜色过于鲜艳和款式过于夸张的衣物和饰品,去除过于鲜艳的口红,去除牙齿表面的污物和杂质,如食物残渣、血渍、咬合纸印记、临时修复体边缘的粘接剂等。

（2）环境准备:须选择适宜、统一的拍摄环境和工具,可准备特殊的背景和辅助工具拍摄治疗后临床照片。

（3）物品准备:参考上文"摄影器材和辅助用物"。

2. 拍摄内容　根据中华口腔医学会口腔美学专业委员会2017年《口腔美学临床摄影专家共识》的建议,为满足综合性口腔美学治疗的需求,综合修复、正畸、种植、牙周、牙体牙髓等多个专业的拍摄需求,共推荐16张临床照片,即正面最大自然微笑像、口唇部右侧和左侧45°侧面微笑像、口唇部正面微笑像、45°侧面自然微笑像、左侧和右侧后牙咬合像、全牙列正面咬合像、90°侧面自然微笑像、全牙列正面非咬合像、上颌和下颌全牙弓照片、口唇休息位照片、上颌和下颌牙列正面照片、上颌前牙切端照片。也可以结合临床需要,拍摄其他部位的照片。

（1）正面最大微笑像

1）被拍摄者姿态:瞳孔连线、眶耳平面与地面平行,头部保持水平。

2）构图:以瞳孔连线为水平线校正相机,面部中线为纵线拍摄。若被拍摄者面部存在偏斜,则照片上应有所体现。横幅构图,以被拍摄者鼻部为中心,照片包括全部的面部和颈部的一部分,被拍摄者两侧耳朵暴露量一致。在被拍摄者正面拍摄,被拍摄者展现最大的自然微笑。

（2）45°、90°侧面自然微笑像

1）被拍摄者姿态：与正面最大微笑像照片拍摄方法一致，被拍摄者整体45°或90°转身，目视前方，身体端正、坐直，面部松弛，展现面部自然微笑的状态。

2）构图：以眶耳平面为水平线校正相机。45°侧面像照片以眶下区为中心拍摄，90°侧面像照片以耳前区为中心拍摄，包括全部的面部和颈部的一部分。

（3）口唇休息位照片

1）被拍摄者姿态：端坐、目视前方，面部肌肉放松，处于下颌姿势位。拍摄被拍摄者自然放松时的正面唇齿关系照片。被拍摄者不能自然放松时，可嘱其轻发"Me"音，诱导被拍摄者的下颌姿势位。

2）构图：用瞳孔连线和面部中线矫正相机。以中切牙区域为中心，包括口角在内的全部范围，应包含人中，不包括鼻部，也无须包括整个下颌，无须使用背景。

（4）口唇部正面微笑像

1）被拍摄者姿态：被拍摄者面部肌肉应放松，展现最大的自然微笑。

2）构图：用瞳孔连线和面部中线矫正相机。照片包括口角在内的全部范围，包含人中，不包括鼻部，以中切牙和侧切牙为中心对焦，无须使用背景。

（5）口唇部45°侧面微笑像

1）被拍摄者姿态：拍摄者面部肌肉放松，展现最大的自然微笑，无须使用背景。

2）构图：以瞳孔连线校正相机，照片的垂直中线应为侧切牙唇面。以侧切牙唇面为中心拍摄，照片包含口角在内的全部范围，包含人中，不包含鼻部；照片中应可见对侧中切牙唇面、侧切牙唇面、尖牙近中面。

（6）全牙列正面咬合像和非咬合像

1）被拍摄者姿态：使用一对合适大小的牵拉器牵拉被拍摄者口唇组织，两侧牵引器应对称以避免照片倾斜；牵引器应牵拉至完全离开牙齿，尽量多地暴露牙龈组织、颊外展隙；照片中尽量少摄入唇红及牵拉器。拍摄全牙列正面咬合照片须被拍摄者咬合稳定；拍摄全牙列正面非咬合照片须被拍摄者小张口，嘱被拍摄者舌头轻轻碰触上颌硬腭组织，以更好地暴露下颌后牙𬌗面。

2）构图：使用瞳孔连线矫正相机，面部中线作为照片的中线，真实反映牙齿的排列关系，若存在牙齿及𬌗平面倾斜或不对称，则应在照片中客观再现。相机镜头光路应与被拍摄者面部冠状面成90°、相机水平面与被拍摄者面部水平面平行，避免倾斜相机或垂直方向上存在角度（偏上或偏下）。推荐使用环形闪光灯拍摄，避免在后牙区形成阴影。

（7）后牙咬合像

1）被拍摄者姿态：使用颊侧牵拉器向后方牵拉拍摄侧口唇组织，尽量多地暴露拍摄侧牙齿、牙龈组织，对侧口唇组织使用大牵拉器辅助牵拉，不必用力；拍摄时被拍摄者后牙咬合。

2）构图：相机镜头垂直牙齿颊面，以上、下颌第一前磨牙区域为中心点和对焦点，尽量少摄入唇红及牵拉器，直接拍摄；以被拍摄者被拍摄区域的咬合平面为水平线拍摄，第一前磨牙颊面为垂直中线；照片应包括一侧上、下颌全部后牙及牙龈组织。

（8）上、下颌牙列正面照片

1）被拍摄者姿态：使用指状牵拉器牵拉上唇或下唇组织，用黑色背景板遮挡对颌牙齿，可嘱被拍摄者直接咬住背景板以减小不适感。拍摄上颌牙列照片时可嘱被拍摄者略低头，拍摄下颌牙列照片时可嘱被拍摄者略抬头，以保证最佳的拍摄视角。

2）构图：上颌牙列正面照片应包括上颌全部的前牙和前磨牙；下颌牙列正面照片应至少包括下颌全部的前牙和前磨牙。照片的水平线应平行于瞳孔连线，垂直于面部中线。

（9）上、下颌全牙弓照片

1）被拍摄者姿态：拍摄上颌全牙弓照片时，被拍摄者平躺于牙科椅上，牙科椅尽量低、平，拍摄者位于被拍摄者头部后方拍摄。使用牵拉器向45°斜上方牵拉上唇组织，使用反光板反射上颌牙弓。牵拉器尽量远离牙齿及牙周黏膜，注意遮挡鼻部。拍摄下颌全牙弓照片时，被拍摄者45°坐于牙科椅上，抬头，拍摄者位于被拍摄者前方。使用牵拉器向45°斜下方牵拉下唇组织，使用反光板反射下颌牙弓。嘱被拍摄者放松，抬起舌体，使用反光板遮挡被拍摄者的舌体组织，以更好地暴露下颌牙齿𬌗面。反光板应尽量远离被拍摄侧牙弓，尽量压向对颌牙齿，避免在照片中出现双重图像，可使用轻柔的气流去除镜子表面的雾气。

2）构图：照片中应尽量多地包含拍摄侧全牙弓牙齿，至少包括中切牙唇侧到第二磨牙近中，前牙区须清晰暴露。推荐使用环形闪光灯拍摄，避免由于口唇组织遮挡闪光灯形成的阴影。

（10）上颌前牙切端照片

1）被拍摄者姿态：拍摄时被拍摄者45°坐于牙科椅上，拍摄者位于前方拍摄，也可被拍摄者躺平，拍摄者位于后方拍摄。建议使用黑色拉钩向上方牵拉上唇组织，尽量贴近上颌唇侧黏膜组织。

2）构图：使用反光板反射上颌前牙牙弓，拍摄上颌前牙切端照片须注意调整反光板和拍摄角度，使拍摄的照片能反映前牙切端、唇面形态、唇侧牙龈及牙槽骨轮廓。上颌前牙切端照片应至少包括全部的上颌前牙，以中切牙切端为拍摄中心和对焦点。照片仅包括反射图像。推荐使用环形闪光灯拍摄，避免由于口唇组织遮挡闪光灯形成的阴影。

3. 做好照片的整理与保存工作。

4. **注意事项**

（1）拍摄之前确保所有照相器材功能状态良好，保证照片的质量和拍摄的正常进行。

（2）需要患者配合时，应与患者充分沟通，让其观看示教图片了解相关内容，使拍摄顺利进行。

（3）拍摄口内影像前可嘱患者刷牙或漱口，去除口内软垢、食物残渣等，以便清楚显示口腔中软、硬组织，治疗中的各种装置及治疗效果。

（4）连续为多位患者拍照时，应注意区分不同患者的面𬌗像，避免混淆。

（5）拍照时应控制好曝光量，使画面有统一的亮度。

（6）拍摄须使用的拉钩、反光板应一人一消毒，磨损严重的拉钩、反光板须及时更换，以免影响摄影质量。

七、口内三维扫描技术

（一）概述

口内三维扫描技术是近年来发展较快的一种数字化印模技术，通过将小型的光学扫描头伸入患者口腔内,直接对口内牙齿、黏膜等软、硬组织进行扫描,通过连续摄像式扫描实时重建扫描区域的三维数字模型,并可获得相应的纹理及颜色信息。

口内三维扫描技术有效避免了传统印模制取时口咽反射敏感患者的不舒适感及患者误吸印模材料的风险;省略了临床制取印模、翻制石膏模型等过程;避免了传统印模制取后的模型变形、脱模、缺陷等问题,无须消耗印模材料、经济环保,简化了操作流程。其缺点是需要更好排龈,以完全暴露边缘。传统方法取模,印模材料可以流入龈沟,制取清晰的边缘;而口内三维扫描须完全暴露边缘,同时其精度表现目前总体上略逊于传统印模技术。

口内三维扫描技术现已应用于临床多个领域,如作为椅旁口腔修复 CAD/CAM 系统的重要组成部分,能实时显示预备体细节及咬合空间预备量,便于医生进行精细调整。在口腔种植领域,可以将口内扫描数据与头颅 CBCT 数据相结合,在种植治疗前设计最佳方案,并制作相对应的种植导板指导种植体精准植入。在口腔正畸领域,口内扫描数据与 CBCT 数据整合,可用于隐形矫治器的制作等。

（二）操作常规及注意事项（以全冠修复为例）

1. 扫描前准备

（1）患者准备:向患者讲解扫描时如何配合,并给患者口角涂抹凡士林,保护患者口角。不同设备的光源不同,根据扫描仪的说明书决定是否为患者佩戴护目镜。

（2）扫描仪准备:摘下扫描头保护帽,安装已消毒的扫描头,贴防护膜;打开电脑,登录扫描程序。

（3）创建订单:根据患者信息和临床医生的设计创建订单,包含患者基本信息、医生信息、牙位、修复体类型、材料、比色、交付时间等。

2. 扫描

（1）隔湿并关闭光源:用吸唾器吸干净患者口内的唾液,使用三用枪吹干牙面,必要时可进行隔湿处理。

（2）扫描范围:前牙区扫描范围建议是牙位 5|5,后牙区为修复区前后 2~3 颗牙。

（3）扫描路径及速度:握持扫描仪手柄,扫描头距牙面约 2mm,镜头对准后牙区𬌗面开启扫描仪开关。扫描顺序依次为𬌗面、舌侧、颊侧、邻接面。扫描速度均匀,边扫描边观察电脑屏幕显示的牙列情况。

（4）标记牙位:牙列扫描完成后须标记牙位。

（5）修整:对于多余的舌体、黏膜、颊侧黏膜、唇部软组织等,点击“修整”功能键进行清除,若开启“AI”功能,可自动清除。

（6）咬合:嘱患者张口,用扫描头撑开颊侧后,再嘱患者咬牙至牙尖交错位不动,从磨牙开始沿颊面向前牙扫描。

（7）模型检查:检查修复体边缘数据是否清晰完整;预备体表面无孔洞、无缺损,表面光滑连续;邻牙近预备体侧表面完整;对颌牙咬合面完整,咬合关系与口内一致。

（8）保存并上传:导出扫描数据并传送至技工中心。

3. 扫描后的消毒灭菌

（1）扫描头:用流动水冲洗干净,用 75% 乙醇棉球将表面及内部擦拭干净后送高温高压灭菌或参照产品说明书要求消毒。

（2）扫描仪:撕掉防护膜,用消毒湿巾擦拭扫描仪表面。

4．注意事项

（1）扫描时须按要求进行牙体预备才可获得良好的成像效果。

（2）扫描时关闭口腔综合治疗台的灯光。

（3）扫描动作连贯，操作稳定，尽量保证预备体肩台及以上区域数据完整，邻牙的邻接触区数据完整。

（4）隔湿处理，扫描时尽量保持牙齿干燥，以免有唾液影响成像。

（5）须再次补充扫描时，应先确定位置，再开始扫描。

（6）咬合扫描时，要检查患者牙齿处于正中咬合位再开始扫描，以免咬合位置不对，影响矫治设计。

知识拓展

数字化3D打印技术

数字化3D打印技术可根据选择的材料、特定的计算机辅助设计（CAD）和精确的制造工艺来生产个性化三维物体。随着3D打印技术的发展、数字图像采集和CAD技术的普及，数字化3D打印技术在口腔医学领域得到了快速发展和广泛应用。主要体现在利用口内扫描仪和锥形束计算机断层扫描等进行数字数据采集，运用CAD软件完成数据处理和模型设计，构建3D打印成品。临床上已用于临时和永久牙冠和固定桥、临时修复体、手术导板、牙科模型复制品以及矫治器和正畸托槽的制作等领域。3D打印技术以其精准、高效、便捷等优点，进一步推动了微创牙髓治疗、数字化口腔修复、无托槽隐形矫治等多方面的进步，优化了临床效果，实现了诊治的可预测性，为口腔疾病精准诊疗的实现提供个性化和多元化的新方案。随着数字化成像技术、虚拟设计、新型生物材料的普及和改进，3D打印技术在临床的应用仍有巨大的发展潜力。

（李秀娥）

第四节　药物介导下口腔治疗的观察与护理

一、药物介导下口腔治疗的概念

药物介导下口腔治疗是指通过口服、吸入、静脉、局部浸润、肌内注射等途径给予患者镇静、镇痛等药物后开展的口腔治疗。通过药物的辅助作用，缓解患者紧张焦虑情绪及疼痛，使其放松并配合口腔治疗。

（一）术语和定义

根据镇静、镇痛程度分为局部麻醉、轻度镇静、中度镇静、深度镇静和全身麻醉，轻度镇静和中度镇静称为适度镇静，也称清醒镇静。

1. **局部麻醉** 指用局部麻醉药暂时性阻断机体一定区域内的感觉传导功能,从而使该区疼痛消失的麻醉方法。患者意识清醒,其他感觉如触压觉、温度觉等存在。

2. **轻度镇静** 用药后患者意识轻度减弱,对口头指令可做出正常反应,认知和身体协调能力可能受影响,但呼吸和循环功能正常。给药途径包括口服、鼻黏膜给药、吸入、肌内注射和静脉注射等。

3. **中度镇静** 用药后患者意识被轻度抑制,对口头指令和触觉刺激存在意识反应,自主呼吸功能良好,循环功能基本正常。给药途径包括吸入、肌内注射和静脉注射等。

4. **深度镇静** 用药后患者意识被深度抑制,不易被唤醒,但对连续或较重的疼痛刺激有反应,通气功能降低,循环功能稳定。给药途径包括口服、舌下给药、直肠给药、静脉注射、肌内注射、皮下注射、鼻黏膜给药和吸入给药。

5. **全身麻醉** 指将麻醉药经呼吸道吸入、静脉注射或肌内注射至患者体内,产生中枢神经系统的可逆性暂时抑制。患者神志消失、全身痛觉丧失、遗忘、反射抑制和骨骼肌松弛,常须辅助通气,循环功能可能受到影响。常用方法:气管内插管全身麻醉、使用喉罩通气道全身麻醉。

（二）镇静、镇痛药物

1. **镇静药物** 目前最常用苯二氮䓬类药物,如地西泮、咪达唑仑、阿普唑仑和劳拉西泮等。其他镇静药物包括水合氯醛、右美托咪定、羟嗪等。

2. **镇痛药物** 主要包括非甾体抗炎药,如对乙酰氨基酚、双氯芬酸、酮咯酸和塞来昔布等,其他镇痛药物包括普瑞巴林、加巴喷丁和曲马多等。

二、药物介导下口腔治疗的护理配合

（一）局部麻醉下口腔治疗的护理配合（以阿替卡因肾上腺素注射液局部麻醉为例）

【适应证】

1. 口腔颌面外科手术。

2. 牙体牙髓病治疗。

3. 牙周手术。

4. 牙种植手术。

5. 活髓牙修复治疗。

【非适应证】

1. 局部麻醉药物过敏患者。

2. 注射部位感染。

3. 严重房室传导障碍而无起搏器的患者。

4. 经治疗未控制的癫痫患者。

5. 卟啉病。

【用物准备】

1. **局部浸润麻醉用物** 碘伏棉签、卡局式注射器、注射针头、持针器、阿替卡因肾上腺素注射液。

2. 口腔治疗所需其他用物。

【患者准备】

1. 适量进食,勿空腹,保持情绪稳定。

2. 核对患者信息,引导患者至牙科椅,向患者或监护人讲解治疗方案。

3. 协助患者漱口,根据治疗牙位调整牙科椅、头托及光源。

4. 为患者系好一次性治疗巾,佩戴护目镜。

5. 用无菌干棉签取适量凡士林润滑患者口角。

【治疗中护理配合】

1. 打开卡局式注射器的消毒外包装,检查注射器各关节连接是否紧密。消毒药筒两端,装入注射器并加压,安装一次性专用注射针头后递予医生。

2. 配合医生进行局部麻醉操作。操作结束后,嘱咐患者原位休息 1~2min,等待麻醉起效,观察患者反应。

3. 配合医生完成口腔治疗。

4. **用物处置** 用持针器夹住一次性针头帽,旋转取下针头,抽回注射器手柄的握持部分,取出药筒,将针头和药筒放入锐器盒内,卡局式注射器消毒处理,其他用物分类处置。

【治疗中注意事项】

1. 严格遵循无菌原则。

2. **避免针刺伤** 护士用弯盘或双手传递卡局式注射器予医生;医生注射完毕后,单手套回针头帽。

3. 注射 1 支以上麻药时,须更换一次性注射针头,并评估药物毒性及一次最大使用量。

【治疗后护理】

1. 告知患者治疗后的注意事项。

2. 告知患者医院联系方式,以便不适时联系。

(二)轻度镇静下口腔治疗的护理配合(以口服咪达唑仑镇静为例)

【适应证】

1. 牙医恐惧症患者。

2. 口咽反射严重妨碍口腔治疗的患者。

3. 行简单口腔治疗的脑瘫或智力障碍等特殊患者。

4. 不配合开放静脉通道的患者,或须实施全身麻醉等其他麻醉前的预镇静。

【非适应证】

1. 镇静药物过敏、呼吸困难、重症肌无力、精神分裂症、严重抑郁状态以及急性闭角型青光眼的患者。

2. 严重心肺、肝肾功能不全患者,甲状腺功能亢进患者,血糖未控制好的糖尿病患者。

3. 睡眠呼吸暂停综合征患者。

4. 孕妇。

【用物准备】

1. **口服镇静相关用物** 咪达唑仑、注射器、拮抗剂氟马西尼等。

2. 口腔治疗所需其他用物。

【患者准备】

1. 空腹就诊。

2. 向患者或监护人讲解治疗方案,签署知情同意书。

3. 引导患者测量体重,遵医嘱计算用药剂量。

4. 引导患者至牙科椅,核对患者姓名、牙位以及麻醉剂的名称、浓度、剂量和有效期。

5. 遵医嘱协助患者口服药物(儿童患者须有监护人陪同),观察用药反应。安置监护设备,视情况决定是否给予约束设施。

6. 协助患者漱口,根据治疗牙位调整牙科椅、头托及光源。

7. 为患者系好一次性治疗巾,佩戴护目镜。

8. 用无菌干棉签取适量凡士林润滑患者口角。

【治疗中护理配合】

医生和护士分别按照四手操作和人体工程学的要求正确就座于工作区,根据患者口腔治疗需求共同完成治疗,操作过程中严密观察患者的意识及生命体征。

【治疗中注意事项】

1. 打鼾患者注意呼吸道管理。

2. 如出现镇静过深、呼吸抑制等严重不良反应,遵医嘱给予氟马西尼拮抗。

3. 口服镇静药不能达到镇静要求时,不建议再次口服给药。

【治疗后护理】

1. 患者完全恢复自主意识和术前自主运动能力,达到离院标准方可离院。

2. 告知患者诊疗后注意事项。

3. 告知患者医院联系方式,以便不适时联系。

(三)适度镇静 / 清醒镇静下口腔治疗的护理配合(以笑气 - 氧气吸入镇静为例)

【适应证】

1. 牙医恐惧症患者。

2. 口咽反射严重妨碍口腔治疗的患者。

3. 有特殊的健康背景和个体化需求的患者。

4. 接受较长时间、较复杂、可能引起较多不适的口腔诊疗患者。

5. 辅助减轻口腔局部麻醉注射引起的不适。

【非适应证】

1. 中耳炎、鼻窦炎、肠梗阻患者。

2. 急性上呼吸道感染或其他原因导致的呼吸不畅患者。

3. 维生素 B_{12} 缺乏症患者。

4. 美国麻醉医师协会(American Society of Anesthesiolo Gists,ASA)健康状况分级在 Ⅲ 级以上的患者。

5. 药物滥用、酗酒、严重精神疾病或异常的患者。

6. 幽闭恐惧症或鼻罩不耐受患者。

7. 慢性阻塞性肺疾病、气胸、肺大疱患者。

8. 亚甲基四氢叶酸还原酶缺乏症患者。

9. 重度睡眠呼吸暂停综合征的患者。

10. 行为管理效果较差的儿童。

【用物准备】

1. **笑气 - 氧气吸入设备**　笑气 - 氧气吸入配套装置、笑气废气处理装置、输氧管（输送笑气与氧气）等。

2. **急救设备**　心电监护仪、抢救车等。

3. 口腔治疗所需其他用物。

【患者准备】

1. 术前不饱食或不进食油腻食物。

2. 女性患者不涂口红，男性患者不蓄须，避免影响麻醉中观察。

3. 按治疗要求完善术前检查。

4. 核对患者信息，向患者或监护人讲解治疗方案，签署知情同意书。

5. 引导患者至牙科椅，协助患者漱口，根据治疗牙位调整牙科椅、头托及光源。

6. 为患者系好一次性治疗巾，佩戴护目镜。

7. 用无菌干棉签取适量凡士林润滑患者口角。

【治疗中护理配合】

1. **连接相应仪器设备**　①连接心电监护仪；②完成笑气机自检；③连接输氧管；④连接笑气废气处理装置。

2. **治疗前检查与指导**　吸入镇静前，检查管道内气流是否顺畅，笑气及氧气量是否充足；指导患者正确使用输氧管呼吸，如有不适，举手示意。

3. **协助医生完成笑气浓度滴定**　先吸入纯氧 3min，待呼吸平稳后，再采用滴定法吸入笑气 - 氧气混合气体，根据患者状况和治疗情况调节笑气体积浓度。

4. 医生和护士分别按照四手操作和人体工程学的要求正确就座于工作区，根据患者口腔治疗需求共同完成治疗，操作过程中严密观察患者意识状态、生命体征、指端血氧饱和度和笑气机贮气囊的变化，做好记录。

5. 治疗结束后遵医嘱吸入纯氧至少 3~5min，以助体内笑气彻底排出。待患者生命体征平稳、自主呼吸恢复正常后，取下输氧管。

【治疗中注意事项】

笑气使用前后纯氧吸入时间不能过长，以防发生氧中毒。

【治疗后护理】

1. 患者生命体征及意识状态恢复至治疗前水平，且可独立行走后才能离院。

2. 告知患者口腔治疗后的注意事项。

3. 告知患者医院联系方式，以便不适时联系。

（四）深度镇静下口腔治疗的护理配合 [以靶控输注（target controlled infusion，TCI）镇静为例]

【适应证】

1. 牙医恐惧症患者。

2. 口咽反射严重妨碍口腔治疗的患者。

3. 手术要求意识受到抑制甚至消失的患者。

4. 智力障碍患者。

【非适应证】

1. 存在困难气道的患者。

2. 肝、肾功能障碍患者。

3. 重度肥胖患者。

【用物准备】

1. **手术麻醉设备** 负压吸引装置、麻醉机、靶控输注泵。

2. **急救设备** 心电监护仪、抢救车等。

3. **静脉镇静用物** 一次性输液器、一次性静脉留置针及透明敷贴,压脉带、皮肤消毒液、无菌棉签、生理盐水、镇静药品、相关药物的拮抗剂等。

4. 口腔治疗所需其他用物。

【患者准备】

1. 巡回护士确认患者术前禁食油炸、富含脂肪和肉类食物8h,禁食易消化固体食物和非人类乳6h,禁食母乳4h,禁饮水和清饮料如清水、糖水、碳酸饮料及各种无渣果汁等2h。

2. 巡回护士确认患者已按要求完成术前检查。

3. 手术医生、麻醉医生、巡回护士三方核对患者信息,向患者或监护人讲解治疗方案,签署知情同意书。

4. 巡回护士引导患者至牙科椅,协助患者漱口,根据治疗牙位调整牙科椅、头托及光源。

5. 器械护士为患者系好一次性治疗巾,佩戴护目镜,用无菌干棉签取适量凡士林润滑患者口角。

【治疗中护理配合】

1. **监护** 巡回护士为患者连接心电监护仪,监测患者生命体征。

2. **建立静脉通道** 巡回护士进行静脉留置针穿刺置管并固定。

3. **三方核查及麻醉诱导** 再次三方核查,无误后巡回护士遵医嘱缓慢推注麻醉诱导药物,推注过程中观察患者面色、生命体征以及穿刺部位皮肤情况。

4. **TCI静脉输注** 正确装载TCI注射器,遵医嘱输注麻醉药物。

5. **术前清点用物** 术前巡回护士、器械护士一同清点手术所需用物。

6. **四手操作配合** 患者进入麻醉状态后,医生和器械护士分别按照四手操作和人体工程学的要求正确就座于工作区,根据患者口腔治疗需求共同完成治疗。

7. **术中观察** 巡回护士观察患者有无输液反应、穿刺点皮肤情况及生命体征变化。

8. **术后清点用物** 缝合关闭伤口前,巡回护士和器械护士再次清点手术用物。

9. **三方核查** 再次三方核查,确认患者信息和手术部位无误后送入麻醉复苏室。

【治疗中注意事项】

1. 做好呼吸道管理,及时清理口腔唾液、血液。

2. 密切观察患者面色、生命体征及血氧饱和度变化。

【治疗后护理】

1. 复苏护理

(1)生命体征监测:应密切观察患者面色、生命体征、血氧饱和度及意识行为变化,如有异常及时报告医生。

（2）出血观察：观察患者伤口有无活动性出血。

（3）保持呼吸道通畅：若患者出现恶心呕吐，应立即置于平卧位，头偏向一侧，及时清除口腔异物后给予氧气吸入。

（4）安全管理：如患者烦躁应加床档或给予约束，以防坠床；保持静脉通道通畅有效；做好保暖。

（5）出院指征评价：患者完全清醒后，重点评估生命体征及有无恶心、呕吐、疼痛、手术伤口出血等，指标合格后遵医嘱拔除静脉留置针。

2. 出院后护理指导

（1）嘱咐家属陪同患者回家，并在24h内密切观察患者意识、呼吸、肌力是否异常。

（2）患者术后食物由单一过渡至多样，从清流质饮食逐渐过渡到碳水化合物、蛋白质。慎用患侧咀嚼，勿食用过烫食物。

（3）告知患者口腔治疗术后其他注意事项。

（4）告知患者医院联系方式，以便不适时联系。

3. 术后随访 离院24h内进行随访，及时了解其就诊体验以及是否出现静脉镇静和口腔治疗相关的并发症，如伤口疼痛、出血、感染、意识改变、头晕、头痛、呛咳、恶心、呕吐等，为其提供家庭护理指导，情况严重者尽快到医院就诊。

（五）全身麻醉下口腔治疗的护理配合（以静脉 - 吸入复合麻醉为例）

【适应证】

1. 不能配合完成口腔治疗或牙医恐惧症患者。

2. 预计须进行较复杂或较长时间（>30min）口腔治疗的儿童患者。

【非适应证】

1. 存在严重心肺疾病或重要脏器功能代偿不全的患者（ASA分级Ⅲ级或Ⅲ级以上）。

2. 存在困难气道的患者。

【用物准备】

1. 手术麻醉设备 麻醉机、负压吸引装置、呼吸机。

2. 急救设备 除颤仪、心电监护仪、抢救车。

3. 全身麻醉用物 一次性输液器、一次性吸痰管、开口器、气管导管、喉镜、喉罩、呼吸回路、电极片、过滤器、麻醉药物、相关药物的拮抗剂等。

4. 口腔治疗所需其他用物。

【患者准备】

1. 确认患者血常规检查正常，无上呼吸道感染症状。

2. 其他同TCI镇静。

【治疗中护理配合】

1~4 为"监护、建立静脉通道、三方核查及麻醉诱导、术前清点用物"同TCI镇静。

5. 四手操作配合 患者进入麻醉状态，待麻醉医生插入喉罩或气管插管、连接麻醉设备后，医生和器械护士分别按照四手操作和人体工程学的要求正确就座于工作区，共同完成口腔治疗，注意及时清理口腔，同时做好面部皮肤及口唇黏膜的保护。

6~8 为"术中观察、术后清点用物、三方核查后送入麻醉复苏室"同TCI镇静。

【治疗后护理】

1. **复苏护理** 同 TCI 镇静。

2. **出院护理指导** 气管插管患者术后可能会出现声音嘶哑、咽喉部不适等表现,术后 3~5d 逐渐消失,可含润喉糖缓解不适;其他同 TCI 镇静。

3. **术后回访** 除关注患者声嘶、呛咳等相关并发症外,其余同 TCI 镇静。

（刘 帆）

第三章　牙体牙髓疾病诊疗的护理

第一节　牙体牙髓疾病概述

牙体牙髓病学是研究牙体硬组织和牙髓组织疾病的病因、发病机制、临床表现、诊断、治疗及转归的一门学科,常见疾病主要有龋病、牙髓病、根尖周病及氟牙症等。

一、龋病

龋病(dental caries)是在以细菌为主的多种因素影响下,发生在牙体硬组织的一种慢性、进行性、破坏性疾病。

【病因和发病机制】

四联因素学说是现代普遍接受的龋病病因学说。

1. **细菌因素**　细菌的存在是龋病发生的先决条件,口腔中致龋菌主要有链球菌属、乳杆菌属和放射菌属等。

2. **食物因素**　碳水化合物类食物,尤其是蔗糖在龋病发病中具有重要地位。

3. **宿主因素**　牙齿的形态结构、牙的排列以及唾液质和量的改变等因素都与龋病的发生过程有着密切关系。

4. **时间因素**　只有上述三个因素同时存在相当长的时间,才可能导致龋病发生。

【临床表现】

龋病按照病变侵入深度分为浅龋、中龋和深龋。

1. **浅龋**(superficial caries)　是指局限于牙釉质或牙骨质的龋,一般无自觉症状,龋损部位呈白垩色改变,遇冷、热、酸、甜刺激时亦无明显反应。

2. 中龋(intermediate caries) 是指发生于牙本质浅层的龋,除了颜色变化外,大多有冷、热、酸、甜敏感症状。牙本质因脱矿而软化,呈黄褐或深褐色。

3. 深龋(deep caries) 是指龋损已发展到牙本质深层,此时刺激症状明显,检查时常可见较深的龋洞。

【治疗原则】

对于牙釉质尚未形成龋洞的早期龋、静止龋,可采用药物或再矿化治疗;对于牙体组织已形成的龋洞,可通过去除病变牙体组织后,将牙体制备成一定形状的窝洞,选用银汞合金、复合树脂(composite resin)或玻璃离子水门汀材料修补以恢复牙齿的形态与功能。

二、牙髓病

牙髓病根据临床表现和治疗预后进行分类,可分为可复性牙髓炎和不可复性牙髓炎。

【病因和发病机制】

牙髓炎的主要病因有细菌感染、物理和化学刺激等。

1. 细菌感染 是主要因素,炎症牙髓中所分离到的细菌主要是兼性厌氧球菌和厌氧杆菌,如链球菌、放线菌等。

2. 物理因素 也是常见的致病因素,包括创伤、温度、电流及激光刺激等,通过影响牙髓血供或刺激牙髓,引起牙髓组织不同程度的损伤。

3. 化学因素 是指诊疗过程中使用的各类口腔材料,如充填材料、酸蚀剂和粘接剂等,均可引起牙髓变性。

【临床表现】

可复性牙髓炎表现为患牙受到冷、热、酸、甜刺激时立即出现瞬间的疼痛反应,尤其对冷刺激更为敏感,但去除刺激疼痛随即消失,无自发性疼痛。不可复性牙髓炎按其临床发病特点和病程经过又可分为急性牙髓炎、慢性牙髓炎、残髓炎和逆行性牙髓炎。急性牙髓炎的疼痛特点是自发性阵发性疼痛、夜间痛、温度刺激加剧疼痛和疼痛不能自行定位;慢性牙髓炎一般无剧烈的自发性疼痛,偶尔出现不明显的阵发性隐痛或每日出现定时钝痛,患牙常表现为咬合不适或轻度叩痛,患者一般可定位患牙;残髓炎常表现为自发性钝痛、放散性痛和温度刺激痛;逆行性牙髓炎既可表现为急性牙髓炎症状,也可表现为慢性牙髓炎症状。

【治疗原则】

牙髓病的治疗原则是保存具有正常生理功能的牙髓以及保留患牙。

1. 应急处理 急性牙髓炎的应急处理是开髓引流或消炎止痛。开髓引流是引流炎性渗出物,缓解因之而形成的髓腔高压,以减轻疼痛。

2. 根管治疗术(root canal therapy,RCT) 是目前治疗牙髓病和保留牙体最有效、最常用的方法,由根管预备、根管消毒和根管充填三大步骤组成。

三、根尖周病

根尖周病(periapical diseases)是指发生于根尖周围组织的炎症性疾病,又称根尖周炎,多为牙髓病的继发病,主要由根管内的感染通过根尖孔作用于根尖周组织引发。

【病因和发病机制】

根尖周病的主要病因同牙髓病,有细菌感染、物理和化学刺激等,其中细菌感染是主要因素。

【临床表现】

根据根尖周病的临床表现和病理过程分为急性根尖周炎和慢性根尖周炎。

1. **急性根尖周炎** 初期为浆液期,患牙只有不适、发木、浮出或轻微钝痛等症状,随着根尖周膜内渗出物淤积,牙周间隙内压力升高,即出现自发性、持续性钝痛和咬合痛;急性浆液期继续发展则发生急性化脓性根尖周炎。

2. **慢性根尖周炎** 患者一般无明显的自觉症状,患牙可有咀嚼不适感或出现瘘管。

【治疗原则】

根尖周病的治疗原则同牙髓病的治疗原则。

1. **应急处理** 急性根尖周炎的应急处理是在局部麻醉下开通髓腔,疏通根尖孔,建立引流通道;急性根尖周炎发展至骨膜下或黏膜下脓肿期时应在麻醉下切开排脓。

2. **保留患牙** 采取根管治疗术,或通过根尖手术清除术区坏死和感染组织,严格封闭根管系统,促进软硬组织再生以及新的附着形成。

3. **牙体修复** 根据根管治疗后的牙齿磨除程度,可行银汞合金充填修复、复合树脂直接粘接修复等直接修复;或行高嵌体或部分冠、全冠、桩核、椅旁计算机辅助设计和制作(computer aided design and manufacture, CAD/CAM)全瓷修复等间接修复。

四、氟牙症

氟牙症(dental fluorosis)又称氟斑牙,具有地区性分布特点,为慢性氟中毒早期最常见且突出的症状。

【病因和发病机制】

氟主要损害牙釉质发育期牙胚的成釉细胞,因此,过多的氟只有在牙发育矿化期进入机体才能发生氟斑牙。

【临床表现】

氟牙症主要表现为牙釉质上有白垩色到褐色的斑块,严重者还并发牙釉质的实质缺损。临床上常按其程度分为白垩型(轻度)、着色型(中度)和缺损型(重度)3 种类型。

【治疗原则】

1. **预防氟牙症的基本原则** 在牙发育矿化期限制摄入过量的氟,选择含氟量适宜的水源。

2. 对于无实质性缺损的氟牙症,可行牙齿美白治疗术;对于有实质性缺损的氟牙症,可采用复合树脂粘接修复,重者也可采用贴面、全瓷修复等方法治疗。

（刘东玲）

第二节 光固化复合树脂粘接修复术的四手护理配合

复合树脂作为新型牙齿修复材料,主要由树脂基质、无机材料和引发体系组成。按照固化方式可分为光固化复合树脂、化学固化复合树脂和双重固化复合树脂三类,目前最常使用的是光固化复合树脂。光固化复合树脂粘接修复术主要用于修复由于龋病或牙体硬组织非龋性原因引起的牙体缺损。具有与牙齿颜色匹配、抗磨耗等优点,目前在临床牙体修复治疗中已基本取代了传统的银汞合金充填术。

【适应证】

1. Ⅰ～Ⅵ类窝洞的修复。

2. 冠底部和核的构建。

3. 窝沟封闭或预防性修复。

4. 美容性修复,如贴面、牙外形修整、牙间隙封闭。

5. 间接修复体的粘接。

6. 暂时性修复体。

7. 牙周夹板。

【非适应证】

1. 牙髓有炎性症状的患牙。

2. 残留牙冠过少的患牙。

3. 牙周支持组织不足的患牙。

【用物准备】

1. **常规用物** 一次性口腔器械盒、吸引器管、三用枪、牙科手机、钻针、敷料、一次性口杯。

2. **局部麻醉用物** 表面麻醉剂、注射针头、卡局式注射器或计算机控制口腔局部麻醉仪、碘伏棉签。

3. **橡皮障隔离用物** 橡皮布、打孔器、橡皮障夹钳、橡皮障夹、橡皮障支架、橡皮障辅助工具如橡皮障打孔模板、牙线、固定楔线、吸水纸垫等。

4. **成形器械** 成型片、楔子。

5. **盖髓、垫底材料及用物** 盖髓材料、垫底材料、塑料调拌刀、调拌纸、75%乙醇棉球。

6. **树脂粘接用物** 比色板、酸蚀剂、毛刷、粘接剂、水门汀充填器、复合树脂、遮光盒、光固化灯、光固化灯套、护目镜。

7. **修形抛光器械** 咬合纸、抛光膏、抛光钻针、锁镊或咬合纸夹持器、抛光杯。

【患者准备】

1. **心理护理** 患者常因牙齿缺损等影响咀嚼功能和美观而就诊,易带有焦虑情绪。护理人员应注意评估患者的焦虑程度,做好心理安抚,及时减轻患者心理压力。

2. 核对患者信息,引导至牙科椅,与其解释操作流程和注意事项,取得患者理解和配合,协助其漱口。

3. 根据治疗牙位调整牙科椅及光源。

4. 为患者系好一次性治疗巾,佩戴护目镜。

5. 用无菌干棉签取适量凡士林润滑患者口角。

【治疗中护理配合】

医生和护士分别按照四手操作和人体工程学的要求正确就座于工作区,按照操作流程(表 3-1)共同完成治疗,操作过程中严密观察患者的生命体征,必要时给予处理。

表 3-1　光固化复合树脂粘接修复术的护理配合

医生操作流程	护士配合流程
1. 局部麻醉	(1)了解患者的药物过敏史;核对麻醉药物的名称、浓度、剂量和有效期等 (2)传递碘伏棉签消毒麻醉部位 (3)安装注射针头,用弯盘或双手传递注射器,注意预防针刺伤
2. 选择树脂	关闭牙科椅灯光,递予医生比色板比色,协助记录色号
3. 患牙隔离	根据牙位选择橡皮障夹传递给医生,并协助安装橡皮障
4. 牙体预备	(1)在高速牙科手机上安装裂钻或金刚砂钻针递予医生 (2)低速牙科手机上安装球钻递予医生 (3)协助保持术野清晰,观察患者治疗中的全身状况 (4)传递成形片及楔子
5. 牙髓保护	(1)若使用化学固化型盖髓剂或垫底材料,须先调拌并传递盖髓剂(图 3-1)再传递垫底材料给医生 (2)若使用光固化型,须安装一次性输送头,传递给医生,并传递光固化灯,操作时医护人员须注意眼部防护
6. 粘接	(1)按需传递相匹配的成形器械。如为全酸蚀粘接剂,可用小毛刷蘸涂酸蚀剂后传递,也可安装传递注射器直接注射(图 3-2),冲洗干燥后传递蘸有粘接剂的小毛刷及带有灯套的光固化灯(图 3-3)。如为自酸蚀粘接剂,依次传递蘸有处理剂、粘接剂(根据产品使用说明)的小毛刷及光固化灯 (2)冲洗酸蚀剂时,使用强力吸引器管及时吸除酸蚀剂及冲洗液,减少冲洗中的喷溅
7. 复合树脂充填、固化	(1)根据窝洞大小用水门汀充填器取适量的复合树脂放遮光盒中,切成若干块,分次传递(图 3-4) (2)左手传递水门汀充填器充填复合树脂,右手持棉球及时进行器械椅旁清洁 (3)递予医生带有灯套的光固化灯
8. 拆卸橡皮障	递予医生橡皮障夹钳,协助拆卸橡皮障
9. 修形与抛光	(1)用锁镊或咬合纸夹持器夹持咬合纸传递给医生(图 3-5) (2)安装并传递合适修形钻针 (3)修形后传递探针,检查是否有悬突,安装并传递合适的抛光钻针、抛光杯
10. 整理用物	(1)取下患者护目镜,协助患者漱口并整理用物 (2)脱手套,手卫生

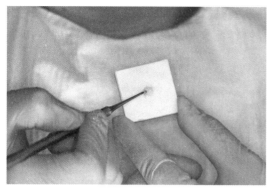

图 3-1　传递盖髓剂

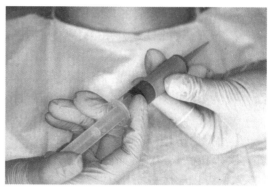

图 3-2　传递酸蚀剂

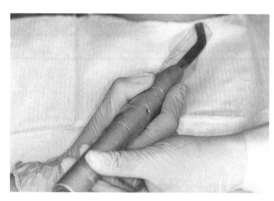

图 3-3　传递光固化灯

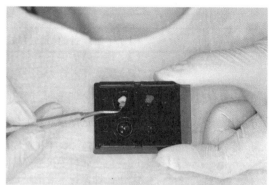

图 3-4　传递复合树脂

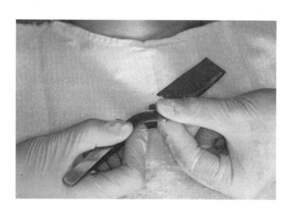

图 3-5　传递咬合纸夹持器

【治疗中注意事项】

1. 操作前应注意核对材料的名称、有效期；准确取用，现用现取，以免影响治疗效果。

2. 选择不同颜色的毛刷分别蘸取处理剂和粘接剂，严禁混淆使用。

3. 适时挤出粘接剂，注意遮光保存。

4. 取用树脂前应根据缺损大小估计树脂用量，分次传递，分次取用树脂的过程中应注意避光。

5. 接触过患者的充填器械不能重复取材，如须补取，应重新取用无菌器械。

6. 光固化树脂充填、固化过程中，医护人员应注意眼部防护，及时佩戴护目镜。

7. 充填过程中先移开光源，防止光照引起树脂加速固化。

【治疗后护理】

1. 饮食护理　进行科学饮食习惯指导，避免因不良饮食习惯引起龋病的风险；治疗后嘱患者避免用患牙咬过硬的食物，避免食过热或过冷的刺激性食物，并少食带色素的食物或饮料，以免使树脂类材料着色。

2. 健康教育　嘱患者保持口腔卫生。

3. 对症指导　治疗结束后可能会有轻度不适，2~3d 消失，深龋患者如有自觉症状，须及时就医行牙髓治疗。

（刘东玲）

第三节　根管治疗术的四手护理配合

根管治疗术（RCT）是目前治疗牙髓病和根尖周病的最有效、最常用的方法。它采用专用的器械和方法对根管进行清理、成形（根管预备），通过有效的药物对根管进行消毒灭菌（根管消毒），最后严密填塞根管（根管充填），并进行冠修复，以控制感染、修复缺损，促进根尖周病变的愈合和防止根尖周病变发生。

【适应证】

1. 不可复性牙髓炎。

2. 牙髓坏死。

3. 牙内吸收。

4. 根尖周炎。

5. 某些移植牙或再植牙。

6. 因其他口腔治疗须摘除牙髓的患牙。

【非适应证】

1. 牙周病和 / 或牙体严重缺损而无法保存的患牙。

2. 患有较严重的全身系统性疾病，一般情况差，无法耐受治疗过程。

3. 张口受限，无法实施操作。

4. 牙列中没有功能也没有修复价值的患牙。

【用物准备】

1. 常规用物　见本章第二节"常规用物"。

2. 局部麻醉用物　见本章第二节"局部麻醉用物"。

3. 橡皮障隔离用物　见本章第二节"橡皮障隔离用物"。

4. 根管切削器械　C 型先锋锉等手用不锈钢器械、G 钻等机用不锈钢器械、镍钛合金器械、根管马达、根管润滑剂、清洁台、拔髓针、75% 乙醇棉球。

5. 根管长度测量器械　根尖定位仪、根尖定位仪夹、根管长度测量尺。

6. **根管冲洗用物**　5ml 冲洗用注射器、侧方开口冲洗针头、1%~5.25% 次氯酸钠、3% 过氧化氢、0.9% 生理盐水、超声治疗仪、超声手柄、超声工作尖等。

7. **根管消毒及暂封用物**　吸潮纸尖、锁镊、根管消毒剂、暂封材料、水门汀充填器等。

8. **根管充填器械**　牙胶尖切割尺、垂直加压器、携热器、牙胶注射仪、塑料调拌刀、调拌板、水门汀充填器等。

9. **根管充填材料**　牙胶尖、根管封闭剂（氧化锌丁香油类等）。

【患者准备】

1. **心理护理**　患者在急性发病阶段因疼痛而影响进食和睡眠,心理压力增加,产生焦虑情绪和痛苦感。护理人员应做好心理安抚,耐心解释,介绍同种疾病的治疗过程和治愈效果,缓解患者焦虑情绪。

2. 核对患者信息,引导患者至牙科椅,与患者解释操作流程和注意事项,取得患者的理解和配合,协助患者漱口。

3. 根据治疗牙位调整牙科椅及头托,并调整光源。

4. 为患者系好一次性治疗巾,佩戴护目镜。

5. 用无菌干棉签取适量凡士林润滑患者口角。

【治疗中护理配合】

医生和护士分别按照四手操作和人体工程学的要求正确就座于工作区,按照操作流程(表 3-2)共同完成治疗,操作过程中严密观察患者的生命体征,必要时给予处理。

表 3-2　根管治疗术的护理配合

医生操作流程	护士配合流程
第一步:根管预备与消毒	
1. 局部麻醉	（1）了解患者的药物过敏史;核对麻醉药物的名称、浓度、剂量、有效期等 （2）传递碘伏棉签消毒麻醉部位 （3）安装注射针头,用弯盘或双手传递注射器,注意预防针刺伤
2. 患牙隔离	根据牙位选择橡皮障夹传递给医生,并协助安装橡皮障
3. 髓腔预备	（1）高速手机上安装金刚砂钻针、低速手机上安装球钻,依次传递给医生,揭髓顶过程中及时吸除唾液和冷却液 （2）传递根管口探针 DG16（图 3-6）,协助寻找、定位根管
4. 根管预备 （1）牙髓摘除 （2）根管中上段预备 （3）根管疏通 （4）髓腔冲洗 （5）测量根管长度 （6）根管清理和成形 （7）复测根管长度	（1）将拔髓针安装在髓针柄上,并传递给医生 （2）行根管口及根管中上段的敞开,如安装低速手机并顺序传递 1~3 号 G 钻 （3）传递小号根管锉（图 3-7）,将根管润滑剂放置于玻璃调拌板上传递给医生,如使用超声治疗仪,安装手柄、工作尖,调节功率并传递给医生 （4）准备冲洗液,传递冲洗器 （5）打开根尖定位仪电源,连接唇挂钩后挂于患牙对侧口角,传递根管锉,传递根尖定位仪夹（图 3-8）,传递根管长度测量尺,测量工作长度并记录数据,使用镍钛锉止动片标记工作长度（图 3-9） （6）依次安装并传递根管镍钛锉,将根管润滑剂放置于玻璃调拌板上,医生蘸取疏通根管后,传递冲洗器 （7）依次传递根管锉、根尖定位仪夹、根管长度测量尺

续表

医生操作流程	护士配合流程
5. 根管消毒	
（1）根管冲洗	（1）传递冲洗器,冲洗根管,安装超声手柄和工作尖,调节好功率并传递给医生,用锁镊夹持吸潮纸尖并传递给医生,拭干根管
（2）根管内封药	（2）遵医嘱选择根管消毒剂,将适量根管消毒剂置于玻璃调拌板上并传递,传递一小棉球放置髓室底
（3）冠部暂时封闭	（3）用水门汀充填器取适量暂封材料并传递
第二步:根管充填	
6. 根管充填（以垂直加压充填为例）	
（1）选择主牙胶尖	（1）选择合适锥度的主牙胶尖,用牙胶尖切割尺修剪尖端,标记工作长度,用锁镊夹持主牙胶尖并传递给医生试尖（图3-10）,引导患者拍X线片检查,主牙胶尖用75%乙醇棉球消毒、干燥备用
（2）根管准备	（2）遵医嘱选择根管消毒剂,用冲洗器抽吸后传递给医生进行根管消毒,用锁镊夹持吸潮纸尖并传递给医生
（3）选择垂直加压器和携热器	（3）选择不同型号的2~3支垂直加压器和相应型号的携热器工作尖,用止动片标记
（4）放置主牙胶尖及封闭剂	（4）用锁镊夹持消毒后的主牙胶尖,将尖端1/3辅助一薄层根管封闭剂并传递给医生
（5）垂直加压充填	（5）将携热器调节设置至工作温度后传递携热器手柄（图3-11）,反复交换传递大、小号垂直加压器（图3-12）,将热牙胶注射仪调节至工作温度后传递给医生,反复交换传递大号垂直加压器
（6）髓室处理	（6）按髓腔大小准备75%乙醇棉球并传递给医生
7. 拍术后X线片	嘱患者拍X线片,评价根管充填效果
8. 暂封或永久充填,拆卸橡皮障	（1）用水门汀充填器取适量暂封材料并传递 （2）协助拆卸橡皮障
9. 整理用物	（1）协助患者起身,整理用物 （2）脱手套,手卫生

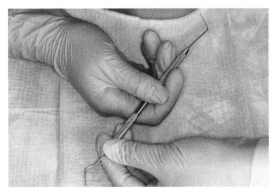

图 3-6　传递 DG16 探针

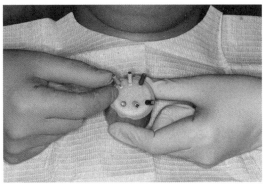

图 3-7　传递小号根管锉

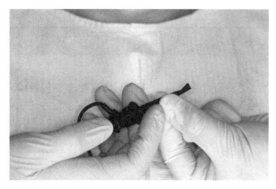

图 3-8 传递根尖定位仪夹

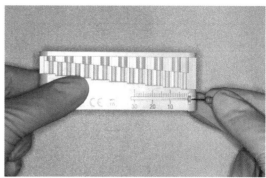

图 3-9 标记镍钛锉的工作长度

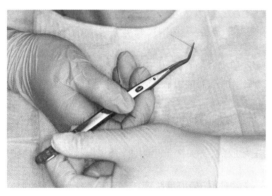

图 3-10 传递主牙胶尖

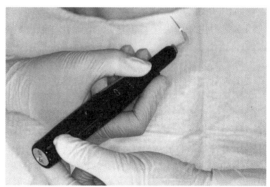

图 3-11 传递携热器手柄

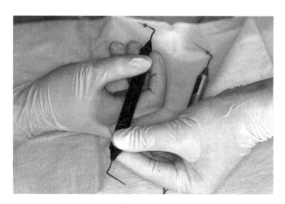

图 3-12 交换传递大、小号垂直加压器

【治疗中注意事项】

1. 根管充填若未使用橡皮障隔离,切断牙胶尖时会产生烟雾,应用强力吸引器管吸引;在切断牙胶尖和回填牙胶时,注意保护患者口角及口内组织,避免烫伤。

2. 每次使用垂直加压器、携热器、牙胶注射仪后应用棉球及时擦净器械的工作端。

3. 传递冲洗器时应用干棉球包裹针尖部,以免针尖部药液滴落。

4. 根管预备过程中每退出或换用一次器械须传递冲洗器冲洗根管。

【治疗后护理】

1. 饮食护理　嘱患者勿用治疗后的牙齿咀嚼硬物,进食柔软、营养、易消化的食物,避免进食过黏或刺激性食物,禁烟、酒。

2. 健康教育　嘱患者在根管治疗期间可正常刷牙,保持口腔卫生。

3. 对症指导　术后患牙出现轻度疼痛或不适感属于正常反应;根管治疗后牙体组织变脆,为防止牙体劈裂,建议行全冠修复,按时复诊。

(刘东玲)

第四节　根尖手术的四手护理配合

根尖手术治疗是根管外科最常见及最重要的手术治疗方法。针对经完善的根管治疗,但根尖周病损迁延不愈的症状,可行根尖手术治疗。根尖手术中最重要的步骤包括根尖切除、根管倒预备和根管倒充填。本节以显微根尖手术为例。显微根尖手术是在手术显微镜的放大和照明条件下,利用超声器械、微型手术器械等通过外科手术方式切除根尖,清除术区坏死和感染组织,严密封闭根管系统,促进软、硬组织再生以及新的附着形成的治疗方法。

【适应证】

1. 根管治疗或再治疗失败。

2. 严重的根管解剖变异。

3. 须通过手术探查明确诊断的患者。

【非适应证】

1. 严重的全身性疾病,如严重高血压、白血病、风湿性心脏病、有出血倾向疾病等。

2. 严重的牙周病变,存在牙周到根尖周感染途径的重度牙周病。

3. 根尖周炎急性期。

4. 患牙附近有重要的解剖结构,如上颌窦、下牙槽神经等,有损伤危险或可能带来严重后果。

5. 服用双膦酸盐或大量激素的患者。

【用物准备】

1. **常规用物**　见本章第二节"常规用物"。

2. **局部麻醉用物**　见本章第二节"局部麻醉用物"。

3. **材料和药品**　三氧化物聚合物(mineral trioxide aggregate, MTA)、0.12% 氯己定漱口液、0.1% 肾上腺素、0.9% 生理盐水、75% 乙醇棉球、亚甲蓝溶液、无菌蒸馏水、10% 甲醛。

4. **超声设备**　超声治疗仪、超声倒预备工作尖、超声手柄、超声骨刀仪器、超声骨刀工作尖。

5. **根尖手术用物**　显微口镜、显微探针、仰角牙科手机、金属拉钩、手术刀片、刀柄、骨膜剥离器、骨膜牵引器、组织镊、长柄球钻、挖匙、刮治器、锁镊、吸潮纸尖、微型倒充填器、持针器、调拌刀、调拌板、MTA 输送器、缝针、缝线等。

【患者准备】

1. **心理护理** 患者在前期治疗时因恐惧、疼痛等原因导致心理压力增加,易产生焦虑情绪,甚至不能按时复诊,护理人员应做好心理安慰,耐心讲解疾病治疗的重要性,告知延误治疗可能产生的不良后果,使其能够积极配合治疗。

2. **术前患者评估** 评估血常规、出凝血时间、免疫常规和血糖等;评估牙体有无龋坏,有无完成根管充填及根尖有无窦道,明确牙周及黏膜情况。

3. **术前患者用药** 心血管疾病患者应在心内科医生指导下用药;存在感染风险时术前可预防性服用抗生素;对于牙医恐惧症或高度紧张患者,术前遵医嘱给予镇静药物。指导患者术前 1 日、当日早晨及术前 1h 使用含漱液含漱,每次 10ml,含漱液在口腔内至少停留 2~5min。必要时可术前 30min 口服非甾体抗炎药,如布洛芬,可有效止痛和预防术后肿胀。

4. 术前用无菌干棉签取适量凡士林润滑患者口角。

5. 核对患者信息,引导患者至牙科椅,与患者解释操作流程和注意事项,取得患者的理解和配合,协助患者漱口。

6. 根据治疗牙位调整牙科椅及光源,调整显微镜和患者相对位置,处于备用状态。

【治疗中护理配合】

医生和护士分别按照四手操作和人体工程学的要求正确就座于工作区,按照操作流程(表 3-3)共同完成治疗,操作过程中严密观察患者的生命体征,必要时给予处理。

表 3-3 显微根尖手术的护理配合

医生操作流程	护士配合流程
1. 局部麻醉	(1)了解患者的药物过敏史;核对麻醉药物的名称、浓度、剂量、有效期等 (2)传递碘伏棉球消毒麻醉部位 (3)安装注射针头,用弯盘或双手传递注射器,注意预防针刺伤
2. 切口	(1)戴无菌手套,协助医生铺无菌单 (2)安装保护套并连接各种管线 (3)调整显微镜物镜距离及光源 (4)用持针器将手术刀片安装于手术刀柄后递予医生(图 3-13) (5)及时用吸引器管吸净伤口渗血,保持术野清晰
3. 翻瓣	(1)传递骨膜剥离器(图 3-14) (2)用无菌纱布协助止血
4. 去骨	(1)传递锋利的挖匙 (2)传递安装球钻的仰角高速牙科手机并用生理盐水连续冲洗术区,或选择合适的超声骨刀工作尖安装并递予医生 (3)及时用吸引器管吸净口内的水、血液及唾液
5. 根尖周刮治	(1)依次传递刮治器和合适的刮匙 (2)用无菌纱布随时擦净器械上的血迹及炎性物质
6. 根尖切除	(1)传递安装裂钻的高速牙科手机,或更换并选择合适的超声骨刀工作尖安装后递予医生 (2)传递 0.1% 肾上腺素棉球止血 (3)传递亚甲蓝染色剂 (4)传递显微口镜(图 3-15)与显微探针 (5)用吸引器管及时吸净口内的水、血液及唾液

医生操作流程	护士配合流程
7. 根管倒预备	（1）选择不同型号的超声倒预备工作尖,安装后依次传递给医生（图 3-16） （2）倒预备完成后用无菌生理盐水彻底冲洗
8. 根管倒充填	（1）传递无菌小棉球填塞骨腔,彻底止血并干燥术区 （2）锁镊夹持无菌吸潮纸尖递予医生,拭干根尖、根管 （3）调拌适量的 MTA 材料,至疏松的颗粒状聚合物后放入 MTA 输送器中,反复传递 MTA（图 3-17）及微型倒充填器 （4）传递生理盐水小棉球 （5）传递镊子并协助清点棉球
9. 瓣的复位与缝合	（1）传递生理盐水冲洗器 （2）传递缝合针、缝线,协助剪线 （3）传递生理盐水纱布 （4）将刮除的病变组织浸泡于 10% 甲醛液中待检验,整理并清点手术用物
10. 整理用物	（1）协助患者起身,整理用物 （2）脱手套,手卫生

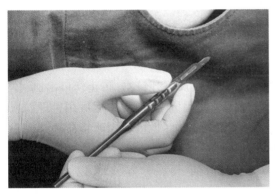

图 3-13　传递手术刀柄

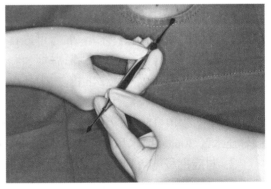

图 3-14　传递骨膜剥离器

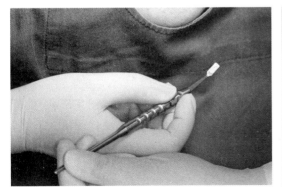

图 3-15　传递显微口镜

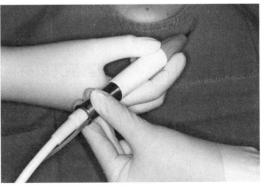

图 3-16　传递倒预备工作尖

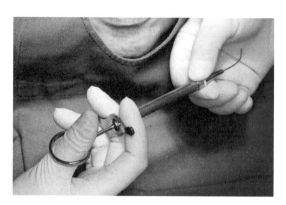

图 3-17　传递 MTA

【治疗中注意事项】

1. 嘱患者在术中如有不适,请举左手示意,避免头部晃动造成软组织损伤。

2. 观察患者用药后反应。

3. 严格执行无菌操作。

4. MTA 调拌后易干、分散、不易放入,使用时应现用现调,调好的 MTA 堆成细长条以方便取用。

5. 传递冲洗器时应用干棉球包裹针尖部,以免针尖部药液滴落。

6. 术后用纱布轻压术区 10~15min,有利于止血。

【治疗后护理】

1. **饮食护理**　嘱患者术后 2h 后可进食,24h 内以偏凉的流食或软食为主,术后 1 周内不可用患侧咬硬物,禁食辛辣食物,忌烟、酒。

2. **健康教育**　嘱患者 24h 内勿刷牙、漱口、吸吮伤口及反复吐口水,防止伤口出血;术后 24h 后可使用漱口液含漱 1 周,保持口腔卫生;遵医嘱使用抗生素等;术后可用生理盐水纱布轻压术区 10~15min,可以缩小血凝块的厚度并有利于止血;也可使用冰袋在颊部或下颌轻压术区 30min,或术后 48h 内每 1~2h 间断性冷敷,以收缩血管、减少肿胀。

3. **对症指导**　治疗后 3d 内术区有少量出血、轻度肿痛、体温升高(38℃以下)为正常的术后反应,可不予处理;如有出血较多、长时间出血、疼痛加重应及时复诊;术后 5~7d 拆线,定期复查。

知识拓展

根管倒充填材料——生物活性陶瓷

生物活性陶瓷是一种新型的硅酸钙材料,临床广泛应用于根管倒充填、侧穿修补、盖髓术等,具有良好的生物相容性、封闭性和抗菌性,无细胞毒性,而且价格低,操作方便。

(刘东玲)

第五节　椅旁 CAD/CAM 牙体修复技术的四手护理配合

椅旁计算机辅助设计和制作（CAD/CAM）技术是将光电子、计算机信息处理及自动控制机械加工技术用于嵌体、全冠等修复体的修复工艺。椅旁 CAD/CAM 技术可以制作与各种牙体预备形态精密适合的修复体。

【适应证】

1. 制作嵌体、高嵌体。

2. 部分冠、全冠。

3. 种植手术导板的制作。

【用物准备】

1. **常规用物**　见本章第二节"常规用物"。

2. **局部麻醉用物**　见本章第二节"局部麻醉用物"。

3. **橡皮障隔离用物**　见本章第二节"橡皮障隔离用物"。

4. **牙体修复用物**　比色板、酸蚀剂、毛刷、粘接剂、光固化灯、光固化灯套、护目镜、咬合纸、抛光膏、抛光钻针、咬合纸夹持器、抛光杯、牙间隙测量尺、排龈器、排龈线等。

5. **仪器设备用物**　CAD/CAM 研磨仪、CAD/CAM 扫描仪、瓷块/树脂块、螺丝刀。

【患者准备】

1. **心理护理**　患者牙齿出现实质缺损，影响口腔功能和美观，导致其心理负担加重，产生担忧心理和焦虑情绪。护理人员应做好患者心理安抚，耐心讲解预期治疗效果，使其能够减轻担忧、焦虑情绪，主动配合治疗。

2. 核对患者信息，引导患者至牙科椅，与患者解释操作流程和注意事项，取得患者的理解和配合，协助患者漱口。

3. 建立患者档案，连接 CAD/CAM 扫描仪电源，开机预热口腔扫描摄像头。打开取像软件，输入患者信息，选择治疗牙位建档，使口腔扫描仪器处于备用状态。

4. 根据治疗牙位调整牙科椅及光源。

5. 为患者系好一次性治疗巾，佩戴护目镜。

6. 用无菌干棉签取适量凡士林润滑患者口角。

【治疗中护理配合】

医生和护士分别按照四手操作和人体工程学的要求正确就座于工作区，按照操作流程（表 3-4）共同完成治疗，操作过程中严密观察患者的生命体征，必要时给予处理。

表 3-4 椅旁 CAD/CAM 牙体修复技术的护理配合

医生操作流程	护士配合流程
1. 局部麻醉	（1）了解患者的药物过敏史；核对麻醉药物的名称、浓度、剂量、有效期等 （2）传递碘伏棉签消毒麻醉部位 （3）安装注射针头，用弯盘或双手传递注射器，注意预防针刺伤
2. 牙体预备	（1）准备牙间隙测量尺递予医生 （2）在高速牙科手机上安装钻针并递予医生 （3）协助医生牵拉口角并压住舌体，用吸引器管吸净唾液，保持术野清晰 （4）停止操作时，及时用三用枪吹净患牙
3. 排龈	（1）取合适长度排龈线递予医生，或将排龈线用止血凝胶或盐酸肾上腺素浸湿并递予医生，必要时传递眼科剪，协助医生剪掉多余排龈线 （2）传递排龈器予医生
4. CAD/CAM 口腔扫描	（1）及时吸除唾液和水，清洁并干燥口腔扫描区域 （2）移除或关闭牙科椅灯光，同时递予医生已预热的摄像头进行口内取像（图 3-18） （3）协助医生牵拉口角，保持术野清晰，必要时用三用枪轻吹摄像头镜面，防止镜面在口内产生水雾，影响取像效果 （4）取像时告知患者保持头部不动；扫描咬合记录时须告知患者保持咬合状态，如有不适举手示意，不可随意变换体位 （5）取像过程中协助医生查看图像采集是否完整
5. 比色	关闭牙科椅灯光，递予医生比色板比色，同时递予患者镜子，协助记录色号
6. 修复体设计、调磨及试戴	（1）修复体设计完成后，安装磁块，启动研磨仪 （2）高速牙科手机安装合适钻针并递予医生 （3）用咬合纸夹持器传递咬合纸，协助医生检查修复体就位情况 （4）调磨后安装抛光钻针递予医生
7. 粘接嵌体/冠（以嵌体粘接为例） （1）修复体处理	（1）清洁：协助医生采用超声水浴或蒸汽清洗修复体表面后干燥；氢氟酸（HF）酸蚀：将 9% 氢氟酸酸蚀剂涂布于修复体组织面（酸蚀时间以说明书为准），冲洗吹干，粘接面呈现白垩色，涂布自酸蚀粘接剂，吹干
（2）预备体处理	（2）根据牙位选择橡皮障夹传递给医生，并协助安装橡皮障，递予医生 75% 乙醇进行清洁消毒，递予医生 37% 的磷酸，及时吸除冲洗液
（3）粘接、固化	（3）医生吹干牙面后递予蘸有自酸蚀粘接剂的毛刷，递予医生光固化灯，将树脂水门汀注入修复体的组织面，涂抹均匀后递予医生（图 3-19），递予医生光固化灯
8. 拆卸橡皮障	递予医生橡皮障夹钳，协助拆卸橡皮障
9. 调𬌗	用咬合纸夹持器递予医生咬合纸，协助医生检查并及时吸除唾液和水
10. 整理用物	（1）取下患者护目镜，嘱患者漱口，整理用物 （2）脱手套，手卫生

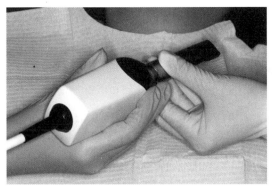

图 3-18 传递口腔扫描摄像头

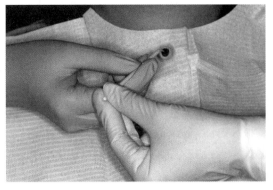

图 3-19 传递修复体

【治疗中注意事项】

1. 操作前应核对材料的名称和有效期,准确取用,现用现取,以免影响治疗效果。

2. 应根据不同材料选择合适的酸蚀时间。

3. 光固化操作时递予医生护目镜,同时也注意个人眼部防护。

【治疗后护理】

1. **饮食护理** 嘱患者在粘接材料固化时间(根据材料说明书)内避免用患牙咀嚼,日常避免咬过硬食物。

2. **健康教育** 嘱患者保持口腔卫生。

3. **对症指导** 治疗后患牙出现轻度不适感属于正常反应。如出现较明显的肿胀、疼痛,应及时复诊。

（刘东玲）

第六节　牙齿美白治疗术的四手护理配合

牙齿美白是指将氧化性漂白药物放在牙齿表面或内部,与牙齿发生化学反应,使牙齿本身的颜色变白,或用物体黏附在牙齿表面遮盖牙齿本色,使牙齿颜色变白的过程。

冷光美白是临床常见的一种牙齿美白方法。冷光美白的原理是将波长介于480~520nm之间的高强度蓝光,经光纤传导,通过镀膜处理的光学镜片,隔除有害的紫外线与红外线,照射在涂有美白剂的牙齿上,在最短的时间内使美白剂通过牙本质小管快速渗透牙齿的表面及深层,与沉积的色素发生氧化还原反应,从而改变牙釉质和牙本质的颜色。它具有疗程短、使用安全且不磨除自然牙的特点,对内源性和外源性着色牙均有明显效果,是目前较为理想的牙齿美白疗法。

【适应证】

1. 未知诱因的牙齿表面黑黄色变。

2. **外源性色素粘染** 如烟渍、咖啡、可乐等。

3. **内源性色素沉着** 如四环素牙等。

4. **氟斑牙**。

5. **先天性色泽不均** 如牙釉质发育不全等。

【非适应证】

1. 年龄未满 16 周岁。

2. 孕妇及严重的牙周病患者。

3. 高度敏感性牙齿、牙釉质发育不全或者牙齿有较多缺损者。

【用物准备】

1. **常规用物** 见本章第二节"常规用物"。

2. **冷光美白套装用物** 护唇油、抛光膏、开口器、护面纸巾、专业美白牙膏、光固化牙龈保护剂、隔湿棉卷、牙齿美白凝胶及注射头。

3. **其他用物** 比色板、拉钩、护目镜、光固化灯、光固化灯套、脱敏剂。

【患者准备】

1. **心理护理** 患者牙齿上有白垩色至褐色的斑块，或者牙齿颜色不均匀，影响美观，导致其心理负担加重，产生担忧心理和焦虑情绪。护理人员应做好患者心理安抚，耐心讲解预期治疗效果，使其担忧、焦虑情绪缓解，主动配合治疗。

2. 核对患者信息，引导患者至牙科椅，与患者解释操作流程和注意事项，取得患者的理解和配合，协助患者漱口。

3. 根据治疗牙位调整牙科椅及光源。

4. 为患者系好一次性治疗巾，佩戴护目镜。

5. 用无菌干棉签取适量凡士林润滑患者口角。

【治疗中护理配合】

医生和护士分别按照四手操作和人体工程学的要求正确就座于工作区，按照操作流程（表 3-5）共同完成治疗，操作过程中严密观察患者的生命体征，必要时给予处理。

表 3-5 牙齿美白治疗术的护理配合

医生操作流程	护士配合流程
1. 术前比色	递予医生比色板、拉钩，协助医生用拉钩牵拉患者口角进行术前拍照
2. 牙齿预备及牙龈保护	（1）在低速牙科手机上安装抛光杯，递予医生抛光膏，并使用吸引器管及时吸唾 （2）递予医生遮光护目镜，同时自行佩戴遮光护目镜 （3）递予医生开口器，并协助开口器佩戴 （4）递予医生护面纸巾、隔湿棉卷、安装冷光美白套装内光固化牙龈保护剂的注射头并递予医生（图 3-20），传递光固化灯
3. 涂抹美白凝胶	安装美白凝胶注射头，递予医生（图 3-21）

医生操作流程	护士配合流程
4. 冷光照射	（1）连接冷光美白仪,参考美白材料说明书调整时间 （2）照射停止时通知医生,递给医生吸引器管 （3）传递棉球或纱布擦拭美白凝胶
5. 重复 3、4 步骤	重复上述步骤 1~2 次,直到获得理想的效果,切勿涂抹超过 3 次
6. 保护牙面	（1）协助医生去除牙龈保护剂,协助医生取下开口器、护面纸巾,递予医生脱敏剂 （2）协助患者用温水反复漱口
7. 术后比色	（1）递予医生比色板 （2）协助医生拍照存档
8. 整理用物	（1）取下患者护目镜,嘱患者漱口并整理用物 （2）脱手套,手卫生

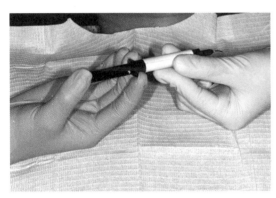

图 3-20　传递光固化牙龈保护剂

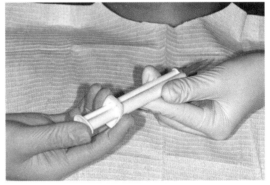

图 3-21　传递美白凝胶

【治疗中注意事项】

1. 牙齿冷光美白前,嘱患者做好口腔准备,如牙周洁治,龋齿、楔状缺损要先做充填。

2. 清除美白剂时要用吸引器管吸走美白凝胶,忌用水冲洗,防止刺激黏膜。

3. 调整冷光美白仪照射的角度,使其与牙齿表面垂直,冷光美白仪的灯头尽量靠近牙面。

4. 在美白过程中患者如有不适,应该调弱光照强度再继续;如有较严重的敏感或疼痛,通知医生立即终止操作。

5. 冷光美白仪照射过程中,医、护、患均应注意眼部防护。

【治疗后护理】

1. **饮食护理**　嘱患者术后 24h 内避免食用有色食物、避免吸烟,同时避免食用过冷、过热食物以免刺激牙髓。

2. 健康教育　避免使用有色牙膏及含漱液,指导患者正确的刷牙方法。

3. 对症指导　告知患者美白剂渗透牙齿后会继续作用,牙面颜色一般48h内会变得均匀;治疗后牙齿可能会出现敏感、酸痛,一般在术后24h内消失。

（刘东玲）

第四章 口腔修复诊疗的护理

学习目标

完成本章内容学习后,学生能够:
1. 描述牙体缺损、牙列缺损、牙列缺失的概念及临床表现。
2. 描述冠桥修复术、全瓷冠修复术、全瓷贴面修复术、桩核冠修复术、局部义齿修复术、全口义齿修复术的概念及基本治疗步骤。
3. 列举常见修复治疗方法的适应证、操作步骤和护理配合流程。
4. 列举冠桥修复术、全瓷冠修复术、全瓷贴面修复术、桩核冠修复术、局部义齿修复术及全口义齿修复术的分类。
5. 列举全瓷冠修复术和全瓷贴面修复术的优缺点。
6. 应用四手操作技术完成冠桥修复术、全瓷冠修复术、全瓷贴面修复术、桩核冠修复术、局部义齿修复术及全口义齿修复术的护理配合。

第一节 口腔修复治疗概述

一、牙体缺损修复护理

牙体缺损是指各种牙体硬组织不同程度的质地和生理解剖外形的损坏或异常,它常表现为正常牙体形态、咬合及邻接关系的破坏。因而常常对咀嚼、发音、面容、牙髓、牙周组织甚至全身健康等产生不良影响。牙体缺损是口腔科一种常见病和多发病,多数情况下,牙体缺损能够采用充填治疗方法进行修复,但如果牙体缺损范围大,缺损程度严重,或充填不易成功时,就应采用修复体粘固的方法完成治疗。这种修复方法属于固定修复,患者不能自行取戴。常用的修复体有嵌体、部分冠、全冠和桩核冠等。

【病因和发病机制】
1. **龋病** 表现为牙体硬组织变色、脱钙软化和龋洞形成。
2. **牙外伤** 意外撞击或撕咬硬食等造成切角、牙尖破坏或牙折、牙裂。
3. **磨损** 牙在使用过程中的生理性磨损或病理性磨损,可造成牙本质过敏、牙髓炎、根尖周炎等。
4. **楔状缺损** 由于横行刷牙或者酸的作用,造成牙颈部唇面或颊面楔形凹陷缺损。常伴有牙本质过敏、牙龈萎缩,严重者可出现牙髓症状甚至牙折。

5. 酸蚀症　牙长期受到酸的作用发生脱钙而造成的牙外形损坏,表现为前牙区唇面切缘呈刀削状的光滑面。常伴有牙本质过敏、牙冠褐色斑。

6. 发育畸形　牙发育畸形及发育异常是在牙发育和形成过程中出现形态、结构或颜色异常。常见的发育畸形是釉质发育不全、氟斑牙及过小牙等。

【临床表现】

牙体硬组织不同程度的质地和生理解剖形态的损坏或异常。

【治疗原则】

采用修复术将修复体粘固在患牙上以恢复牙体组织完整性。通过制作嵌体、部分冠、全冠等方式恢复缺损牙体的形态、功能。牙体缺损修复治疗的主要流程为:修复设计、牙体预备、印模制取、模型灌注、修复体制作、修复体戴入。

二、牙列缺损修复护理

牙列缺损是指在上、下颌牙列内的不同部位有不同数目的牙齿缺失,牙列内同时有不同数目的天然牙存在。牙列缺损是口腔修复临床常见和多发性缺损畸形。牙列缺损破坏了咀嚼器官的完整性,如未及时修复,可造成缺隙的邻牙倾斜移位,影响口腔功能,或引起龋病、牙周病、颞颌关节功能紊乱等疾患。因此,经口腔细致检查和必要的修复前准备后,应制作义齿修复牙列缺损。

【病因和发病机制】

1. 龋病　龋病若未进行及时治疗,可导致牙体组织不断破坏,形成残根、残冠、根尖脓肿。患牙松动或无法治疗而脱落或被拔除,从而造成牙列缺损。

2. 牙周病　牙周病会导致牙周组织逐渐破坏,牙齿松动、脱落或被拔除,形成牙列缺损。

3. 外伤　外力撞击、病理性磨耗可导致牙受伤折断或脱落,造成牙列缺损。

4. 颌骨疾病　颌骨骨髓炎、上下颌骨的各种肿瘤等可导致牙列缺损。

5. 发育障碍　内分泌障碍、遗传、营养不良等可造成牙萌出不全、发育畸形、冠小根短、过早脱落而形成牙列缺损。

【临床表现】

患者后牙缺失造成咀嚼功能减退;前牙缺失表现为发音不清;唇部内陷影响患者面容。

【治疗原则】

牙列缺损采用义齿进行修复,按照其固位方式不同,分为固定义齿和可摘局部义齿两种。固定义齿是利用缺牙间隙相邻两侧或一侧的天然牙、牙根或种植体作支持,通过粘接剂将义齿粘固其上,患者不能自行取戴,故称为固定义齿,又称为固定桥。可摘局部义齿是利用天然牙与黏膜作为支持,通过固位体卡环和基托将义齿固定在牙列内,患者可以自行取戴,故称为可摘局部义齿,又称为活动义齿。作为牙列缺损的两种修复方式,固定义齿和可摘局部义齿修复各有其优缺点和适用范围,应根据患者的具体情况和患者的意愿进行选择。主要步骤为:牙体预备、印模制取、确定咬合关系、试戴蜡牙、调整戴入义齿等。

三、牙列缺失修复护理

牙列缺失是指整个牙弓上下不存留任何天然牙或牙根,又称无牙颌。牙列缺失对患者的面容、咀嚼功能产生重大影响,是一潜在的病理状态。随着时间的推移,可引起牙槽嵴、口腔黏膜、颞下颌关节、咀嚼肌和神经系统的改变。

近年来,随着人们生活质量的提高、保健意识的增强和口腔预防医学的进步,牙列缺失出现的年龄推迟了。即使出现牙列缺失,患者对保护剩余口腔组织的要求也提高了,这就要求医务工作者不仅具备解剖学、生理学、病理学等基础医学知识,还要有心理学、老年医学及医学美容等相关知识。

【病因和发病机制】

1. 龋病、牙周病　龋病、牙周病严重到一定程度,牙齿自行脱落或被拔除造成牙列缺失。

2. 生理退行性改变　老年人生理退行性改变导致牙齿脱落形成牙列缺失。

【临床表现】

患者咀嚼功能几乎丧失,发音不清、鼻唇沟加深、口角下陷、面部明显衰老。

【治疗原则】

为牙列缺失患者制作的义齿称全口义齿。制作全口义齿可恢复患者发音、面容及部分咀嚼功能。全口义齿由基托和人工牙两部分组成,是黏膜支持式义齿,靠义齿基托与上下颌黏膜贴合产生的大气压力和吸附力固定于牙槽嵴上,用以恢复患者面部形态和功能。行全口义齿修复治疗的步骤主要是:印模制取、确定咬合关系并进行粭位关系记录、试戴全口蜡牙、全口义齿戴入。

(毕小琴)

第二节　冠桥修复术的四手护理配合

一、冠桥修复术

冠桥修复术是口腔修复治疗的一种方式,是利用缺牙间隙相邻两侧或一侧的天然牙或牙根作为基牙,通过其上的固位体将义齿粘固于天然牙上,从而达到修复患者牙列缺损的目的。又因其体积小、颜色逼真、患者不用自行取戴、咀嚼功能恢复较好等优点,故而在临床上使用日益增多。

【适应证】

1. 缺牙数目

(1)牙弓内一个或两个牙即少量数目的牙缺失者。

(2)缺牙区邻牙可做固定桥的桥基牙者。

（3）缺失牙为间隔缺失,中间基牙可增加支持者。

2. 基牙条件

（1）牙冠高度适当,形态正常,牙体组织健康。

（2）牙根粗壮并有足够长度,牙周组织健康。

3. 口腔状况

（1）余留牙无病损,口腔卫生良好。

（2）缺牙区牙槽嵴吸收趋于稳定,咬合关系基本正常。

【用物准备】

1. **常规用物**　一次性口腔治疗盘、一次性口杯、吸引器管、三用枪、护目镜。

2. **局部麻醉**　表面麻醉剂、口腔麻醉针头、卡局式注射器。

3. **牙体预备**　牙科手机、钻针。

4. **排龈用物**　排龈器、排龈线。

5. **制取印模**　托盘、印模材料、调拌用具。

6. **咬合记录**　红蜡片、雕刻刀、酒精灯或咬合记录硅橡胶。

7. **试戴用物**　咬合纸、牙线、去冠器、各类砂石钻针及金刚砂钻针。

8. **粘固用物**　粘接剂、调拌用具。

9. **其他用物**　比色板、75% 乙醇棉球、碘伏、棉签、纱团等。

【患者准备】

1. 了解患者的口腔情况、治疗流程,按需准备好相应的影像资料。

2. 引导患者坐于牙科椅,与患者解释操作流程和注意事项,取得患者的理解和配合,协助患者漱口。

3. 调整牙科椅,协助其平躺,调整头托,使其处于治疗的舒适卧位。

4. 给患者系好治疗巾,佩戴护目镜。

5. 调节灯光,使治疗区域视野清晰。

【治疗中护理配合】

医生和护士分别按照四手操作和人体工程学的要求正确就座于工作区。护士按照固定义齿修复的操作流程依次为医生传递器械和材料（表 4-1）。

表 4-1　冠桥修复术的四手护理配合

医生操作流程	护士配合流程
1. 局部麻醉	（1）与患者充分沟通,解释手术过程和局部麻醉的方法 （2）询问患者是否有局部麻醉药物的过敏史,以及是否有其他基础性疾病 （3）准备好所需的局部麻醉药物、注射器、棉球等物品 （4）递碘伏棉签给医生,消毒麻醉部位 （5）检查注射器各关节是否连接紧密,核对麻醉药的名称、浓度、剂量、有效期及患者姓名等,无误后抽吸或安装麻醉药物,用弯盘或双手递予医生 （6）在注射过程中,密切观察患者的反应,如出现不适或异常情况,立即报告医生 （7）使用吸唾器清除口腔内的分泌物和血液,保持口腔清洁

医生操作流程	护士配合流程
2. 牙体预备	（1）使用三用枪和吸引器管，及时吸出唾液及冷却液，牵拉口角、压住舌体，为医生提供清晰的操作视野 （2）仔细观察患者的反应，如患者感到不适，应停止操作，让患者稍作休息，必要时进行相应处理 （3）医生根据修复需要，对患牙的颊面、舌面、邻面、颌面、颈缘等部位进行制备时，护士应根据需要，及时协助更换钻针 （4）牙体制备完成，提供排龈线给医生收缩牙龈
3. 制取印模	（1）准备好所需的印模材料和合适的托盘，并确保清洁和消毒有效 （2）调拌印模材料，并将其放入患者口腔中制取印模 （3）印模材料固化前，协助医生确保印模材料充分密合牙齿和牙周组织，避免气泡和不足 （4）提供必要的吸唾操作，以清除口腔内的唾液和多余的印模材料 （5）印模取出后，用清水冲洗，消毒后进行模型灌注
4. 咬合记录	（1）点燃酒精灯，备蜡片或蜡条供医生在患者口内进行蜡殆记录；或传递咬合记录硅橡胶进行咬合记录 （2）完整地保存患者的咬合记录，以确保患者的咬合关系正确
5. 比色	（1）关闭牙科椅灯光，传递比色板 （2）引导患者至自然光线下进行比色 （3）询问患者对牙齿颜色的偏好，以确保修复后的牙齿与患者的期望相符
6. 修复体试戴及粘固	（1）准备好粘固所需的各种材料和工具 （2）让患者试戴修复体，检查是否合适，包括颜色、形状、大小、咬合关系等 （3）协助医生调整修复体的位置和咬合关系，确保修复体与邻牙和对位牙齿的接触点适当 （4）协助医生将修复体轻轻放置在牙齿上，确保其正确的位置和咬合关系。患者满意后，调拌粘接剂，协助医生进行粘接 （5）及时吸唾，保证术区的干燥及清洁 （6）传递咬合纸，确保修复体的咬合功能和舒适度

【治疗中注意事项】

1. 严格执行查对制度。

2. 操作过程中关爱患者，严密观察患者的反应，必要时给予处理。

3. 及时吸除口内唾液和冲洗液，必要时协助医生牵拉口角，保持术野清晰。

4. 操作中使用的金刚砂钻针类型较多，护士要了解其特点，准确选择，及时传递。

5. 操作时应注意核对材料的名称、有效期。准确取用，现用现取，以免影响材料的治疗效果。

【治疗后护理】

1. 饮食护理 前牙修复的患者，嘱其不可撕咬食物，以免造成修复体折裂；后牙修复的患者，嘱其不要咬太硬的食物，以免修复体崩裂。

2. 健康教育 注意口腔清洁，保持口腔卫生。

3. 对症指导 告知患者，术后患牙出现轻度疼痛或不适感属于正常反应；若疼痛或不适持续存在，及时到医院复诊。

二、全瓷冠修复术的四手护理配合

全瓷冠是以陶瓷材料制成的覆盖整个牙冠表面的修复体,其色泽美观、生物相容性良好、不会影响影像学检查的结果。按陶瓷成分的分类,可分为玻璃基全瓷材料、氧化铝基全瓷材料以及氧化锆基全瓷材料。根据制作全瓷冠材料成分的不同,粘接时应遵医嘱选择适合的粘接剂,使粘接完成的全瓷冠尽量稳固。全瓷冠因其固位力强,对牙体硬组织有很好的保护作用,在各类固定修复体中全瓷冠占有的比例最大。

全瓷冠修复术的优点:①美观性好,全瓷冠的层次、色泽最接近真牙,对光线的反射也更接近天然牙,能够提供最佳的美学效果;②生物相容性高,全瓷材料在口腔环境中具有极好的生物相容性,不会刺激牙龈,也不会引起过敏反应;③耐用性强,全瓷冠具有很高的强度,能够承受口腔内的咀嚼力,不易崩瓷,使用寿命长;④不影响磁共振检查,全瓷冠不含金属,因此不会对磁共振等影像学检查产生干扰。缺点:①价格较高,全瓷冠的制作工艺复杂,材料成本高,因此价格相对其他牙冠偏高;②制作周期长,全瓷冠的制作需要精确的印模和技工室的精细制作,因此制作周期相对较长;③适应证有限,全瓷冠虽然具有很多优点,但并不是所有人都适合使用,例如牙齿缺损过大、咬合过紧等情况可能需要选择其他类型的牙冠。

【适应证】

牙体缺损须行全瓷冠修复者。

【用物准备】

1. 常规用物　一次性治疗盘、吸引器管、防护膜、护目镜、一次性口杯、三用枪、光固化灯、光固化灯套。

2. 橡皮障隔离用物　橡皮障布、打孔器、橡皮障夹钳、橡皮障夹、橡皮障支架,橡皮障辅助工具如橡皮障打孔模板、牙线、固定楔线、吸水纸垫等。

3. 粘接用物

(1)调改器械:牙科手机、钻针。

(2)树脂水门汀粘接剂:根据修复体制作材质不同选择。

(3)其他:咬合纸、抛光膏、抛光钻针、抛光杯、75% 乙醇棉球、面镜等。

【患者准备】

1. 引导患者坐于牙科椅,与患者解释操作流程和注意事项,取得患者的理解和配合,协助患者漱口。

2. 放平牙科椅,调整头托,协助其平躺。

3. 给患者系好治疗巾,佩戴护目镜。

4. 调节灯光。

【治疗中护理配合】

医生和护士分别按照四手操作和人体工程学的要求正确就座于工作区。护士按照全瓷冠修复的操作流程依次为医生传递器械和材料(表 4-2)。基牙预备、制取印模等流程参见本章第二节"冠桥修复术的护理配合"。

表 4-2　全瓷冠修复术的四手护理配合

医生操作流程	护士配合流程
1. 试戴与调磨	（1）准备好全瓷冠修复所需的材料、器械和设备 （2）将准备好的全瓷冠放置在患者的牙齿上，检查其颜色、形状、大小、咬合关系等是否符合要求 （3）根据患者的咬合情况和全瓷冠的位置，协助医生使用调磨工具对全瓷冠进行调磨 （4）调磨过程中，及时清除磨下的碎瓷，保持视野清晰 （5）让患者再次试戴全瓷冠，检查其咬合功能和舒适度
2. 修复体外表面处理	（1）传递抛光用具，供医生对调磨过的全瓷冠表面进行抛光处理 （2）及时清除口腔内的唾液和碎屑，保持口腔清洁
3. 修复体组织面处理	传递 75% 乙醇棉球清洁修复体内污染物
4. 安装橡皮障，暴露基牙	（1）准备橡皮障及其相关工具，如橡皮障夹、打孔器等 （2）协助医生将橡皮障放置在适当的牙齿上，确保橡皮障紧密贴合牙齿表面 （3）观察患者，关心患者的感受
5. 基牙处理	（1）遵医嘱传递酸蚀剂酸蚀基牙 （2）冲洗吹干基牙，及时吸出冲洗液 （3）传递 75% 乙醇棉球清洁基牙
6. 修复体粘接	（1）准备所需的材料和设备 （2）协助医生使用酸蚀剂处理牙齿表面，增加粘接面积和粘接力 （3）按需传递光固化灯，促进树脂凝固，协助医生调整固化灯的位置和角度，确保粘接剂均匀固化
7. 粘接后处理	传递牙线、探针，协助医生清理溢出冠外的多余粘接剂
8. 去除橡皮障，检查修复效果	（1）协助医生拆除橡皮障 （2）传递口镜、咬合纸，协助医生检查固位、咬合情况 （3）传递面镜，患者确认粘接效果

【治疗中注意事项】

1. 全瓷冠的材料种类较多，粘接前应了解制作全瓷冠的材料类型，准确选用粘接剂。

2. 全瓷冠粘接剂的类型较多，不同类型的粘接剂使用方法有所区别。应了解粘接剂的使用方法，规范操作。

3. 使用光固化灯促进树脂粘接剂固化的过程中，医护人员及患者应注意眼部防护。

4. 操作过程中应及时吸除口内唾液和冲洗液，必要时协助医生牵拉口角，保持视野清晰。

5. 操作过程中严密观察患者的反应，必要时给予处理。

【治疗后护理】

1. 饮食护理　告知患者前牙修复后不可用修复体撕咬食物；后牙修复后不可用修复体咀嚼过硬食物，如甘蔗、骨头等，以免损坏修复体。

2. 健康教育　指导患者采用正确的刷牙方法，保持良好的口腔卫生。

3. 对症指导　修复体戴入后如有不适，立即到医院复诊，并遵医嘱定期复查。

知识拓展

玻璃基全瓷材料的特点

玻璃基全瓷材料透光性好,美学性能突出,就位后色泽与邻牙融为一体,多用于前牙的美学修复。这类材料与其他种类全瓷材料相比机械强度较低,适用于贴面、嵌体、单冠的制作。

（毕小琴）

第三节 全瓷贴面修复术的四手护理配合

全瓷贴面修复术是一种牙齿美容和修复的方法,它使用薄瓷质材料覆盖牙齿的前表面,以此来改善牙齿的外观,包括颜色、形状、大小和间距。这种修复方法适用于多种牙齿问题,如染色、轻微错位、轻微裂痕或间隙以及颜色不均匀的牙齿。

全瓷贴面修复术的优点:①美观性:全瓷贴面具有优异的美学效果,可以模拟天然牙齿的颜色和透明度,达到几乎无法区分的自然效果;②微创性:相比全冠修复,全瓷贴面通常只需要去除少量的牙釉质,因此是一种微创的修复方法;③生物相容性:全瓷材料具有良好的生物相容性,对牙龈组织的刺激较小,适合敏感的口腔环境;④耐久性:虽然全瓷贴面较薄,但现代陶瓷材料制成的贴面具有很高的强度和耐久性,只要正确护理,可以使用多年;⑤保留牙本质:由于不需要像全冠修复那样去除更多的牙体组织,全瓷贴面有助于保持牙齿的结构和强度;⑥不易染色:全瓷贴面对色素的抵抗力强,不易被咖啡、茶、烟草等物质染色。缺点:①成本较高:全瓷贴面通常比传统的修复方法(如金属陶瓷冠、直接充填物)成本更高;②技术敏感性:全瓷贴面的设计和粘接过程对牙医的技术要求较高,需要精确的牙体预备和粘接技术;③适用范围有限:对于严重牙齿破损、严重错位或咬合问题,全瓷贴面可能不是最佳选择;④粘接力问题:虽然现在的粘接技术已非常先进,但全瓷贴面仍有脱落的可能性,尤其是在受外力冲击或长期咀嚼力作用下。

【适应证】

1. **颜色改变** 由于内源性因素(如四环素牙、氟斑牙)或外源性因素(如咖啡、茶、烟草等)导致的牙齿颜色改变。

2. **形态异常** 牙齿形态不佳,如过小、过短、过圆或过方,或者牙齿之间形状不协调。

3. **轻微错位** 对于轻微错位或排列不齐的牙齿,如果患者不想进行正畸治疗,可以选择全瓷贴面来改善外观。

4. **间隙关闭** 关闭牙齿之间的间隙,尤其是前牙之间的间隙。

5. **修复破损** 修复轻微裂痕、磨损或边缘缺损的牙齿。

6. **美学修复** 全瓷贴面具有良好的透光性和仿真效果,适用于追求自然美观效果的患者。

【用物准备】

1. 用物准备　一次性口腔器械盘、三用枪、吸引器管、棉球及棉卷、75% 乙醇棉球、排龈器、排龈线、牙线。

2. 局部麻醉　阿替卡因或利多卡因等麻醉药品、注射针头、注射器。

3. 牙体预备　牙科手机、磨头、金刚砂钻针、抛光工具。

4. 牙齿印模　口腔精准印模材料,如硅橡胶或聚醚等印模材料,或者进行 3D 数字化口腔扫描。

5. 牙色选择　比色板。

6. 贴面粘接　特殊粘接材料、酸蚀剂、氢氟酸、光固化灯。

7. 修整和调整　咬合纸、抛光钻针、抛光杯。

【患者准备】

1. 评估患者的口腔状况和治疗需求,备齐影像资料。

2. 指导患者坐在牙科椅上,向患者详细说明即将进行的治疗步骤和须注意的事项,以确保患者充分理解并积极配合,帮助患者进行口腔清洁。

3. 调整牙科椅,帮助患者采取舒适的仰卧位,调整头枕以增加患者的舒适度。

4. 为患者系上治疗巾,并为患者戴上护目镜以保护眼睛。

【治疗中护理配合】

医生和护士分别按照四手操作和人体工程学的要求正确就座于工作区。护士按照全瓷贴面修复术的操作流程依次为医生传递器械和材料(表 4-3)。

表 4-3　全瓷贴面修复术的四手护理配合

医生操作流程	护士配合流程
1. 牙体预备	(1)准备所需的材料和设备 (2)传递预备器械,及时清理牙体预备产生的牙釉质碎片,保持术野清晰 (3)使用牙线或探针协助医生确认预备量,确保贴面能够顺利就位
2. 印模制取	(1)根据患者的牙弓形状和大小选择合适的印模托盘 (2)调拌印模材料,确保混合均匀和充分 (3)护士计时并提醒医生印模材料的固化时间,确保印模材料充分固化 (4)灌制石膏模型
3. 暂时修复体	(1)传递光固化复合树脂,光固化,吸唾 (2)传递咬合纸,确保患者咬合正确及舒适度
4. 选色	(1)传递比色板 (2)调整比色灯的位置和角度,确保评估时的光线条件一致 (3)记录比色信息,并确保信息的准确无误
5. 粘接	(1)氢氟酸酸蚀全瓷贴面 (2)试戴后,超声震荡,吹干 (3)传递硅烷偶联剂,用于增加粘接强度 (4)传递 32% 磷酸酸蚀剂酸蚀牙体,牙本质 10~15s;牙釉质 15~30s (5)牙本质涂完吹干;牙釉质涂完吹薄吹匀;双固化树脂粘接 (6)贴面边缘应用阻氧剂,每个牙面再次充分光照,使粘接材料全固化
6. 清理抛光	(1)贴面光照后,传递探针、牙线、口镜,协助医生去除多余粘接剂 (2)向患者说明注意事项,清理所用器械

【治疗中注意事项】

1. 应提前了解治疗计划,调整照明,确保治疗区域有足够的光线,以便清晰地看到操作部位。并在治疗过程中密切观察医生的需求,及时提供相应的工具和材料。

2. 应确保患者在治疗过程中保持舒适,包括调整椅位、提供头部和颈部支撑、确保患者口部干燥等。在治疗前、后,帮助患者清洁口腔。负责患者的情绪安抚,解释治疗步骤,减少患者的紧张和焦虑。

3. 在治疗前准备好所有必要的材料和设备,包括全瓷贴面、粘接剂、模具材料、照明设备、吸引器管等,并确保它们处于良好的工作状态。

4. 术中及时吸引,保持视野清晰,并在必要时协助医生进行牙齿预备和贴面调整。

5. 在贴面粘接过程中,护士应准确传递医生所需的粘接剂和固化灯,并根据医生的指示进行固化时间的计时。

6. 治疗完成后,护士应向患者提供术后护理指导,包括饮食建议、口腔卫生习惯、定期复查的重要性等。

【治疗后护理】

1. **饮食护理** 尽量避免进食红酒、茶、咖啡、梅子类食品,因为这些食物会引起牙齿贴面色素沉着。不用全瓷贴面牙啃咬较硬的食物或物品,以防贴面脱落。

2. **健康教育** 贴面应避免撞击,以防碎裂。避免使用粗颗粒牙膏,牙膏中的颗粒会影响贴面的光洁度,注意清洁牙龈的位置。建议每日至少使用 1 次牙线,这样可以清除牙齿间隙中的软垢。

3. **对症指导** 告知患者在使用过程中,一旦出现牙龈出血等症状,应尽早到医院就诊,以明确是否为贴面所致,并及时治疗。

(毕小琴)

第四节　桩核冠修复术的四手护理配合

根管治疗牙体缺损后,须做全冠修复时,若剩余的牙体组织无法形成足够的全冠固位形,须先制作桩核,在其上完成全冠修复,即桩核冠修复。它由桩核和全冠组成,具有美观、固位良好、操作简便等优点。可以分为金属桩核冠、纤维桩核冠等。桩核冠临床修复须经过以下步骤:①冠部牙体及根管桩道制备,制作桩核或桩核蜡型;②试戴、粘固桩核,制取冠修复印模;③试戴、粘固全冠,完成修复。

【适应证】

1. 患牙经过完善的根管治疗,根尖周无炎症或炎症已完全控制,无骨质吸收或骨质吸收不超过根长的 1/3,且骨质吸收已稳定者。

2. 牙冠大部分缺损无法充填治疗或全冠修复固位不良者。

3. 前牙错位牙、扭转牙没有条件行正畸治疗者。

4. 牙冠短小的变色牙、畸形牙不能行全冠修复者。

5. 作固定义齿的固位体的残冠残根。

【非适应证】

1. 18 岁以下的青少年,一般不宜做桩核冠修复。

2. 有明显根尖周感染和临床症状,根管感染未能有效控制,瘘管口未闭且有分泌物者,不得行桩核冠修复。

3. 严重的根尖吸收,牙槽骨吸收超过根长的 1/3,根管弯曲而且细小,无法取得足够的桩核长度和直径者。

4. 根管壁已有侧穿,且伴有根、骨吸收和根管内感染者。

5. 牙槽骨以下的斜形根折,伴断牙牙根松动者。

【用物准备】

1. **常规用物** 一次性治疗盘、吸引器管、防护膜、护目镜、一次性口杯、三用枪。

2. **橡皮障隔离用物** 见第二章第三节"橡皮障隔离技术"。

3. **桩核制备用物**

(1)器械:牙科手机、钻针。

(2)金属桩核预备用物:①直接法制作时准备大头针、嵌体蜡条/蜡棒、柳叶蜡刀、酒精灯、液体石蜡、打火机、牙胶棒。②间接法制作时准备大头针、印模材料、托盘。

(3)纤维桩核预备用物:纤维桩预备钻、纤维桩。

4. **桩核粘接** 光固化灯、粘接材料(树脂粘接剂)、毛刷。

5. **印模制取材料** 印模材料、托盘、橡皮碗、调拌刀。

6. **其他** 根管暂封剂、排龈线、排龈器、咬合纸、抛光膏、抛光钻针、75% 乙醇棉球、棉球、棉签、面镜等。

【患者准备】

1. 引导患者坐于牙科椅,与患者解释操作流程和注意事项,取得患者的理解和配合,协助患者漱口。

2. 放平牙科椅,调整头托,协助其平躺。

3. 给患者系好治疗巾,佩戴护目镜,调节灯光。

【治疗中护理配合】

医生和护士分别按照四手操作和人体工程学的要求正确就座于工作区。护士按照桩核冠修复的操作流程依次为医生传递器械和材料(表 4-4)。

表 4-4 桩核冠修复术的四手护理配合

医生操作流程	护士配合流程
1. 安装橡皮障,暴露基牙	(1)协助牵拉口角、固定橡皮障 (2)观察患者的口腔状况,关心患者的感受
2. 根面及根管预备,制作桩核	(1)准备所需的材料和设备 (2)传递牙科手机、钻针进行根面与根管预备 (3)协助医生正确放置和固定橡皮障,确保橡皮障的密封性和稳定性 (4)及时吸唾,保持术野清晰

续表

医生操作流程	护士配合流程
（1）直接法制作金属桩核	（1）点燃酒精灯,传递柳叶蜡刀和直径合适的嵌体蜡条或嵌体蜡棒 （2）传递大头针,协助医生将烤热的大头针插入根管内 （3）传递三用枪,协助医生用三用枪冲洗根管,使蜡型冷却 （4）传递柳叶蜡刀和蜡条,协助进行核部堆塑 （5）传递根管暂封剂 （6）协助医生拆除橡皮障,协助患者整理面容
（2）间接法（又称印模法）制作金属桩核	（1）将印模材料装入输送器后传递给医生 （2）传递大头针、印模材料 （3）传递堆满印模材料的托盘 （4）待印模凝固后协助医生取出,灌注模型 （5）传递根管暂封剂,协助封闭根管 （6）协助医生拆除橡皮障,协助患者整理面容
（3）纤维桩核	（1）传递型号适合的纤维桩、粘接材料、桩核树脂材料及柳叶蜡刀,协助医生进行核部堆塑 （2）传递光固化灯 （3）传递咬合纸、高速牙科手机 （4）协助医生拆除橡皮障,协助患者整理面容
3. 桩核粘固	（1）传递牙科手机给医生 （2）传递咬合纸、棉球,协助取出根管内的暂封物,协助将桩核插入根管内试戴 （3）传递 75% 乙醇棉球 （4）调拌粘接剂,协助粘固桩核
4. 印模制取	（1）传递牙科手机、咬合纸 （2）传递排龈器、排龈线
5. 比色	关闭牙科椅灯光,传递比色板,在自然光线下进行比色
6. 全冠试戴及粘固	调拌粘接剂,协助医生进行粘固
7. 粘固后处理	传递牙线、探针,协助医生清理溢出冠外的多余粘接剂
8. 检查桩核冠修复效果	（1）传递口镜、咬合纸,协助医生检查固位、咬合情况 （2）传递面镜,患者确认修复效果

【治疗中注意事项】

1. 桩核材料不同,制作方法也不同。操作前应了解制作核桩的材料,准备相应物品。

2. 使用光固化灯促进桩核材料固化的过程中,医护人员及患者应注意眼部防护。

3. 及时吸除口内唾液和冲洗液。必要时协助医生牵拉口角,保持视野清晰。

4. 操作过程中严密观察患者的反应,必要时给予处理。

【治疗后护理】

1. **饮食护理**　嘱前牙修复的患者勿撕咬食物,后牙修复的患者勿咀嚼过硬的食物,以免牙冠折断或崩裂。

2. **健康教育**　指导患者采用正确的刷牙方法,保持良好的口腔卫生。

3. **对症指导**　修复体戴入后如有不适,立即到医院复诊,并遵医嘱定期复查。

知识拓展

光固化树脂 3D 打印技术

可用于 3D 打印技术的光固化树脂是一种含有光敏材料的复合树脂液体,可用于制作诊断或工作模型、各类树脂修复体(临时义齿、义齿基托等)以及各类手术导板(种植导板、正畸支抗导板、分牙导板、根尖手术定位导板、取骨导板、咬合板等),材料性能满足临床需要。目前,光固化树脂 3D 打印技术在打印速度和打印精度方面提升显著,以选择性区域透光固化技术和连续数字光制造技术为代表的超高速光固化树脂 3D 打印技术可在 15min 内完成树脂牙模或导板的椅旁打印制作,为口腔医学多学科(修复、正畸、儿童、种植等)椅旁数字化制作提供有力支撑。

(毕小琴)

第五节　局部义齿修复术的四手护理配合

可摘局部义齿是利用天然牙、基托下黏膜和骨组织做支持,依托义齿的固位体和基托来固位,用人工牙恢复缺失牙的形态和功能,患者可以自由摘戴的一种修复体。可摘局部义齿一般由基托、人工牙、固位体、连接体组成。

【适应证】

1. 各种牙列缺损,尤其是游离端缺牙者。

2. 牙周病须活动固定松牙者。

3. 拔牙后须制作即刻义齿者。

【用物准备】

1. **常规用物**　一次性治疗盘、一次性口杯、三用枪、吸引器管。

2. **牙体预备用物**　牙科手机,各型金刚砂钻针、砂石钻针。

3. **制取印模用物**　托盘、印模材料、橡皮碗、调拌刀。

4. **确定咬合关系用物**　蜡刀、雕刻刀、蜡刀架、蜡盘、酒精灯、红蜡片、脱色笔,技工钳一套、咬合纸。

5. **其他用物**　面镜、各类磨头。

【患者准备】

1. 引导患者坐于牙科椅,与患者解释操作流程和注意事项,取得患者的理解和配合,协助患者漱口。

2. 调整牙科椅,协助其平躺,调整头托,使其处于治疗的舒适卧位。

3. 给患者系好治疗巾,佩戴护目镜,调节灯光使治疗区域视野清晰。

【治疗中护理配合】

医生和护士分别按照四手操作和人体工程学的要求正确就座于工作区。护士按照可摘局部义齿修复的操作流程依次为医生传递器械和材料(表4-5)。

表4-5　可摘局部义齿修复术的四手护理配合

医生操作流程	护士配合流程
1. 基牙预备	及时吸出唾液及冷却液,牵拉口角,压住舌体,为医生提供清晰的操作视野
2. 印模制取	(1)选择合适的托盘;取上颌印模时,让患者坐直或微仰头;取下颌印模时,让患者头稍向前倾;调拌印模材料,将印模材料盛入托盘中递给医生放入患者口内,完成印模制取;待印模凝固后,小心轻柔地取下 (2)印模取出后,用清水冲洗、消毒后进行模型灌注
3. 确定颌位关系	(1)核对已制作完成的蜡基托模型与患者口腔情况,确定无误后用水将模型浸湿 (2)点燃酒精灯,烧热蜡刀,备好红蜡片及雕刻刀,按需要制作蜡基底 (3)医生烤软红蜡片在蜡基托上制作颌堤,并将其放入患者口内,趁蜡颌堤软时嘱患者做牙尖交错位咬合,然后取出放回模型上,按照咬合印迹对好上下颌模型
4. 试戴蜡牙	(1)将排好人工牙的蜡基托放入患者口内进行试戴,并让患者通过面镜观看牙齿的形态、颜色、大小及位置 (2)若个别蜡牙须调整,及时点燃酒精灯加热蜡刀备用
5. 义齿戴入	(1)将已完成的义齿放入检查盘内,指导患者术前漱口 (2)医生调磨义齿时,护士可用强力吸引器,吸去碎屑 (3)若卡环需要调整,按医嘱传递所需牙用钳;在试戴调磨过程中,及时传递咬合纸,协助更换钻针 (4)义齿经试戴合适,协助将义齿进行抛光、消毒,教患者戴入口内 (5)清理用物,分类处置

【治疗中注意事项】

1. 操作涉及的流程较多,应熟悉每个流程的治疗目的、操作要点。

2. 及时吸除口内唾液和冲洗液。必要时协助医生牵拉口角,保持视野清晰。

3. 操作过程中严密观察患者的反应,必要时给予处理。

4. 蜡基托制作完毕后须放入冷水中保存。

5. 患者试戴蜡牙前,告知试戴的目的和方法,防止患者用力过度,咬坏蜡牙。

【治疗后护理】

1. **饮食护理**　初戴义齿时,最好不要吃硬的食物,也不宜咬、切食物,先练习吃软的食物,以便逐渐适应。

2. **健康教育**　摘戴义齿应耐心练习,不宜强力摘戴。养成保持义齿清洁的习惯,在饭后及睡前应取下义齿并刷洗干净。刷洗时要防止义齿掉在地上摔坏。夜间应将义齿取下放入冷水杯中,切忌放入热水或乙醇等药液中。

3. **对症指导**　嘱患者,初戴义齿常有异物感、发音不清、咀嚼不便、恶心或呕吐等,但经耐心戴用 1~2 周后,即可习惯。义齿初戴期,可能有黏膜压痛现象,如压痛严重,出现黏膜溃疡时,可暂时将义齿取下浸入冷水中,并进行复诊。复诊前 2~3h 应戴上义齿,以便医生能准确地找到痛点,以利修改。义齿如发生折断或损坏,应及时修补,复诊时携带折断部分,戴用半年到一年时应复查。

知识拓展

数字化口腔印模技术

主要通过激光成像技术、智能扫描仪器对患者口腔内部牙周组织状况进行检查,从而制取患者牙列的光学印模,其中非接触式光学式三维测量法是现阶段主流的数字化口腔印模技术。非接触式光学式三维测量法的精准度达 1μm,使得印模制取的精确性得以保证,并省去了传统印模过程中烦琐的制取工作,不仅有效地提高了患者舒适度,而且方便数据的采集、整理与远程交流,提高了医护人员口腔印模制取效率。

(毕小琴)

第六节 全口义齿修复术的四手护理配合

全口义齿由基托和人工牙两部分组成,是黏膜支持式义齿,靠义齿基托与上下颌黏膜贴合产生大气压力和吸附力固定于牙槽嵴上,用以恢复患者面部形态和一定的牙齿功能。

【适应证】
牙列缺失须制作全口义齿的患者。

【用物准备】
1. **常规用物** 一次性治疗盘、一次性口杯、吸引器管、三用枪。
2. **制取印模用物** 托盘、印模材料、橡皮碗、调拌刀。
3. **个别托盘用物** 刀片、分离剂、自凝树脂、自凝牙托水。
4. **咬合关系用物** 蜡刀、蜡刀架、雕刻刀、𬌗平面规、垂直距离尺、技工钳、增力丝、蜡盘、红蜡片、酒精灯、打火机、咬合纸。
5. **其他用物** 面镜、各类磨头、脱色笔。

【患者准备】
1. 了解患者的口腔情况,耐心向其介绍全口义齿的特点、固位原理,讲明其与天然牙的区别。告知患者需要主动配合及坚持佩戴。
2. 引导患者坐于牙科椅,因全口义齿修复者多为老年人,在上椅位前,应将牙科椅调至老年人易于就座的位置,对行动不便者应给予积极协助。
3. 调整牙科椅,协助其平躺,调整头托,使其处于治疗的舒适卧位。
4. 给患者系好治疗巾,协助患者进行诊前漱口。

5. 给患者佩戴护目镜,调节灯光,使治疗区域视野清晰。

【治疗中护理配合】

医生和护士分别按照四手操作和人体工程学的要求正确就座于工作区。护士按照全口义齿修复的操作流程依次为医生传递器械和材料（表 4-6）。

表 4-6　全口义齿修复术的四手护理配合

医生操作流程	护士配合流程
1. 制取初印、终印模	（1）根据患者颌弓大小,牙槽嵴宽度、高度及腭盖高度选择合适的托盘,传递给医生 （2）遵医嘱准备印模材料,可选择藻酸盐类印模材料、硅橡胶印模材料、聚醚橡胶印模材料等 （3）调拌印模材料,盛入托盘后传递给医生取初印模 （4）协助医生制作个别托盘,可用以下两种方法:①用修改初印模的方法制作个别托盘;②用自凝塑料制作个别托盘 （5）调拌衬层印模材料盛入托盘内,传递给医生制取终印模,并将取下的终印模经消毒处理后进行灌注 （6）整理用物,协助患者下椅位,预约复诊时间
2. 颌位记录蜡基托	（1）模型灌注完成后,制作蜡基托 （2）如患者牙槽嵴低平,按医嘱制作恒基托 （3）点燃酒精灯,传递红蜡片、蜡刀,协助医生制作上下𬌗蜡堤 （4）传递𬌗平面规、垂直距离尺,协助医生完成颌位记录 （5）根据患者面形及颌弓大小,选择人工牙,征得患者同意后,预约试戴蜡牙时间
3. 试戴蜡牙	（1）将已排好牙的模型放于治疗台上 （2）医生将蜡牙戴入患者口内后,传递面镜给患者 （3）若个别蜡牙须调整,及时点燃酒精灯加热蜡刀备用 （4）患者通过面镜观看满意后,连同设计单送制作中心
4. 义齿戴入	（1）将核对无误的义齿放入检查盘中 （2）医生进行义齿戴入时,按需要及时传递所需用物,更换磨头 （3）戴牙完成后,协助医生抛光、冲洗和消毒义齿

【治疗中注意事项】

1. 操作涉及的流程较多,应告知患者复诊的目的、时间,嘱其按时复诊,完成后续治疗。

2. 取模前,向患者说明注意事项,告知其尽量放松唇颊部,头微向前低下,用鼻吸气、口呼气,以免恶心。

3. 蜡基托制作完毕后须放入冷水中保存。

4. 患者试戴蜡牙前,告知其试戴的目的和方法,防止患者用力过度,咬坏蜡牙。

5. 及时吸除口内唾液和冲洗液。必要时协助医生牵拉口角,保持视野清晰。

6. 操作过程中严密观察患者的反应,必要时给予处理。

【治疗后护理】

1. **饮食护理**　初戴的最初几天,只要求患者练习义齿正中咬合和发音,待习惯后,再用义齿咀嚼食物。开始先吃软的、小块食物,咀嚼动作要慢,用两侧后牙咀嚼,不要用前牙咬碎食物。锻炼一段时间后,再逐渐进食普通食物。

2. 健康教育　鼓励患者建立信心,尽量保持佩戴并练习使用。饭后应取下义齿用冷水冲洗或用牙刷刷洗后再戴上。睡觉时应将义齿取下,浸泡于冷水中。

3. 对症指导　初戴义齿时会有异物感,甚至出现恶心、呕吐、吞咽困难、发音不清等现象,告知患者,只要耐心戴用,数日内即可消除。如有疼痛、义齿松动等不适现象及时复诊。

知识拓展

数 字 𬌗 架

𬌗架是一种模拟人体口颌系统咀嚼器官的解剖结构和功能的装置,在一定程度上可以实现下颌运动的机械模拟,是全口义齿制作中不可缺少的工具。随着电子计算机和虚拟现实等技术的发展,出现了电子面弓和更精准的数字𬌗架产品。数字𬌗架模拟侧方及前伸咬合,通过参数设定显示动态咬合下的早接触区,保护设计形态不被破坏,可以使咬合记录更加精准,减少修复体手动调磨的时间。

(毕小琴)

第五章 牙周疾病诊疗的护理

学习目标

完成本章内容学习后,学生能够:

1. 描述牙龈病和牙周炎的概念、分类、临床表现、治疗原则及治疗方法。
2. 应用四手操作技术完成龈上洁治术的护理配合。
3. 应用四手操作技术完成龈下刮治术及根面平整术的护理配合。
4. 应用四手操作技术完成牙周基础性手术的护理配合。
5. 应用四手操作技术完成牙周再生性手术及成形手术的护理配合。

第一节 牙周专业疾病概述

牙周病学(periodontology)作为口腔医学中一门独立的学科,主要研究牙周组织的结构、生理和病理变化以及牙周疾病的防治。这些疾病包括两大类,即牙龈病(gingival disease)和牙周炎(periodontitis)。

一、牙龈病

牙周组织(periodontium)由牙龈、牙周膜、牙骨质和牙槽骨组成。牙龈包括游离龈、附着龈和龈乳头三部分。游离龈与牙面形成的间隙称龈沟,临床上常用一个带有刻度的牙周探针来探查龈沟的深度,称为牙周探诊深度。正常牙周探诊深度为 2~3mm。

牙龈病是一组只发生在牙龈组织的疾病,包括牙龈炎症及全身病变在牙龈的表现。2018 年的牙周病和种植体周新分类中,提出了牙周健康、牙龈炎的概念,且将牙龈炎分为菌斑性牙龈炎和非菌斑性牙龈病两大类。牙龈炎的龈沟的探诊深度可达 3mm 以上,但此时无附着丧失,也无牙槽骨吸收,形成假性牙周袋。是否附着丧失是区别牙龈炎和牙周炎的关键指征。

【病因和发病机制】

1. 菌斑微生物 龈缘附近牙面上堆积的牙菌斑是龈炎的始动因子。龈炎时,龈缘附近堆积较多的菌斑,菌斑中细菌的量较牙周健康时多,种类也较复杂。

2. 局部刺激因素 牙石、食物嵌塞、不良修复体、牙错位畸形、张口呼吸、佩戴矫治器等均可促进菌斑堆积引起牙龈的慢性炎症。

3. 全身因素 青春期少年体内性激素水平的变化,是导致青春期龈炎发生的全身性因素。妊娠期龈炎的发生,也是由于性激素水平的改变,牙龈对局部刺激物的反应增强而加重慢性炎症。

【临床表现】

龈炎患者常在刷牙或者咬硬物时牙龈出血,游离龈和龈乳头变为鲜红色或暗红色,炎性水肿,龈缘变厚且不再紧贴于牙面,龈乳头变圆钝肥大,牙龈质地松软脆弱,缺乏弹性。

【治疗原则】

1. 去除病因 通过洁治术彻底去除牙菌斑和牙石,消除造成菌斑滞留的局部促进因素,1周左右牙龈炎症即可消退。

2. 手术治疗 少数患者炎症消退后牙龈形态仍不能恢复正常,可行牙龈成形术恢复生理外形。

3. 防止复发 积极开展椅旁口腔卫生宣教,指导患者控制牙菌斑的方法,定期复查维护,防止复发。

二、牙周炎

菌斑性龈炎若不及时治疗,则有一部分人的牙龈炎症向牙周深部组织发展,导致牙周支持组织(牙龈、牙周膜、牙骨质和牙槽骨)的进行性破坏。临床表现为真性牙周袋的形成并有出血、附着丧失和牙槽骨吸收,严重时牙齿松动移位,最终可导致牙齿丧失。牙周炎是成人丧失牙齿的首要原因。

2018年牙周病和种植体周病新分类将牙周病分为三大类,即坏死性牙周病、反映全身疾病的牙周炎、牙周炎。牙周炎是最常见的一类牙周病,约占牙周炎患者的95%。

【病因和发病机制】

1. 牙菌斑生物膜 是牙周炎的主要致病因素,它是口腔中不能被水冲去或漱掉的细菌性斑块,是由基质包裹的互相黏附或黏附于牙面、牙间或修复体表面的软而未矿化的细菌性群体。牙菌斑生物膜是整体生存的微生物生态群体,细菌凭借牙菌斑生物膜这种独特结构,黏附在一起生长,相互附着很紧,难以清除,长期共存并发挥不同的致病作用。主要的牙周致病菌有伴放线聚集杆菌、牙龈卟啉单胞菌、福赛坦纳菌。

2. 局部促进因素 牙石、牙周组织的发育异常或解剖缺陷、牙位异常、错𬌗畸形、食物嵌塞、不良修复体和充填体、正畸矫治器、牙面着色等。

3. 全身性因素 如某些心血管疾病、未控制的糖尿病、体内激素水平改变等。

【临床表现】

1. 牙龈的炎症和出血 牙龈出血多在刷牙和咬硬物时发生,偶有自发出血,龈沟探诊有出血。牙龈炎症可波及附着龈,导致组织肿胀,龈缘变厚,牙间乳头圆钝,龈缘有时糜烂渗出。

2. 牙周袋的形成 牙周袋是指病理性加深的龈沟,是牙周炎最重要的病理改变之一。当患牙周炎时,龈沟探诊可超过3mm,附着丧失与牙周袋并存,此时为真性牙周袋。

3. 牙槽骨吸收 是牙周炎的另一个主要病理变化,主要由慢性炎症和咬合创伤引起,两者单独作用或合并作用,决定骨吸收的程度和类型。

4. 牙松动和移位 由于牙槽骨的吸收,使牙齿的支持组织丧失,牙齿逐渐松动,最终脱落或拔除。牙周炎时亦可引起牙的病理性移位。

【治疗原则】

牙周炎的治疗原则是消除牙龈炎症,使牙周袋变浅和改善牙周附着水平,尽可能争取一定程度的牙周组织再生。

1. 清除牙菌斑生物膜,控制感染 是牙周炎治疗的第一步,也是最基础的治疗,方法包括:①个性化的口腔卫生宣教,指导患者自我菌斑控制的方法;②去除龈上菌斑或龈下菌斑,即实施龈上洁治、龈下刮治及根面平整术。

2. 牙周手术 彻底去除根面牙石及炎性肉芽组织,修整牙龈及牙槽骨的外形,改正软硬组织的外形,有利于患者菌斑控制。常用的牙周手术方法包括:①切除性手术;②重建性手术;③再生性手术;④成形及美学手术。

3. 建立平衡的咬合关系 可通过牙周夹板固定或调𬌗等治疗方法来消除咬合创伤,以此恢复天然牙的咀嚼功能并有利于组织修复。

4. 拔除患牙 对于无保留价值或预后极差的患牙,应尽早拔除。

5. 疗效维护及防止复发 自我菌斑控制以及定期复查维护。

(侯黎莉)

第二节 龈上洁治术的四手护理配合

牙周基础治疗是牙周病总体治疗计划的第一阶段,是每一位牙周病患者都必须进行的最基本治疗。主要包括菌斑控制、龈上洁治术和龈下刮治术(根面平整术)。

龈上洁治术是指用洁治器械去除龈上牙石、菌斑和色渍,并磨光牙面,以延迟菌斑和牙石再沉积,是去除龈上菌斑和牙石的最有效方法,可消除局部刺激,使牙龈炎症完全消退或明显减轻;即使对于牙周炎,也只有经过龈上洁治术后才能进入下一步的序列治疗。因此,龈上洁治术是否彻底完善,直接影响龈炎的治疗效果和下一步的牙周治疗。在牙周病治疗后的维护期中,龈上洁治术也是主要的复治内容。

【适应证】

1. 龈炎、牙周炎。

2. 牙周维护期治疗。

3. 牙周预防性治疗。

4. 口腔其他治疗前准备,如缺失牙修复取印模前、口腔内部分手术前、正畸治疗前等。

5. 正畸治疗期间。

【非适应证】

1. 血液系统疾病(急性白血病、凝血功能障碍等)患者。

2. 全身严重疾病（糖尿病、高血压等）未得到有效控制的患者。

3. 患有活动性传染病（肝炎、肺结核、艾滋病等）患者不宜使用超声洁牙。

4. 超声洁治术禁用于置有无屏蔽功能心脏起搏器的患者。

【用物准备】

1. **常规用物** 一次性口腔检查盘、吸引器管、三用枪、一次性口杯、牙周探针、一次性隔离套。

2. **龈上洁治术用物** 超声洁治手柄（图 5-1）、专用钥匙、超声龈上洁治工作尖、手用龈上洁治器（镰形、锄形）、一次性 10ml 无菌冲洗器。

3. **抛光用物** 低速手机、抛光膏、抛光杯等（图 5-2）。

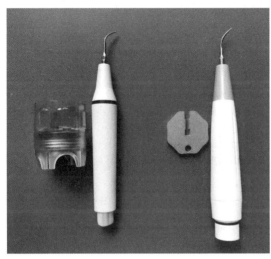

图 5-1 超声洁治手柄

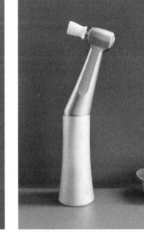

图 5-2 抛光用物

4. **喷砂用物** 喷砂枪、喷砂头、喷砂粉、无菌单。

5. **药品和敷料** 凡士林软膏、冲洗液（3% 过氧化氢液或 0.12% 复方氯己定液）、4% 碘甘油、无菌棉球。

【患者准备】

1. **心理护理** 患者常因牙龈炎症、出血、口腔异味、牙齿松动等症状影响咀嚼功能和日常生活而就诊，患者心理压力较大，易带有焦虑情绪和痛苦感。护理人员应注意评估患者的基本病情、焦虑程度，做好心理安抚，及时疏导和缓解患者心理压力。

2. 引导患者就座于牙科椅，查看患者病历并评估病情，向其解释操作流程和注意事项，取得患者的理解和配合。

3. 给患者系治疗巾，准备漱口液，协助患者用抗菌漱口液漱口。

4. 协助患者平躺，调整椅位及光源。

5. 用凡士林棉签润滑患者口角。

【治疗中护理配合】

医生和护士分别按照四手操作和人体工程学的要求正确就座于工作区，按照龈上洁治术治疗的操作流程（表 5-1）共同完成患者治疗，操作过程中严密观察患者的生命体征，必要时给予处理。

表 5-1　龈上洁治术的护理配合

医生操作流程	护士配合流程
1. 进行全口检查	传递检查器械,协助记录检查数值
2. 术前准备	根据医嘱连接超声洁治手柄及龈上洁治工作尖,铺无菌单于患者面部
3. 龈上洁治术	（1）遵医嘱调节功率大小及水量 （2）协助吸唾,吸引器管放置在下前牙舌侧或后磨牙区（图 5-3）,根据洁治操作的部位,及时变更吸唾位置,注意避免刺激患者软腭、舌根及咽部 （3）及时调节灯光 （4）适时用三用枪冲洗治疗区域及口镜的镜面,保证视野清晰 （5）观察患者全身状况
4. 洁治术后检查	传递检查器械给医生
5. 必要时配合手工龈上洁治	根据医生需要传递手用龈上洁治器（镰形、锄形）,用无菌棉球擦净手用龈上洁治器的血渍、牙石
6. 喷砂	（1）将适量的喷砂粉倒入喷砂壶中,装至喷砂枪并旋紧,安装喷砂头并固定,将喷砂枪连接在牙科椅高速牙科手机管线上,或使用喷砂机,传递给医生 （2）协助调节出砂量及水量 （3）治疗过程中,及时吸净患者口中的唾液及粉雾（图 5-4）
7. 抛光（图 5-5）	（1）将适量抛光膏放在治疗盘内 （2）抛光杯安装在低速牙科手机上,与牙科椅低速牙科手机管线连接后,传递给医生,协助吸唾 （3）抛光结束后协助患者漱口
8. 冲洗牙龈缘	（1）将 3% 过氧化氢液倒入药杯中,用一次性 10ml 无菌冲洗器吸入约 8ml 药液,固定针栓,传递给医生,协助吸唾 （2）冲洗结束后,协助患者漱口
9. 龈沟内上药	将适量碘甘油滴入治疗盘内
10. 整理用物	（1）协助患者擦净面部 （2）分类整理用物,诊间消毒 （3）脱手套,手卫生

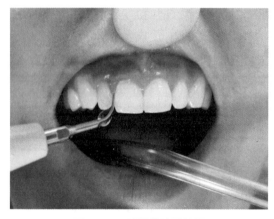

图 5-3　吸引器管放置位置

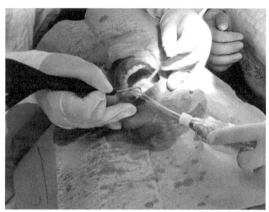

图 5-4　及时吸除唾液及粉雾

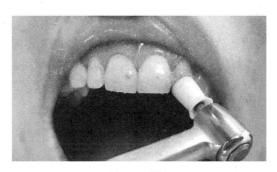

图 5-5 抛光

【治疗中注意事项】

1. 嘱患者在治疗过程中如有不适举左手示意,避免因突发动作导致器械意外划伤患者。

2. 嘱患者在治疗过程中避免用口呼吸,以免发生呛咳。

3. 吸唾过程中采用间断式吸唾方式,以免同一部位吸唾时间过长损伤黏膜。

4. 冲洗器针头固定牢固,避免冲洗时针头脱落,导致冲洗液溅出、针头误吞等。

5. 在传递与擦拭器械过程中,注意防止锐器伤。

6. 洁治过程中若出现出血不止,应立即停止操作,查找原因并给予对症治疗。

7. 注意金属超声器械工作头一般不用于钛种植体表面的洁治,以避免损伤钛种植体表面结构,增加菌斑沉积的风险;也不宜用于瓷修复体或黏附的修复体的洁治,以免导致瓷崩裂或黏附体松脱,建议改用塑料工作头等非金属超声工作头,虽效率会降低,但对修复体的安全性更高。

【治疗后护理】

1. **饮食护理** 嘱患者上药后 30min 内不可漱口、喝水、进食,以免冲淡药液。治疗当日避免进食过凉或过热的食物,以免加重牙齿敏感。

2. **健康教育** 向患者强调菌斑控制的重要性、必要性及方法。嘱患者保持口腔卫生,对患者进行健康指导,如正确刷牙方法、使用牙线等。

3. **对症指导** 嘱患者治疗结束后可能会有轻度不适,一般 2~3d 自行消失。患者治疗后如出现出血不止或疼痛加剧应及时就诊。嘱患者按时复诊,定期复查。

（王 鸣）

第三节 龈下刮治术及根面平整术的四手护理配合

龈下牙石和菌斑是牙周炎发生和发展的最重要的局部因素。研究已证明龈下牙石的一部分可能嵌入表层牙骨质内,加之牙周袋内菌斑产生的内毒素可为牙骨质表层所吸收,因此,牙周炎患者在龈上洁治术后,必须进行龈下刮治术和根面平整术。即用比较精细的龈下刮治器刮除位于牙周袋内根面上的牙石、菌斑和感染的病变牙骨质,从而去除引起牙龈炎症的刺激物,形成光滑、坚硬且清洁的、具有生物相容性的根面,保证有利于牙周组织愈合的条件。

龈下刮治术和根面平整术虽在概念上有差异,是两个步骤,但在临床上很难区分,实际是同时进行的。龈下刮治术着重于去除牙周袋内细菌、消除牙龈炎症,控制附着丧失的进展;根面平整术着重于用器具去除软化的牙骨质,使之"变硬、变光滑"。

【适应证】
已做过龈上洁治术,仍能探及≥4mm 的牙周袋。

【非适应证】
1. 合并急性炎症感染、化脓时。
2. 患有血液系统疾病(急性白血病、凝血功能障碍等)。
3. 有严重全身疾病(心脏病、糖尿病、高血压等)且全身状况未得到有效控制的患者。
4. 患有活动性传染病(肝炎、肺结核、艾滋病等)者不宜使用超声洁牙。
5. 超声龈下刮治术禁用于置有无屏蔽功能的心脏起搏器的患者。

【用物准备】
1. **常规用物**　一次性口腔检查盘、吸引器管、三用枪、一次性口杯、牙周探针、牙周检查记录表、一次性隔离套。
2. **龈下刮治术用物**　超声洁治手柄、专用钥匙、超声龈下工作尖(一般常用 H3、H4)(图 5-6)、手用龈下刮治器(一般常用 5/6、7/8、11/12、13/14)(图 5-7)。

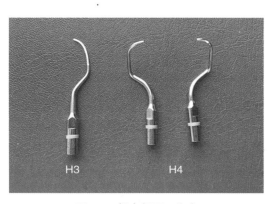

图 5-6　超声龈下工作尖

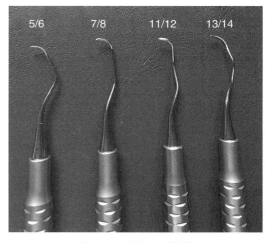

图 5-7　手用龈下刮治器

3. **局部麻醉用物**　注射针头、麻醉药品、卡局式注射器或计算机控制口腔局部麻醉仪。
4. **抛光用物**　低速手机、抛光膏、抛光杯。
5. **药品和敷料**　凡士林软膏、碘伏、碘甘油、冲洗液(3% 过氧化氢液、0.12% 复方氯己定液)、无菌棉签、无菌棉球。

【患者准备】
1. **心理护理**　患者常因牙周炎引起的牙龈出血、牙龈红肿、呼气异味、牙周袋形成、牙槽骨吸收、牙齿松动和移位等,影响咀嚼功能和日常生活而就诊,易带有焦虑情绪和痛苦感,患者心理压力增加。护理人员应注意评估患者的基本病情、焦虑程度,做好心理安抚,及时疏导和缓解患者心理压力。

2. 核对患者信息,引导患者就座于牙科椅,查看病历、询问病情,并与患者解释操作流程和注意事项,取得患者的理解和配合。

3. 为患者系好一次性治疗巾,协助患者漱口。

4. 根据治疗牙位调整牙科椅与头托,及时调节光源。

5. 用无菌棉签蘸取凡士林润滑患者口角。

【治疗中护理配合】

医生和护士分别按照四手操作和人体工程学的要求正确就座于工作区,按照龈下刮治术治疗的操作流程(表 5-2)共同完成患者治疗,操作过程中严密观察患者的生命体征,必要时给予处理。

表 5-2 龈下刮治术的护理配合

医生操作流程	护士配合流程
1. 检查测量牙周袋	传递检查器械给医生,协助填写牙周检查记录表(图 5-8)。 (1)首先填写患者姓名、年龄、病历号、检查时间、检查医生 (2)在缺失牙位上画一斜线 (3)牙周袋深度[PD-B(pocket depth-buccal side); PD-L(pocket depth-lingual side)]分为颊侧近中、颊侧中央、颊侧远中、舌侧近中、舌侧中央、舌侧远中六个探诊点位。探诊深度≤3mm(写小数字占半格);≥4mm(写大数字占整格) (4)牙龈探诊出血(bleeding index, BI),用阿拉伯数字分别记录颊侧、舌侧探诊出血指数 (5)溢脓(S)用"+"表示 (6)牙龈退缩(gingival recession, GR)用阿拉伯数字表示 (7)根分歧病变(furcation involvement, FI)用阿拉伯数字表示,上颌后磨牙 6、7、8 分为颊侧、舌侧近中、舌侧远中,以 Y 形符号分开。下颌后磨牙 6、7、8 分为颊侧、舌侧,以横线分开 (8)牙齿松动度(mobility, M)用罗马数字 I、II、III 表示 (9)其他项目主要包括充填体、修复体及咬合关系等
2. 制订治疗计划	(1)遵医嘱准备治疗需要的器械物品 (2)连接超声洁治手柄及超声龈下工作尖,患者面部铺无菌单
3. 口内局部麻醉	(1)递碘伏棉签予医生,消毒麻醉部位 (2)遵医嘱准备麻醉药物及针头。检查注射器各关节是否连接紧密,核对麻醉药物的名称、浓度、剂量、有效期及患者姓名等,无误后抽吸或安装麻醉药,用弯盘或双手将注射器递予医生 (3)注射麻醉药过程中,注意安抚患者,缓解其紧张情绪
4. 超声龈下刮治(图 5-9)	同龈上洁治术
5. 手工龈下刮治(根面平整)	(1)遵医嘱准备合适且锐利的区域特异性刮治器或通用型刮治器,目前临床普遍使用的手用龈下刮治器是: 5/6# 用于切牙及尖牙;7/8# 用于磨牙和前磨牙的颊、舌面;11/12# 用于磨牙和前磨牙的近中面;13/14# 用于磨牙和前磨牙的远中面 (2)根据医生需要传递手用龈下刮治器及检查器械,用无菌干棉球擦净手用龈下刮治器工作端的血渍、牙石及感染肉芽(图 5-10),协助吸唾
6. 抛光	(1)将适量抛光膏放在治疗盘内 (2)抛光杯安装在低速手机上,传递给医生,协助吸唾 (3)抛光结束后嘱患者漱口

续表

医生操作流程	护士配合流程
7. 冲洗牙周袋	方法同龈上洁治术冲洗牙龈缘
8. 牙周袋内上药	将适量碘甘油滴入治疗盘内
9. 整理用物	（1）协助患者擦净面部 （2）分类整理用物,诊间消毒 （3）脱手套,手卫生

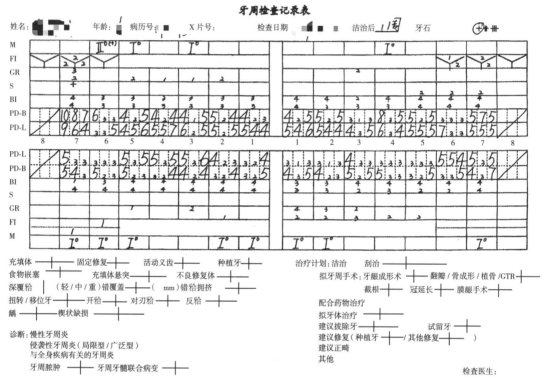

图 5-8 牙周检查记录表

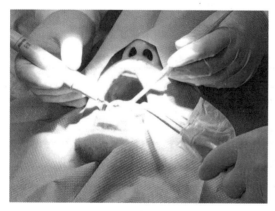

图 5-9 超声龈下刮治

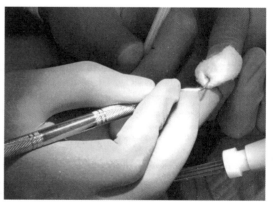

图 5-10 椅旁清洁手用龈下刮治器

【治疗中注意事项】

1. 龈下刮治须伸入牙周袋内操作,工作范围小,肉眼无法直视,因此功率应调控更小、操作应更为轻柔,以减少组织损伤和术后不适。

2. 在治疗过程中医护人员须检查患者菌斑控制情况,并及时指导。

3. 其他同龈上洁治术治疗中注意事项。

【治疗后护理】

1. **饮食护理** 嘱患者上药后 30min 内不可漱口、喝水、进食,以免冲淡药液。治疗当日避免进食过凉或过热的食物,以免加重牙齿敏感。

2. **健康教育** 嘱患者做好口腔卫生保健,指导患者使用恰当的方法控制菌斑,如正确刷牙、使用牙线和牙间隙刷。

3. **对症指导** 告知患者治疗结束后可能会有轻度不适,一般 3~5d 自行消失。患者治疗后如出现出血不止或疼痛加剧应及时就诊,嘱患者按时复诊。

知识拓展

牙周内窥镜技术治疗牙周病

牙周病是口腔两大类主要疾病之一。目前最常用且创伤较小的去除龈下菌斑、牙石的方法为龈下刮治及根面平整术。但因在牙周袋内,不能直视下操作,此法受操作者经验和牙齿结构、形态以及牙周袋深度影响较大,牙石清除率相对较低,有时治疗效果不尽如人意。目前在牙周非手术治疗中采用了牙周内窥镜,这种直接、真实、同步的龈沟内软硬组织的可视化对于牙周疾病的诊断和治疗具有重要意义。牙周内窥镜辅助下的微创技术与传统的治疗方法相比,在促进牙周组织的再生方面具有更好的治疗效果,同时也提高了牙周治疗的标准。

（王鸣）

第四节 牙周基础性手术的四手护理配合

牙周基础性手术治疗是牙周病总体治疗计划的第二阶段,是牙周病治疗的重要组成部分。牙周炎发展到较严重阶段后,单纯依靠基础治疗不能解决全部问题,需要通过手术方法对牙周软、硬组织进行处理,才能获得良好的疗效,从而保持牙周组织健康、恢复患牙功能、维持牙列完整性,促进全身健康。牙周基础性手术主要包括:牙龈切除术、翻瓣术、牙冠延长术等。

【适应证】

1. 牙周基础治疗后,牙龈仍肥大、增生,形态不佳。

2. 经龈下刮治和根面平整后牙周袋深度仍在 5mm 以上,探诊后出血或溢脓。

3. 基础治疗不能彻底清除根面刺激物,常见于前磨牙区和磨牙根分叉区。

4. 后牙根分叉病变达Ⅱ度、Ⅲ度的患者。

5. 最后一个磨牙的远中骨袋。

6. 牙齿龋坏或折断达龈下而影响牙体、冠的修复,须手术延长临床牙冠。

【非适应证】

1. 局部炎症和病因未消除。

2. 菌斑控制不佳者。

3. 患有全身系统性疾病未得到有效控制的患者(糖尿病、血液病、半年内曾发生心脑血管意外等)。

【用物准备】

1. **常规用物**　一次性口腔检查盘、一次性口杯、一次性隔离套、一次性无菌冲洗器、一次性无菌手套、吸引器管。

2. **手术用物**　巾钳、无菌单、口镜、探针、镊子、牙周探针、印记镊、刀柄、刀片、牙龈分离器、骨膜剥离器、镰形除石器、手用龈下刮治器、组织剪、线剪、小药杯、止血钳、搔刮器、持针器、缝合针线、高速手机、钻针、超声波洁牙器械。

3. **局部麻醉用物**　注射针头、麻醉药、卡局式注射器或计算机控制口腔局部麻醉仪。

4. **药品和敷料**　碘伏棉球、75% 乙醇棉球、0.12% 氯己定液、生理盐水、无菌纱布、无菌棉签。

5. **牙龈保护剂**　双管牙周塞治剂或单管牙龈保护剂、调拌刀、调拌板。

【患者准备】

1. 评估患者生命体征与心理状况,评估患者对手术的认知,做好心理疏导。

2. 核对患者信息,评估实验室检测结果。

3. 引导患者就位,协助患者漱口,调节手术需要的牙科椅位置;解释手术操作流程和注意事项,取得患者的理解和配合。

4. 准备手术知情同意书,拍口内照。

【治疗中护理配合】

医生和护士分别按照四手操作和人体工程学的要求正确就座于工作区,按照牙周基础性手术治疗的操作流程(表5-3)共同完成患者治疗,操作过程中严密观察患者的生命体征,必要时给予处理。

表 5-3　牙周基础性手术的护理配合

医生操作流程	护士配合流程
1. 局部麻醉	(1)遵医嘱准备麻醉药物及合适针头,妥善固定注射器与针头,核对麻醉药的名称、浓度、剂量、有效期等 (2)传递碘伏棉球与麻醉药物予医生
2. 消毒	准备碘伏棉球与消毒钳递予医生消毒术区
3. 准备手术	(1)戴无菌手套,协助医生铺无菌孔巾 (2)安装保护套并连接各种管线

医生操作流程	护士配合流程
4. 设计切口标定位置	传递印记镊或探针
5. 切口	安装手术刀片并递予医生,协助吸除术区血液及唾液
6. 清创	（1）将牙龈分离器、骨膜剥离器依次递予医生 （2）传递相对应牙位的手用龈下刮治器予医生,清洁器械上的血液、牙石及感染肉芽,根据治疗需要准备超声洁治用物
7. 修整	传递组织剪或手术刀给医生
8. 清创冲洗	（1）抽吸生理盐水递予医生,用吸引器管吸净口内冲洗液,协助牵拉口角 （2）巡回护士拍照
9. 缝合	（1）巡回护士遵医嘱将所需型号的缝合针线放置于手术盘内 （2）手术护士用线剪协助剪线,牵拉口角及吸唾
10. 放置牙龈保护剂	巡回护士遵医嘱调拌适量双管牙周塞治剂或挤出适量单管牙龈保护剂,递予医生
11. 术后处理	（1）协助患者擦净面部 （2）分类整理用物,诊间消毒 （3）脱手套、手术衣,手卫生

【治疗中注意事项】

1. 术中注意无菌操作,防止交叉感染。

2. 嘱患者在手术过程中如有不适举左手示意,避免因突发动作导致器械意外划伤患者。

3. 患者在手术过程中应用鼻呼吸,尽量避免用口呼吸,以免发生呛咳。

4. 吸唾时应采用间断式吸唾,以免同一部位吸唾时间过长损伤黏膜。

5. 冲洗器针头固定牢固,避免冲洗时针头脱落,导致冲洗液溅出或针头误吞。

6. 传递与清洁器械过程中,注意预防职业暴露。

7. 保持术中视野清晰,术中使用吸引器管而不使用干纱布擦拭,避免棉纤维留在伤口内。

【治疗后护理】

1. **饮食护理**　手术当日可进食温凉软食,术后 7d 内不用患侧咀嚼。

2. **健康教育**　嘱患者拆线之前刷牙时勿刷术区。可用含漱液含漱,每日 2 次,每次 15ml,含漱 1min。

3. **对症指导**　术后可能出现疼痛反应,可备用止痛剂。遵医嘱应用抗菌药物。术后 24h 内给患者手术区域相应面部间断放置冰袋冷敷。嘱患者手术后如出现出血不止或疼痛加剧应及时就诊,治疗后 1~2 周内复诊拆线。

（王　鸣）

第五节　牙周再生性及成形
手术的四手护理配合

一、牙周再生性手术

牙周组织再生（periodontal tissue regeneration）是指由于牙周炎所造成的已丧失的牙周组织得以重建，有新的牙骨质和牙槽骨形成，其间有新的牙周膜纤维将其连接。为获得牙周组织再生的手术治疗方法称为再生性手术，主要有引导性组织再生术（guided tissue regeneration，GTR）和植骨术（bone grafts）。

（一）引导性组织再生术

引导性组织再生术是指在牙周手术中利用膜性材料作为屏障，阻挡牙龈上皮在愈合过程中沿根面生长，阻挡牙龈结缔组织与根面接触，并提供一定的空间，引导具有形成再生能力的牙周膜细胞优先占据根面，形成新的牙骨质，并有牙周膜纤维埋入，形成牙周组织的再生（图 5-11）。

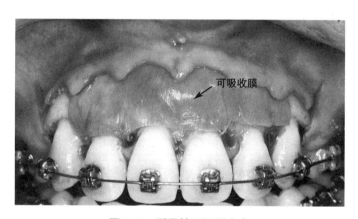

可吸收膜

图 5-11　引导性组织再生术

【适应证】

1. **骨内袋**　窄而深的骨内袋。

2. **根分叉病变**　Ⅱ度根分叉病变。

3. **局限性牙龈退缩**　仅涉及唇面的牙龈退缩。

【用物准备】

1. **常规用物**　一次性口腔器械盒、吸引器管、一次性水杯、无菌手套、无菌单。

2. **局部麻醉用物**　麻醉注射器、麻醉药物、碘伏棉签、75% 乙醇棉球。

3. **牙周微创手术盘**　牙周探针、刀柄、骨膜分离器、龈下刮治器、组织镊、组织剪、持针器、线剪。

4. **材料**　可吸收性胶原膜、刀片、缝线。

【患者准备】

1. 核对患者信息,告知其操作流程和术中注意事项,取得患者理解和配合。

2. 引导患者坐于牙科椅,协助患者漱口。

3. 调整牙科椅,协助患者平躺,调整头托,使其处于治疗的舒适卧位。

4. **心理护理**　评估患者的疼痛耐受能力、焦虑程度。做好患者情绪疏导,播放轻音乐缓解其心理压力。

【治疗中护理配合】

医生和护士分别按照四手操作医生和护士分别按照四手操作和人体工程学的要求正确就座于工作区,按照引导性组织再生术治疗的操作流程(表 5-4)共同完成患者治疗。

表 5-4　引导性组织再生术的护理配合

医生操作流程	护士配合流程
1. 局部麻醉及术区消毒	(1)传递碘伏棉签消毒麻醉部位,传递抽吸好麻醉药物的注射器予医生,配合医生行术区局部麻醉 (2)传递碘伏棉签予医生,术区再次进行消毒,75% 乙醇棉球进行口外消毒
2. 切口	(1)调节牙科椅灯光,保持术区充分的照明 (2)安装手术刀片,传递予医生进行术区切口,同时使用吸引器管协助吸除血液及唾液
3. 翻瓣	传递骨膜分离器予医生,协助充分暴露骨缺损病变部位
4. 清创及根面平整	传递龈下刮治器刮尽骨袋内肉芽组织,刮尽根面牙石,平整根面,护士利用口镜牵拉手术区域的唇颊组织,使手术区域充分暴露,手持强力吸引器管及时吸走血液、肉芽组织
5. 可吸收性胶原膜的选择和放置	协助医生适当修剪可吸收性胶原膜,将骨缺损全部覆盖,并与骨质紧密贴合,护士注意牵拉及照明
6. 龈瓣的复位和缝合	传递组织镊、持针器,协助医生将龈瓣完全覆盖住胶原膜,协助缝合及剪线

【治疗中注意事项】

1. 术中严密观察患者的唇色、神志、生命体征。

2. 手术过程中注意无菌操作原则。

【治疗后护理】

1. **饮食护理**　嘱患者术后 24h 内温软饮食,避免过热饮食,不宜反复漱口,防止出血。

2. **健康教育**　24h 内可用冰袋间断冷敷术区,防止伤口肿胀。

3. **对症指导**　术后可遵医嘱口服抗菌药物,并用 0.12% 氯己定漱口液含漱 2 周,预防感染,术后 10~14d 拆线。

(二)牙周植骨术

牙周植骨术是指采用骨或骨的替代品等移植材料来修复因牙周炎造成的牙槽骨缺损的方法。这类手术的目的在于通过移植材料促进新骨形成,恢复牙槽骨的解剖形态,并期望获得理想的牙周组织再生(图 5-12)。

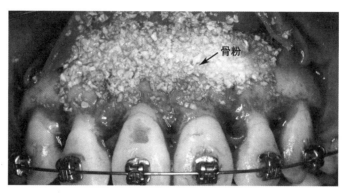

图 5-12　牙周植骨术

【适应证】

1. **骨下袋**　适用于二壁及三壁骨下袋。

2. **Ⅱ度根分叉病变**　牙龈瓣能覆盖骨面及根分叉区者。

【用物准备】

1. **常规用物**　一次性口腔器械盒、吸引器管、一次性水杯、无菌手套、无菌单。

2. **局部麻醉用物**　麻醉注射器、麻醉药物、碘伏棉签、75%乙醇棉球。

3. **牙周微创手术盘**　牙周探针、刀柄、骨膜分离器、龈下刮治器、组织镊、组织剪、持针器、线剪、骨粉输送器、骨粉充填器。

4. **材料**　骨替代材料（人工骨粉）、刀片、缝线。

【患者准备】

1. 核对患者信息，告知其操作流程和术中注意事项，取得患者理解和配合。

2. 引导患者坐于牙科椅，协助患者漱口。

3. 调整牙科椅，协助患者平躺，调整头托，使其处于治疗的舒适卧位。

4. **心理护理**　评估患者的疼痛耐受能力、焦虑程度。做好患者情绪疏导，播放轻音乐缓解其心理压力。

【治疗中护理配合】

医生和护士分别按照四手操作和人体工程学的要求正确就座于工作区，按照牙周植骨术治疗的操作流程（表 5-5）共同完成患者治疗。

表 5-5　牙周植骨术的护理配合

医生操作流程	护士配合流程
1. 局部麻醉及术区消毒	（1）传递碘伏棉签消毒麻醉部位，传递抽吸好麻醉药物的注射器予医生，配合医生行术区局部麻醉 （2）传递碘伏棉签予医生，术区再次进行消毒，75%乙醇棉球进行口外消毒
2. 切口	（1）调节牙科椅灯光，保持术区充分的照明 （2）安装手术刀片，递予医生进行术区切口，同时使用吸引器管协助吸除血液及唾液

续表

医生操作流程	护士配合流程
3. 翻瓣	（1）传递骨膜分离器予医生,协助充分暴露骨缺损病变部位 （2）护士利用口镜牵拉手术区域的唇颊组织,充分暴露区域
4. 清创及根面平整	传递龈下刮治器刮尽骨袋内病理性组织及结合上皮,平整根面,手持强力吸引器管及时吸走血液、肉芽组织
5. 骨或骨替代品的植入	利用骨粉输送器协助医生将材料送入骨袋内;传递骨粉充填器,将骨袋口平齐
6. 龈瓣的复位和缝合	传递组织镊、持针器,协助医生将龈瓣完全覆盖住骨粉材料,协助缝合及剪线

【治疗中注意事项】

1. 术中严密观察患者的唇色、神志、生命体征。

2. 手术过程中注意无菌操作原则。

【治疗后护理】

1. **饮食护理** 嘱术后 24h 内温软饮食,不宜反复吐口水及漱口,不宜饮食过热食物,防止出血。

2. **健康教育** 24h 内可用冰袋间断冷敷术区,防止伤口肿胀。

3. **对症指导** 术后可遵医嘱口服抗菌药物,并用 0.12% 氯己定漱口液含漱 2 周,预防感染,术后 10~14d 拆线。

二、牙周成形手术

牙周成形手术是用于防止或改正因解剖、发育、创伤或疾病引起的牙龈、牙槽黏膜或骨的缺损的牙周手术。膜龈手术是多种牙周软组织手术的总称,涉及附着龈、牙槽黏膜、系带或前庭沟区（图 5-13）。牙周成形手术主要包括游离龈移植术（free gingival graft, FGG）、上皮下结缔组织移植术（subepithelial connective tissue graft, SCTG）等膜龈手术（mucogingival surgery）,为修复创造条件的牙冠延长术也属于牙周成形手术类。牙周成形手术中,临床上以膜龈手术最为常见,须了解和掌握膜龈手术的四手护理配合。本节以膜龈手术为例介绍。

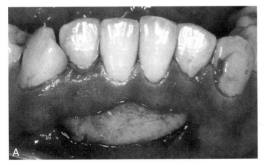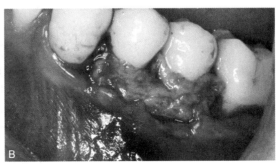

图 5-13 常见的膜龈手术
A. FGG 术; B. SCTG 术。

【适应证】

1. 附着龈过窄,附近牙槽黏膜及肌肉的牵拉使龈缘及牙面分离者。

2. 附着龈过窄并伴有前庭沟过浅,有碍口腔卫生的保持和佩戴可摘义齿者。

3. 种植体周围缺乏角化组织,或角化组织过窄者,以及伴有前庭沟过浅者。

4. 牙龈退缩,根面只能获得部分覆盖者。

【用物准备】

1. 常规用物 一次性口腔器械盒、吸引器管、一次性水杯、无菌手套、无菌单。

2. 局部麻醉用物 麻醉注射器、麻醉药物、碘伏棉签、75% 乙醇棉球。

3. 牙周微创手术盘 刀柄、牙周探针、组织镊、组织剪、持针器、线剪、吸引器管。

4. 材料 刀片、缝线。

【患者准备】

1. 核对患者信息,告知其操作流程和术中注意事项,取得患者理解和配合。

2. 引导患者坐于牙科椅,协助患者漱口。

3. 调整牙科椅,协助患者平躺,调整头托,使其处于治疗的舒适卧位。

4. 心理护理 评估患者的疼痛耐受能力、焦虑程度。做好患者情绪疏导,播放轻音乐缓解其心理压力。

【治疗中护理配合】

医生和护士分别按照四手操作和人体工程学的要求正确就座于工作区,按照膜龈手术治疗的操作流程(表 5-6)共同完成患者治疗。

表 5-6 膜龈手术的护理配合

医生操作流程	护士配合流程
1. 局部麻醉及术区消毒	(1)传递碘伏棉签及麻醉注射器予医生,配合医生消毒、局部麻醉 (2)配合医生进行口内术区消毒以及口外消毒
2. 切口	(1)传递手术刀柄予医生进行术区切口 (2)膜龈手术协助医生做受植区准备,以及供区牙龈的切取 (3)及时吸唾液及血液,调节灯光,保持医生视野清晰
3. 移植	(1)FGG 术:护士协助医生将腭侧取下的角化牙龈移植至受植区,牵拉手术区域唇颊组织,充分暴露受植区 (2)SCTG 术:护士协助医生将腭侧取下的结缔组织移植至受植区,注意牵拉和照明
4. 缝合	传递组织镊及持针器,协助医生用可吸收缝线将取下的牙龈组织缝合在受植区,协助剪线,注意吸唾、牵拉及照明
5. 龈瓣的复位缝合	SCTG 手术时,协助医生将半瓣区的半厚瓣冠向复位,传递缝线及持针器,注意使用口镜牵拉唇颊组织,协助剪线
6. 牙周塞治剂	术区放置牙周塞治剂,保护创面,防止出血及感染

【治疗中注意事项】

1. 术中严密观察患者的唇色、神志、生命体征。

2. 手术过程中注意无菌操作原则。

【治疗后护理】

1. **饮食护理**　嘱术后 24h 内进温软饮食,不宜饮食过热及过硬食物,防止出血。

2. **健康教育**　24h 内可用冰袋间断冷敷术区,防止伤口肿胀。术后劳逸结合,避免剧烈运动。术后 1 周内术区避免刷牙,1 周后使用软毛牙刷轻轻拂刷术区,术后 2 周逐步过渡到中软毛牙刷刷牙。

3. **对症指导**　术后可遵医嘱口服抗菌药物,并用 0.12% 氯己定漱口液含漱 2 周,预防感染,术后 10~14d 拆线。

（侯黎莉）

第六章 口腔错𬌗畸形诊疗的护理

学习目标

完成本章内容学习后,学生能够:
1. 描述错𬌗畸形的概念、病因。
2. 描述常见错𬌗畸形的临床表现、分类。
3. 掌握固定矫治术、活动矫治术、隐形矫治术的四手操作护理配合。

第一节 错𬌗畸形概述

口腔正畸学是口腔医学的一个分支学科,主要是研究错𬌗畸形(orthodontics)的病因、机制、诊断及其预防和治疗等。错𬌗畸形是指生长发育过程中,由先天的遗传因素或后天的环境因素导致的牙齿、颌骨、颅面的畸形。

【病因和发病机制】

错𬌗畸形的形成因素和发生发展机制错综复杂。除先天的遗传因素与后天的环境因素,错𬌗畸形也可在生长发育完成后,因外伤、牙周病等原因造成。

【临床表现】

1. **个别牙齿错位** 包括牙齿的唇向错位、颊向错位、舌向错位、腭向错位、近中错位、远中错位、高位、低位、转位、易位、斜轴等。

2. **牙弓形态和牙齿排列异常** 如牙弓狭窄、腭盖高拱、牙列拥挤、牙列稀疏。

3. **牙弓、颌骨、颅面关系的异常** 如前牙开𬌗、前牙深覆𬌗、双颌前突、一侧反𬌗、颜面不对称。

【分类】

为了便于对各类错𬌗畸形进行诊断描述,本书主要介绍 Angle 错𬌗分类法,它是由现代口腔正畸学的创始人 Edward H.Angle 医生于 1899 年提出的。Angle 以上颌第一恒磨牙为基准,将错𬌗畸形分为中性错𬌗、远中错𬌗与近中错𬌗三类。

1. **I 类错𬌗——中性错𬌗** 上、下颌骨及牙弓的近、远中关系正常,磨牙关系为中性关系,即在正中𬌗位时,上颌第一恒磨牙的近中颊尖咬合于下颌第一恒磨牙的近中颊沟内。此时,若口腔内全部牙齿排列整齐无错位,即称为正常𬌗;若磨牙为中性关系但牙列中存在错位牙,则称为中性错𬌗或I类错𬌗。I类错𬌗可表现为牙列拥挤、上牙弓前突、双牙弓前突、前牙反𬌗、前牙深覆𬌗、后牙颊/舌向错位等(图 6-1)。

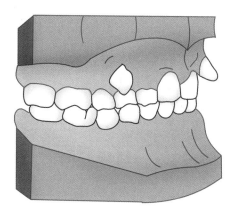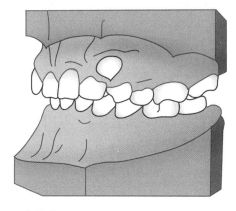

图 6-1　Angle Ⅰ类错𬌗

　　2. Ⅱ类错𬌗——远中错𬌗　上、下颌骨及牙弓的近、远中关系不调,下颌及下颌牙弓处于远中位置,磨牙为远中关系;如果下颌后退 1/4 个磨牙或半个前磨牙的距离,即上、下颌第一恒磨牙的近中颊尖相对时,称为轻度远中错𬌗关系或开始远中错𬌗。若下颌或下颌牙弓处于更加远中的位置,以至于上颌第一恒磨牙的近中颊尖咬合于下颌第一恒磨牙与下颌第二前磨牙之间,则称为完全远中错𬌗关系。Ⅱ类错𬌗可表现为上颌前牙前突、前牙深覆盖、深覆𬌗、开唇露齿、内倾型深覆合、面下部过短、颏唇沟较深等(图 6-2)。

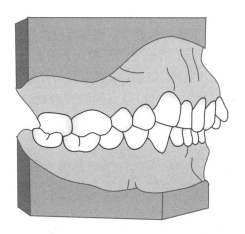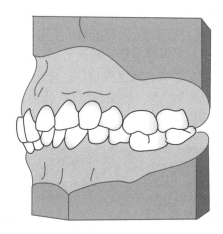

图 6-2　Angle Ⅱ类错𬌗

　　3. Ⅲ类错𬌗——近中错𬌗　上、下颌骨及牙弓的近、远中关系不调,下颌及下颌牙弓处于近中位置,磨牙为近中关系;如果下颌前移 1/4 个磨牙或半个前磨牙的距离,即上颌第一恒磨牙的近中颊尖与下颌第一恒磨牙的远中颊尖相对时,称为轻度近中错𬌗关系或开始近中错𬌗。若下颌或下牙弓处于更加近中的位置,以至于上颌第一恒磨牙的近中颊尖咬合于下颌第一与第二恒磨牙之间,则称为完全近中错𬌗关系。Ⅲ类错𬌗可表现为前牙对𬌗、反𬌗或开𬌗,上颌后缩或下颌前突等(图 6-3)。

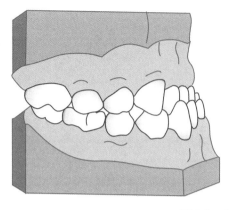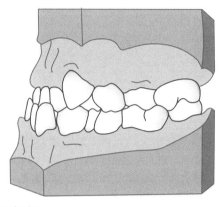

图 6-3　Angle Ⅲ类错殆

（刘　蕊）

第二节　固定矫治技术的四手护理配合

固定矫治器是一种正畸矫治器。这类矫治器是粘接和结扎、固定在患牙上的矫治装置，患者不能自行取下，只有正畸医生用专用器械才能取下的口内装置。因其固位良好，支抗充分，适于施加各种类型的矫治力，有利于多数牙齿的移动，并能有效地控制牙齿移动的方向等特点，在正畸临床上得到广泛应用。固定矫治器由托槽、带环（或颊面管）、弓丝、结扎丝（或结扎皮圈）及一些附件组成，分为非自锁型矫治器（图 6-4）及自锁型矫治器（图 6-5），托槽是固定矫治器最重要的组成部分。

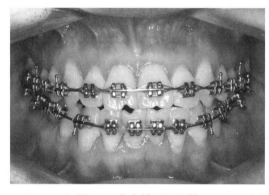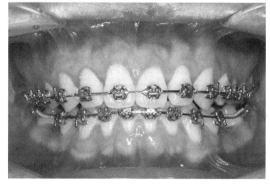

图 6-4　非自锁型矫治器　　　　　　　　　图 6-5　自锁型矫治器

【适应证】

各类错殆畸形，如牙列拥挤、牙列稀疏、双殆前突、前牙开殆、反殆、前牙深覆殆、深覆盖、成人颌面部畸形等需要配合正畸治疗的患者。

【用物准备】

1. **常规器械**　一次性口腔器械盒、持针器（2把）、低速手机、三用枪、吸引器管。

2. **专科器械**　细丝切断钳、末端切断钳、弓丝成型器，根据医生习惯准备托槽镊和颊管定位镊（如粘颊管）、带环推压器和带环去除钳（如粘带环）、自锁托槽开盖器（自锁托槽准备）。

3. **材料**　托槽、弓丝、结扎丝/结扎圈（非自锁托槽准备）、酸蚀剂、处理剂、托槽粘接剂、抛光杯/抛光毛刷、抛光膏、小毛刷、带环粘接剂（如粘带环）、调拌刀、调拌板/调拌纸。

4. **辅助用物**　开口器、光固化灯、护目镜、75%乙醇棉球/棉片、棉条、避光盒、打火机、记号笔、凡士林润唇膏。

【患者准备】

1. **心理护理**　应与患者说明整个治疗的操作目的、时间和配合方法、注意事项，嘱患者认真清洁牙面。讲解佩戴矫治器可能引起的疼痛或不适，解除患者疑虑，获得其心理上的信任，取得最佳配合状态。

2. **核对患者信息**　查看病历，检查患者口内情况，协助患者漱口，为患者系好一次性治疗巾，佩戴护目镜。

3. 根据治疗牙位调整牙科椅及头托，协助患者采取正确的治疗体位，并调整光源。

4. 嘱患者治疗过程中如有不适，请举左手示意，不可转头闭口。

5. 用无菌干棉签取适量凡士林润滑患者口角。

【治疗中护理配合】

医生和护士分别按照四手操作和人体工程学的要求，正确就座于工作区域，按照非自锁托槽固定矫治器的操作流程（表6-1）共同完成患者治疗，操作过程中观察患者有无不适，及时沟通做好心理护理。

表6-1　非自锁托槽固定矫治器的四手护理配合

医生操作流程	护士配合流程
1. 粘接带环/颊面管	（1）协助医生在模型上试戴带环 （2）传递带环推压器和去带环钳给医生，口内调试合适并试戴后用75%的乙醇棉球消毒并吹干 （3）传递干棉球予医生，及时吸唾。正确调拌玻璃离子水门汀，将调好的材料涂抹于带环龈端1/2处，以医生易于操作的方向递予医生，传递带环推压器、棉卷，传递探针去除多余粘接剂，协助患者漱口（颊面管配合流程同粘接带环） （4）适时安抚患者紧张情绪，以取得良好配合
2. 清洁牙面	将低速手机安装抛光杯/抛光毛刷后，持非工作端递予医生，医生使用其清洁牙面，去除牙面软垢并冲洗牙面，及时吸唾
3. 酸蚀牙面	（1）传递开口器，医生放于患者口内，冲洗并吹干牙面 （2）传递酸蚀剂予医生，酸蚀牙面15~30s，冲洗吹干至白垩色，同时协助医生保护好患者的牙龈及口腔黏膜，防止灼伤，医生冲洗牙面时及时吸唾，协助吹干牙面 （3）传递干棉条进行隔湿

医生操作流程	护士配合流程
4. 粘接托槽	（1）移开光源，避免直射牙面，防止光照引起树脂加速固化 （2）处理剂倒入遮光盒，用小毛刷蘸取，传递给医生进行牙面涂布 （3）将涂好粘接剂的托槽依次传递给医生，托槽就位后，传递托槽定位器、口镜给医生进行托槽位置调整 （4）传递探针，协助医生清除托槽周围多余粘接剂，同时用乙醇棉片"V"形法及时擦除探针上的粘接剂
5. 固化托槽	左手传递光固化灯协助医生光照托槽，每个托槽 15~20s，右手协助牵拉口角或固定遮光板（备注：根据树脂粘接剂品牌及光固化灯强度不同，实际固化时间略有不同）
6. 弯制弓丝并就位	（1）调节灯光，遵医嘱传递适宜型号弓丝进行弓丝入槽，并调试弓丝长度（根据医生需要，传递打火机激活弓丝） （2）协助牵拉口角，避免弓丝扎伤患者口内黏膜，传递持针器，调整弓丝位置就位 （3）弓丝就位后，医生进行弓丝末端回弯，防止弓丝末端扎伤患者口内黏膜 （4）将夹有结扎丝的持针器递予医生，进行托槽结扎，两把持针器交替传递，高效完成结扎 （5）依次传递细丝切断钳、末端切断钳予医生进行结扎丝末端的切断，并及时回收切断的结扎丝，避免掉落 （6）如为自锁托槽，应及时递予医生相应自锁托槽开盖器，协助医生完成关闭锁盖 （7）最后进行口内检查，并询问患者有无扎嘴等不适情况
7. 整理用物	（1）清洁面部，做好健康宣教，并预约复诊时间 （2）用物分类处置 （3）脱手套，手卫生

【治疗中注意事项】

1. 熟练掌握护理配合流程，及时准确地传递器械和材料。禁止在患者头面部传递或胸前放置器械、材料。

2. 注意操作安全，避免酸蚀剂接触患者的黏膜及皮肤，预防误吞。

3. 操作过程中注意严密隔湿、及时准确吸唾，使用吸引器管时注意放置位置和角度，动作应轻柔，避免碰触患者软腭部及咽喉部，以防损伤黏膜或引起患者恶心不适。

4. 使用光固化灯时，注意灯头温度，避免发生烫伤，注意眼部防护，及时佩戴护目镜。

5. 操作熟练、细致，并注意关注患者反应和需求。

6. 保持操作台面整洁、有序。

【治疗后护理】

1. **饮食护理**　佩戴固定矫治器期间避免进食过硬、过黏、带壳及带核的食物，水果切块或切片食用，不做啃的动作，以免导致弓丝变形断裂、托槽脱落、延长疗程，严重时可能引起牙齿松动移位，影响矫治效果。

2. **健康教育**

（1）口腔护理：告知患者餐后及复诊前均须刷牙，建议使用正畸专用牙刷，每次刷牙时间不少于 3min；教会患者使用牙线、牙间隙刷、冲牙器等辅助工具，将牙齿每个面及口内矫治装置均刷干净；向患者强调口腔卫生的重要性。为避免牙龈红肿、增生（图6-6）、出血、龈炎、牙石、牙周炎及牙釉质脱矿（图6-7）、牙齿龋坏等情况的发生，建议根据口腔卫生情况，遵医嘱每半年到一年进行牙周洁治。

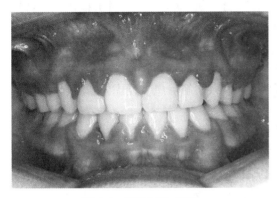

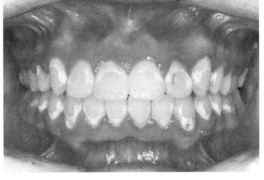

图6-6　牙龈红肿、增生 　　　　　　　　　　　图6-7　牙釉质脱矿

（2）行为护理：嘱患者严格按照医嘱佩戴矫治器，避免抠、扒牙齿上的托槽或其他辅助装置，切勿自行剪断、拽拉弓丝。佩戴固定矫治器后，短时间内可能影响发音，嘱患者多练习说话、发音，逐步适应。指导并纠正矫治者不良的口腔习惯，如吮指、咬异物等。

（3）复诊护理：一般每4周左右复诊一次，佩戴自锁型矫治器的患者每6~8周复诊一次。告知患者按预约时间进行复诊，如变更时间，请提前联系医生更改。

3. 对症指导　初戴固定矫治器或复诊加力后，牙齿会出现轻度的不适或疼痛，一般持续3~5d，告知患者不必紧张。如出现黏膜刺激，建议使用黏膜保护蜡保护，减轻不适。如出现疼痛未减轻或持续加重，并引起溃疡、矫治器弓丝扎嘴及矫治器脱落等情况（妥善保管脱落的物件），及时与医生联系进行预约处理。

（刘　蕊）

第三节　活动矫治技术的四手护理配合

活动矫治器是一种纠正错殆畸形的装置，可由患者自行摘戴或医生摘戴，由固位、加力和连接3个部分组成。它通过改变口腔颌面部肌肉功能，促进牙颌颅面的正常生长发育，从而达到预防或治疗畸形的目的。

【适应证】

1. 早期错殆畸形的阻断治疗。

2. 一些不适于固定矫治器的乳牙期、替牙期患者。

3. 口面肌功能异常导致的功能性错殆畸形和轻度骨性错殆畸形。

【用物准备】

1. 常规器械　一次性口腔器械盒、持针器、三用枪、吸引器管。

2. **专科器械** 梯形钳、细丝弯制钳、低速手机、钨钢钻针。

3. **材料** 藻酸盐印模材料、托盘、调拌刀、调拌碗、活动矫治器、自凝粉（必要时）、自凝牙托水（必要时）。

4. **辅助用物** 护目镜、凡士林润唇膏、酒精灯、打火机、滴管（必要时）、棉棒、咬合纸、量杯、托盘、调拌刀、调拌碗，必要时准备蜡片及蜡刀。

【**患者准备**】

1. **心理护理** 操作前应与患者说明整个治疗的操作目的、时间与方法、注意事项，嘱患者认真清洁牙面。讲解佩戴矫治器可能引起的疼痛或不适，解除患者疑虑，获得其心理上的信任，争取患者的最佳配合。

2. 核对患者信息，查看病历及有关血液检验结果，根据需要准备用物。

3. 检查患者口内情况，协助漱口，为患者系好一次性治疗巾，佩戴护目镜。

4. 根据治疗牙位调整牙科椅及头托，采取正确的治疗体位，调整光源。

5. 嘱患者治疗过程中如有不适，可举左手示意，不可转头、闭口。用无菌干棉签取适量凡士林润滑患者口角。

【**治疗中护理配合**】

医生与护士的体位同本章第二节"固定矫治技术的四手护理配合"，根据操作流程（表 6-2）共同完成患者治疗，操作过程中观察患者有无不适，及时沟通，做好心理护理。

表 6-2 活动矫治器制作及佩戴的四手护理配合流程

医生操作流程	护士配合流程
1. 检查患者口内情况	准备病历资料、知情同意书、X 线片等备用
2. 选择托盘	根据患者牙弓的大小、形态、牙齿异位萌出等情况选择合适的托盘，递准备好的托盘予医生
3. 制取模型	正确调拌藻酸盐印模材料，将印模材料盛放于托盘内递予医生
4. 制取𬌗记录	（1）点燃酒精灯，准备蜡片 （2）协助医生记录患者上下颌关系 （3）将𬌗记录冲凉，以免变形
5. 制作活动矫治器	将𬌗记录及模型送技工室
6. 佩戴活动矫治器	（1）安排患者坐于牙科椅，调节椅位和灯光，备好治疗器械、材料 （2）核对患者姓名、年龄、门诊号及矫治器，无误后取出矫治器，消毒后放于治疗盘
7. 调整并戴入	（1）备低速手机、咬合纸 （2）医生调整矫治器时及时传递技工钳 （3）在医生打磨矫治器时使用吸引器管及时吸除树脂粉尘（图 6-8）
8. 指导患者取戴矫治器并告知注意事项	（1）教会患者自行摘戴矫治器的方法并指导其反复练习直至熟练 （2）佩戴时以双手拇指、示指协作将固位卡环顶压就位 （3）摘取时应用拇指按住基牙，同时示指于固位卡环处用力去下即可。不可强行扭曲唇弓以免发生变形
9. 整理用物	（1）协助患者取下治疗巾，清洁面部，嘱患者漱口，并协助患者预约复诊 （2）用物分类处置 （3）脱手套，手卫生

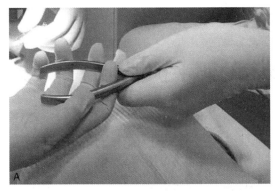
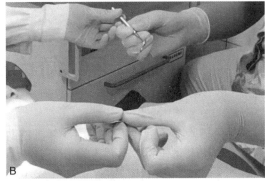
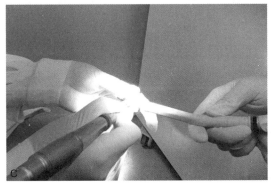

图 6-8　护理配合

A. 传递技工钳；B. 传递咬合纸；C. 吸除树脂粉尘。

【治疗中注意事项】

1. 熟练掌握护理配合流程,及时准确地传递器械和材料。禁止在患者头面部传递器械、材料,禁止在患者胸前放置器械、材料。

2. 制取工作模时,注意印模材料使用量,避免出现印模材料过少导致模型制取不完整或过多导致患者产生不适。

3. 打磨矫治器时,医、护、患均应佩戴护目镜防止飞沫进入眼部。

4. 操作应熟练、细致,并注意关注患者反应和需求。

【治疗后护理】

1. 饮食护理　进食前须取下矫治器(特殊情况除外),避免佩戴矫治器时饮用含色素的饮料,以免使矫治器着色,影响美观。

2. 健康教育　告知患者初戴矫治器时会有不适、发音不清、流涎等现象,均属正常。并向患者强调保持口腔卫生的重要性。刷牙时应将矫治器取下同时进行清洁,刷洗时不可用力过猛,避免矫治器变形;不可使用加热或乙醇消毒,避免损坏。嘱患者饭后漱口,保持口腔卫生,预防龈炎。

3. 对症指导　初次佩戴矫治器或复诊加力后牙齿出现酸痛的情况属正常现象;如疼痛持续并加重,应立即取下矫治器,及时复诊,避免对牙体及牙周组织造成损伤;不可自行调整。对影响发音的患者,可嘱其多练习,以便逐渐适应。向患者强调活动矫治器的戴用时间,告知其应遵医嘱要求佩戴,以免影响治疗效果。嘱患者妥善保管矫治器,防止损坏和丢失,如出现矫治器变形、损坏应及时复诊。

（刘　蕊）

第四节 隐形矫治技术的四手护理配合

无托槽隐形矫治技术是采用计算机辅助三维重建、个体化设计及数字化成形技术模拟临床矫治技术和牙的移动方式与步骤,进行可视化三维牙颌畸形的矫治,并将每个矫治阶段的三维牙颌模型进行快速激光成形,再在成形树脂模型上压制每个阶段的透明隐形矫治器。患者通过按时佩戴、定期更换矫治器完成正畸治疗。

【适应证】

同本章第二节"固定矫治技术的四手护理配合"适应证。

【用物准备】

充填器、隐形矫治配套钻针、水平钳、泪滴钳、打孔钳、垂直钳、隐形矫治器、树脂、避光盒,其余同本章第二节"固定矫治技术的四手护理配合"。

【患者准备】

同本章第二节"固定矫治技术的四手护理配合"。

【治疗中护理配合】

医生与护士的体位同本章第二节"固定矫治技术的四手护理配合",根据操作流程(表6-3)共同完成患者治疗,操作过程中观察患者有无不适,及时沟通并做好心理护理。

表6-3 隐形矫治术初戴的四手护理配合

医生操作流程	护士配合流程
1. 试戴模板	协助医生试戴附件模板,适时安抚患者紧张情绪
2. 清洁牙面	(1)将抛光杯/抛光毛刷安装于低速手机后,持非工作端递予医生 (2)依次传递抛光膏及口镜,用其清洁牙面,备好吸引器管,及时吸唾
3. 充填附件	(1)按治疗计划遵医嘱充填附件模板 (2)核对模板附件位置 (3)充填树脂并检查树脂充填完整性(图6-9) (4)充填完成后置于避光盒内
4. 酸蚀牙面	(1)将开口器放于患者口内 (2)传递酸蚀剂,医生酸蚀牙面15~30s,同时协助保护患者牙龈及口腔黏膜 (3)医生冲洗牙面时,及时吸唾,牙面冲洗吹干后呈白垩色
5. 隔湿	传递干棉条进行隔湿
6. 涂布处理剂	(1)移开光源,避免光源直射牙面 (2)用小毛刷蘸取处理剂,递予医生进行附件牙面涂布
7. 模板口内就位	(1)传递充填好树脂的模板,协助医生进行口内模板就位;护士夹取棉条,递予医生按压咬合面(使牙套与牙面更贴合) (2)传递充填器,医生依次按压各部位附件边缘,使附件清晰成形 (3)协助医生口内固定模板位置

续表

医生操作流程	护士配合流程
8. 固化树脂	传递光固化灯协助医生光照固化,每个附件位置光照 20~40s（根据树脂粘接剂品牌及光固化灯强度不同,实际固化时间略有不同）,协助牵拉口角或固定遮光板
9. 去除模板、精修附件	（1）传递探针/充填器,医生逐步去除模板 （2）传递高速手机,医生修整附件形态时配合吸唾 （3）最后进行口内检查,询问患者有无不适等情况
10. 邻面去釉（片切）	片切过程中,及时吸唾保持术野清晰
11. 佩戴矫治器	传递矫治器予医生,协助患者佩戴
12. 整理用物、健康宣教	（1）取下治疗巾及护目镜,嘱患者漱口,清洁患者面部,并做好健康宣教 （2）分类处置,牙科椅复位,做好物表清洁消毒 （3）脱手套,手卫生

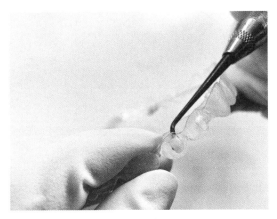

图 6-9 充填附件

【治疗中注意事项】

1. 树脂充填时,若树脂过多会导致附件外形不准确,若树脂过少会导致粘接失败,所以树脂充填量应保证适中且表面平整。

2. 在片切过程中患者如有不适,医生应立即停止操作;片切后局部涂布氟化物,指导患者用护齿涂剂均匀地涂布于相应的部位,进行脱敏保护;密切观察片切部位的颜色,防止龋坏。

3. 其余同本章第二节"固定矫治技术的四手护理配合"注意事项。

【治疗后护理】

1. **饮食护理** 进食前须取下矫治器（特殊情况除外）,避免佩戴矫治器时饮用含色素的饮料,以免使矫治器着色,影响美观。

2. **健康教育**

（1）口腔护理:告知患者佩戴矫治器期间确保口腔卫生和矫治器清洁,餐后及复诊前均须刷牙;教会患者使用牙线、牙间隙刷、冲牙器等辅助工具。为避免牙龈红肿、出血、龈炎等情况的产生,建议根据口腔卫生情况,每半年到一年进行牙周洁治。

（2）行为护理：嘱患者遵医嘱每日佩戴矫治器 20~22h，并保留所有佩戴过的矫治器。教会患者正确取戴的方法。告知患者为使牙齿和矫治器更加贴合，应每次佩戴矫治器时正确使用咬胶，咬胶每次咬 3min 以上。嘱患者勿抠牙齿上的附件。佩戴隐形矫治器后，可能短时间内影响发音，应多练习说话、发音，逐步缓解，度过适应期。指导并纠正患者不良的口腔习惯，如吐舌、口呼吸等。

（3）复诊护理：嘱患者每日除进食及刷牙外均须佩戴矫治器，每副矫治器遵医嘱佩戴足够的时间，按约复诊。如出现附件脱落、矫治器破损等特殊情况，患者应及时与医生联系。

3. 对症指导 告知患者初戴隐形矫治器后有 1~2 周的适应期。每次附件调整后，牙齿因受力产生轻微的疼痛属于正常现象。疼痛一般持续 3~5d，无须特殊用药，若疼痛未减轻或持续加重则需与医生联系。

（刘 蕊）

第七章　口腔种植诊疗的护理

学习目标

完成本章内容学习后,学生能够:
1. 描述牙种植系统的概念、组成,口腔种植修复的过程、适应证和非适应证。
2. 描述口腔种植手术的步骤及术中器械护士和巡回护士的护理配合。
3. 应用四手操作技术完成骨增量手术的护理配合。
4. 应用四手操作技术完成口腔种植义齿修复的护理配合。

第一节　口腔种植修复概述

世界上第一例口腔种植病例出现于 20 世纪 60 年代,20 世纪 80 年代现代口腔种植技术被引入中国。随着我国经济水平不断提高,人民群众对口腔种植治疗的需求不断扩大,中国已经成为全球种植牙市场增速最快的国家之一。口腔种植材料和种植系统的研发、口腔种植外科技术和口腔种植修复技术的发展,使口腔种植治疗成为牙列缺损或缺失的主要修复方式之一。

一、种植系统的概念、组成

广义的牙种植体系统(dental implant system)是种植体相关部件、操作器械和设备的总称。习惯上称谓的种植体系统不包括种植治疗的操作器械和设备。所以,本章中种植体系统的概念,在没有特殊注明时,只包括种植体、基台、上部结构和与之相关的其他部件。

种植义齿(implant supported denture)是将替代天然牙根的种植体植入颌骨,获取类似于牙固位支持的修复体。种植义齿的结构主要分为三部分,即种植体、基台和上部结构。种植体、基台及上部结构(修复体)共同承担固位、支持、𬌗力传导和恢复咀嚼功能。种植义齿修复基本解决了传统义齿修复游离端牙缺失或全口牙缺失的固位问题,较好地恢复了咀嚼、美观及发音功能。

(一)种植体

种植体(implant)是植入骨组织内替代脱落牙根的结构,具有支持、传导、分散𬌗力作用。目前主要采用纯钛、钛合金或氧化锆加工制成的牙根型结构。纯钛具有良好的理化性能和生物相容性,能与骨组织形成化学性结合的骨结合界面,保证了种植体在骨组织内的长期存留。近年来氧化锆种植体因其良好的生物相容性、美观性及良好的力学性能,受到关注。

（二）基台

基台（abutment）是种植体系统中安装于骨内种植体平台上,用于种植体连接、支持和/或固定上部结构的部分。按照不同的分类标准,基台可分为不同的种类。根据连接修复体和上部结构的固位方式分为螺丝固位基台、骀向螺丝固位基台、横向螺丝固位基台、粘接固位基台和附着体基台。根据基台长轴和种植体长轴的位置关系分为直基台和角度基台。根据基台是否有抗旋转结构分为冠基台和桥基台。根据制作材料分为钛基台、瓷基台和金基台。根据修复时机分为临时基台和永久基台。根据是否带有肩台设计分为有肩基台和无肩基台。根据加工方式分为成品基台和个性化基台。

（三）上部结构

种植义齿上部结构（superstructure）为恢复缺失牙齿形态、美观及咬合的部分。上部结构的种类较多,一般根据上部结构固位方式进行分类。

1. 固定式种植义齿（fixed implant supported denture） 上部结构通过粘接剂或专用螺丝固定于种植体基台上,常用于单颗牙缺失和多颗牙缺失,修复设计包括冠、联冠或固定桥。固定式种植义齿根据固位方式分为粘接固位式和螺丝固位式种植义齿。

（1）粘接固位式种植义齿:通过粘接剂固定于种植体基台上的修复体。

（2）螺丝固位式种植义齿:基台与修复体之间采用螺丝固位的一类种植义齿。该类修复体的顶端或侧面留有固位螺孔,修复体准确就位于基台上,采用金属螺丝固位。

2. 可摘式种植义齿

（1）无牙颌种植覆盖义齿（implant supported complete overdenture）:无牙颌种植支持式覆盖义齿是通过固定于种植体上的附着体进行无牙颌义齿的支持、固位,患者可自行取戴,能够较好地恢复面部丰满度。一般用于牙槽骨吸收严重或只接受种植 2~4 颗种植体的无牙颌患者,根据种植覆盖义齿固位体结构的不同,可分为套筒冠固位种植覆盖义齿、杆卡式固位种植覆盖义齿、球帽式固位种植覆盖义齿及磁性固位种植覆盖义齿等。

（2）局部种植可摘义齿（implant supported removable partial denture）:这类修复设计极少使用,常见于种植体植入方向偏离原定位置、种植体数量不够等,而患者又不愿取出重做时,将该种植体作为支持结构进行可摘义齿修复,可有效防止义齿下沉而出现压痛。

二、口腔种植修复的适应证和非适应证

【适应证】

在患者自愿,并能按期复查,全身条件良好,缺牙区软、硬组织无严重病变和无不良咬合习惯的前提下,只要缺牙区骨量和骨密度正常,或者通过特殊外科手术解决了骨量不足的问题,可考虑种植义齿修复。主要适用于:

1. 单个或多个牙缺失,不适合或不愿接受传统义齿修复的患者。

2. 由于牙槽嵴严重吸收以致过分低平或呈刀刃状,肌附着位置过高,舌体积过大或者活动度过大等,影响全口义齿固位的牙列缺失者。

3. 因心理或生理原因不习惯戴用可摘义齿,或者因基托刺激出现恶心或呕吐反应者。

4. 伴颌骨缺损,用常规修复方法不能获得良好固位者。

【非适应证】

1. 患有全身性疾病,如心脏病、血液病、糖尿病、高血压病、肾脏疾病、代谢功能障碍等,且未得到有效控制者;不能忍受手术创伤、不能与医生合作者。

2. 缺牙区有颌骨囊肿、骨髓炎、鼻窦炎及较严重的软组织病变的患者;有严重牙周病的患者。

3. 因咬合力过大或咬合不平衡可能造成种植体周围骨组织创伤吸收而导致种植修复失败的患者。引起咬合力过大或咬合不平衡的因素有严重错𬌗、紧咬合、夜磨牙症、偏侧咀嚼等不良咬合习惯。

4. 缺牙区骨量和骨密度不理想,并估计通过特殊种植外科手术不能满足其要求的患者。

5. 严重的心理或精神疾病未得到有效控制者。

三、口腔种植修复的操作步骤

（一）种植体植入术

所有的牙种植手术均应在充分、完善的术前准备完成之后进行。术前准备工作包括口腔情况检查、影像学检查、实验室检查、选择适应证、建立种植病历、口腔洁治和其他口腔疾病治疗、与患者沟通交流、患者签署手术知情同意书、制取术前模型和制作外科模板、获取术前口腔内外资料、确定种植手术方案、准备手术器械、种植体、骨粉、骨膜以及术前用药等。

根据种植体植入的时间可将种植手术分为即刻种植、早期种植及延期种植。

1. 即刻种植　指在牙拔除后即在拔牙窝进行种植体植入的方法。

2. 早期种植

（1）软组织愈合的早期种植:是指在软组织愈合之后、牙槽窝内具有临床意义的骨充填之前植入种植体,通常为拔牙后 4~8 周。

（2）部分骨愈合的早期种植:是指牙槽窝内具有临床意义和 / 或 X 线片上的骨充填后植入种植体,通常为拔牙后 12~16 周。

3. 延期种植　指在牙槽窝完全愈合后植入种植体,通常在拔牙后 6 个月或更长时间。

（二）种植Ⅱ期手术

Ⅱ期手术指埋入式种植Ⅰ期手术后,种植位点有软组织覆盖时,通过切口设计或翻瓣去除种植位点多余组织,暴露种植体平台,将覆盖螺丝移除并用愈合基台、临时性或永久性基台代替,从而重建种植体周围软组织轮廓。

（三）种植义齿修复

种植义齿修复基本操作包括制取印模、咬合记录、种植义齿上部结构试戴和上部结构戴入。

（刘　蕊）

第二节 口腔种植手术的围手术期护理配合

口腔种植体植入手术有多种分类方式。根据种植体植入时机,分为即刻种植、早期种植及延期种植;根据术中是否须分离黏骨膜瓣,可分为翻瓣种植术及不翻瓣种植术;根据种植体愈合期,种植体埋置于软组织内还是暴露在口腔内,分为埋入式种植和非埋入式种植。非埋入式种植一般在牙种植体植入术后3~6个月后即可进行上部结构修复;埋入式种植须经过两次手术才能进行上部结构修复。第一次手术为种植体植入术,称为Ⅰ期手术;第二次手术是在种植体愈合期后,取出覆盖螺丝,安装愈合基台,必要时进行软组织处理,形成种植体穿龈袖口。有时还需要同时取出钛钉、不可吸收性屏障膜等,称为Ⅱ期手术。本章节以临床常见的非埋入式种植为例介绍口腔种植手术围手术期护理。

【适应证】与【非适应证】详见本章第一节"二、口腔种植修复的适应证和非适应证"内容。

【手术前期准备】

1. **制取研究模型** 仔细观察缺牙的位置、形态、周围组织情况以及详细的𬌗关系,并制取研究模型,记录咬合关系,以帮助制订治疗计划和修复计划。

2. **数字化种植** 以修复为导向的口腔种植设计,通过口腔扫描或面部扫描,进行导航设计、外科导板制作等。

【用物准备】

1. **常规用物** 一次性口腔器械盒、吸引器管、吸引器连接管、三用枪、一次性口杯、1%聚维酮碘、75%乙醇、0.9%生理盐水(4~5℃)、护目镜或面屏等。

2. **局部麻醉用物** 表面麻醉剂、碘伏棉签、局部麻醉药品(盐酸阿替卡因注射液、盐酸利多卡因注射液)、口腔麻醉针头、卡局式注射器或无痛麻醉仪导管及计算机控制口腔局部麻醉仪。

3. **口腔外科常规器械及材料** 镊子、刀柄、刀片、骨膜分离器、骨锤、牙龈分离器、刮匙、血管钳、布巾钳、线剪、持针器、弯盘、治疗碗、拉钩、组织镊、牙周探针、牙龈冲洗器、冲洗针管、无菌敷(材)料包(无菌单、手术衣、管线保护套等)、缝针、缝线、纱布、外科手套等。

4. **口腔种植专科器械** 种植手机、相应种植系统专用器械,必要时备种植导板,并根据治疗方案准备其他专用器械(如:骨引导再生术器械、上颌窦底部提升术器械等)。

5. **口腔种植设备及材料** 种植机、外科微型动力系统、吸引装置、种植机灌注管。

6. **口腔种植材料** 根据患者治疗方案,准备种植体、骨替代品、屏障膜等材料。准备相应系统和型号的愈合基台(非埋入式手术)或覆盖螺丝(埋入式手术)。

7. **急救物品准备** 为确保医疗质量安全,种植手术室应常规配置抢救车和相应仪器设备(心电监护、氧气瓶、除颤仪等)。

【患者准备】

1. **病历资料准备**　治疗方案、手术同意书、相关实验室及影像学检查结果等。

2. **药物准备**　术前遵医嘱协助患者服药,如抗生素、止痛药、消肿药等。

3. **心理护理**　了解患者的心理状况,给予必要的术前心理指导,减少患者的紧张和恐惧感;做好患者的解释工作,取得患者的信任,使其积极配合手术。

4. **核对信息**　核对患者姓名、年龄、手术牙位、检验报告、手术医生、种植系统、种植体型号等基本信息并引导患者前往种植手术室。

5. **测量血压并记录**　60 岁及以上老人或其他全身系统性疾病患者视情况在心电监护下行种植外科治疗。

6. **指导患者术中注意事项**　告知患者手术流程、术式及麻醉方式、相关治疗步骤以及配合注意事项等。

7. **术前漱口**　协助患者用口内消毒液进行含漱,建议含漱 3 次,每次 1min,共 3min。

【治疗中护理配合】

手术医生、器械护士、巡回护士按照操作流程(表 7-1)共同完成患者治疗,操作过程中严密观察患者的生命体征,必要时给予处理。

表 7-1　口腔种植手术围手术期的护理配合

医生操作流程	护士配合流程
1. 铺巾	(1)巡回护士检查相关仪器设备,依次规范打开无菌包,传递无菌用物,并从电脑内调出 CBCT 影像资料,便于医生术中随时观察,以利于操作 (2)器械护士外科洗手,穿无菌手术衣、戴无菌手套及护目镜,协助医生给患者口外消毒,传递消毒棉球消毒面部及口周皮肤(消毒范围:上至眶下缘,下至上颈部,两侧至耳前),消毒 3 遍后铺无菌单 (3)器械护士按使用顺序摆放无菌器械及一次性用物,正确连接种植手机及负压装置
2. 局部麻醉	(1)巡回护士了解患者的药物过敏史;核对麻醉药物的名称、浓度、剂量和有效期等,传递碘伏棉签消毒麻醉部位 (2)器械护士安装麻醉针头,传递注射器,注意预防针刺伤 (3)麻醉时器械护士用口内拉钩牵拉口角,用吸引器管及时吸唾
3. 切开牙龈	(1)巡回护士根据手术进程及时调整患者椅位、灯光 (2)待麻醉起效后,器械护士用弯盘传递手术刀给医生,进行牙龈切开
4. 翻瓣	器械护士传递骨膜分离器,牵拉口角,吸唾,协助暴露术区
5. 修整牙槽嵴	器械护上传递刮匙、大号球钻,用于修整牙槽嵴
6. 定点、定深	(1)器械护士传递小号球钻、先锋钻、侧向切割钻等用于定点 (2)器械护士传递先锋钻,装于弯机后定深
7. 逐级备孔	(1)器械护士传递扩孔钻,装于弯机后备孔 (2)器械护士传递测量杆,用于测量种植窝洞方向和深度 (3)器械护士传递大一号扩孔钻,用于逐级备孔
8. 颈部成型、攻丝	(1)器械护士传递颈部成形钻,装于弯机上用于颈部成形 (2)器械护士传递机用适配器和机用攻丝钻,装于弯机用于攻丝

续表

医生操作流程	护士配合流程
9. 植入种植体	（1）巡回护士与医生核对种植体型号无误后，拆除种植体外包装，将带有无菌内包装的种植体置于无菌台上 （2）巡回护士立即进行种植体使用登记，种植体应现拆现用，正确拿取，避免长时间暴露于空气中 （3）器械护士用无菌弯盘传递种植体适配器、固定扳手和棘轮扳手，协助医生取出种植体携带体
10. 植入覆盖螺丝或愈合基台	（1）巡回护士与医生核对覆盖螺丝或愈合基台信息，置于无菌碗内 （2）巡回护士立即进行覆盖螺丝或愈合基台使用登记
11. 缝合	（1）关闭创口前，巡回护士与器械护士双人核查、清点种植手术工具盒内器械数目，并在器械清点单上记录 （2）清点无误后器械护士将缝针、缝线、缝合镊、持针器、线剪传递给医生，协助其缝合创口
12. 冲洗、止血	（1）巡回护士向治疗碗中倒生理盐水 （2）器械护士传递盛有生理盐水的冲洗器给医生，用于冲洗术区，并协助吸唾 （3）器械护士传递棉条，放置于术区嘱患者轻咬压迫止血
13. 整理用物	（1）器械护士关闭手术灯，告知患者手术完成，依次取下吸引器管、无菌单、治疗巾等，协助患者擦净面部 （2）巡回护士调节椅位至坐位，患者休息 3~5min （3）巡回护士询问患者无不适后，送患者出治疗室 （4）器械护士分类处理使用过的器械及用物

【治疗中注意事项】

1. 应根据手术流程，依次传递器械和材料，细小的手术器械应有防止误吞、误吸措施，须组装的器械和配件应连接稳固后传递；备孔工具传递前应与医生复核型号，确保无误。手术前后进行器械、材料清点。

2. 吸引器管放置位置靠近术区，保证术野清晰，适时吸引患者口内的冲洗液、血液、唾液等。吸引器管与取骨、钻孔区域应保持少许距离，以保证生理盐水对工作钻针、骨组织的充分冷却。吸引器管头端勿进入种植窝内，以免造成污染。

3. 根据不同系统包装特点正确开启种植体外包装，用专用携带工具拿取，种植体严禁碰触种植窝洞之外的任何（含无菌）器械和物品，在产品规定时间内尽快植入。

4. 不同种植体系统对于每个步骤的参数要求略有差异，巡回护士应遵循产品使用说明，根据手术流程调节种植机的转速、扭力、旋转方向等；应根据手术进程及时调整患者椅位、灯光及其他各类设备。

5. 巡回护士根据手术进程和需要提供各类器械、材料、种植体及其配件、骨替代品、屏障膜等。植入材料应即用即开，开启前应复述医嘱，与术者核对名称、型号、规格、有效期等。使用后根据医用高值耗材管理办法和植入物管理要求做好登记。

6. 术中随时观察患者的生命体征及反应，防止误吞、误吸、意外损伤等。

7. 术中严格遵循无菌技术原则操作。

【治疗后护理】

1. 饮食护理　进行科学饮食习惯指导,告知患者术后食用温凉、清淡的流质饮食,术后当天勿用患侧咀嚼食物,勿饮酒、吸烟。

2. 健康教育　保持口腔卫生。告知正确刷牙方法,术后当天刷牙注意不触及伤口,避免用力、频繁漱口。术后第一周餐后使用漱口水,保持口腔及口内愈合基台部件清洁。术后3d内注意休息,避免过多说话及剧烈运动。

3. 对症指导

（1）遵医嘱用药:糖尿病、凝血功能障碍等需要特殊用药的患者应在相关专科医生指导下用药。

（2）术后术区咬棉条压迫止血。指导患者24h内术区间断冷敷及伤口观察,若出现活动性出血、发热、下颌术区麻木等及时复诊。

（3）保护伤口、手术区域不受碰撞及局部压迫。

（4）告知患者口内种植部件如有松动、脱落,应保留部件及时复诊。原义齿应调改后遵医嘱使用。

4. 遵医嘱术后7~14d,预约复诊拆线。

（刘　蕊）

第三节　常见骨增量术的围手术期护理配合

临床上很多原因可导致患者牙缺失区域牙槽嵴骨量不足,使其不能进行常规种植修复。随着种植外科技术的不断发展,开展了一系列骨增量技术,如引导骨再生技术、上颌窦底提升技术、外置式植骨技术、骨挤压技术及骨劈开技术、位点保存技术等,以增加缺损区骨的高度和/或宽度,为种植体的植入创造条件。这些技术的应用扩大了口腔种植技术的适应证,获得了良好的远期成功率和理想的美学效果。本节将重点介绍常见骨增量术的护理配合。

一、引导骨再生技术

引导骨再生(guided bone regeneration, GBR)技术是以重建骨组织为目的,引导骨组织再生的技术。其通过在骨缺损区植入植骨材料,覆盖生物屏障膜,并借此屏障膜隔离影响新骨生成的上皮细胞和成纤维细胞的长入,保证新骨在骨缺损区的生成。使用的生物屏障膜分为可吸收膜和不可吸收膜两种,临床上常用可吸收膜。与不可吸收膜相比,可吸收膜亲水性好,易于操作,而且不需二次手术取出,减少了手术创伤。生物屏障膜需要和植骨材料联合应用,植骨材料有自体骨和骨代用品,两者可单独或联合使用。

引导骨再生技术可以和种植体植入同期进行,也可以单独手术,延期植入种植体。

【适应证】

1. 牙槽嵴水平、垂直向骨量不足。

2. 即刻种植及早期种植。

3. 种植失败后的治疗。

4. 牙槽嵴位点保存。

5. 种植术中植体周围骨裂开和骨穿通。

6. 种植体周围炎致骨缺损。

【非适应证】

1. 重度牙周病。

2. 全身系统性疾病。

【用物准备】

1. **常规用物**　见本章第二节"常规用物"。

2. **局部麻醉用物**　见本章第二节"局部麻醉用物"。

3. **常规种植手术器械**　见本章第二节"口腔外科常规器械及材料"。

4. **引导骨再生术用物**　骨粉输送器、骨粉盛放器。

5. **种植体同期植入时用物**　种植体及配套种植器械盒。

6. **植骨材料**　生物屏障膜、骨代用品。

【患者准备】

1. 常规术前洁牙,口内余留牙有问题须提前完成治疗。

2. 核对患者基本信息,检查病历资料是否填写齐全,查看术前同意书是否签署。

3. 询问患者是否就餐以及过敏史和既往史,必要时测量生命体征。

4. 协助患者使用含漱液漱口,至少含漱 2 次,每次含漱时间不少于 30s。

5. 遵医嘱服用抗生素。

6. 引导患者至手术床,协助患者摆舒适体位。

7. 告知患者操作流程和注意事项,取得患者理解和配合。

8. 有紧张和恐惧情绪的患者,护士要及时疏导其情绪,做好心理护理和安抚。

【治疗中护理配合】

医生和护士严格按照无菌操作原则,按照操作流程(表 7-2)共同完成手术,术中密切观察患者生命体征,必要时及时给予处理。

表 7-2　引导骨再生技术的护理配合

医生操作流程	护士配合流程
1. 消毒、局部麻醉	(1)巡回护士遵医嘱准备麻醉剂和注射器,了解患者过敏史,核对麻醉剂名称、浓度、剂量、有效期等,递消毒棉球和无菌镊予医生消毒患者口内 (2)巡回护士检查注射器,抽吸药物并安装针头后递予医生,注意预防针刺伤;递消毒棉球和无菌镊予医生消毒患者口外 (3)巡回护士必要时为患者连接心电监护仪,随时观察生命体征,如有异常及时告知医生并配合处置
2. 铺单	(1)巡回护士根据牙位调节患者体位和灯光;打开无菌手术包、手术器械包及其他手术用物,协助医生穿手术衣 (2)器械护士外科洗手,穿无菌手术衣、戴无菌手套,递予医生无菌单、布巾钳,并将刀片安于刀柄、种植手机连接马达、球钻安于高速手机备用 (3)巡回护士连接种植机马达线、冷却水管、吸引器

续表

医生操作流程	护士配合流程
3. 切开、翻瓣固定	（1）器械护士用弯盘传递安装好刀片的刀柄予医生切开手术部位黏膜 （2）器械护士依次递骨膜分离器、刮匙、持针器及缝线予医生，协助医生翻瓣、固定黏膜，暴露骨面
4. 修整骨面	器械护士安装球钻于高速手机后递予医生
5. 制备种植窝	（1）器械护士将低速手机连接马达，依次安装球钻、先锋钻及各级扩孔钻、攻丝钻并递予医生逐级制备种植窝 （2）巡回护士遵医嘱及时调节种植机转速
6. 测量	器械护士在医生每次种植制备后，递牙周探针、测量杆、测量尺予医生检测种植体位置、深度、轴向
7. 植入	（1）器械护士递装有生理盐水的冲洗器冲洗种植窝 （2）巡回护士遵医嘱打开种植体置于手术台，调节种植机为植入模式
8. 安装覆盖螺丝	（1）巡回护士遵医嘱打开覆盖螺丝置于手术台 （2）器械护士将覆盖螺丝固定于螺丝刀上，蘸取封闭膏递予医生
9. 制备受植骨床	（1）器械护士传递刮匙予医生，协助医生彻底清除骨面软组织 （2）器械护士递安装好球钻的高速手机予医生，协助医生进行骨面钻孔
10. 收集骨屑	器械护士递骨膜分离器予医生，协助医生收集钻针，并将创面骨屑收于治疗杯
11. 填入植骨材料	（1）巡回护士遵医嘱打开相应规格植骨材料置于手术台 （2）器械护士协助医生将植骨材料加入装有骨屑的治疗杯，并用注射器抽取适量生理盐水或术区新鲜血液递予医生
12. 覆盖生物屏障膜	（1）巡回护士遵医嘱打开生物屏障膜置于手术台 （2）器械护士递剪刀、齿镊、骨膜分离器，协助医生修剪合适大小的生物屏障膜
13. 骨膜减张，严密缝合	器械护士递剪刀、夹好缝合针线的持针器、齿镊，协助剪线
14. 伤口压迫止血	（1）器械护士递盛有生理盐水的冲洗器冲洗患者口内 （2）器械护士递无菌纱布、胶布，协助医生口外加压止血，撤除无菌单，清洁患者面部，分类处理器械和用物 （3）巡回护士询问患者有无不适，进行术后宣教，登记手术耗材使用明细

【治疗中注意事项】

1. 植骨材料有不同规格，应遵医嘱取用。打开包装前须与医生核对品名、规格、日期及用量。

2. 植骨材料一旦打开，未用完或污染都应废弃，不能再次使用。

3. 植入植骨材料后，吸引器管应远离植骨区，避免将植骨材料吸走。

4. 种植器械数量多、体积小，使用后固定位置放置，以免丢失。

【治疗后护理】

1. 饮食护理 术后 2h 后可进食温凉稀软的食物，避免进过烫过硬的食物，以免伤口裂开。

2. **健康教育** 嘱患者注意口腔卫生,术后当天进食后及时用含漱液或淡盐水漱口,24h后可正常刷牙。

3. **对症指导**

(1)遵医嘱进行抗感染治疗,10~14d拆线。

(2)术后拍片,了解种植体植入的位置、方向及植骨情况。

(3)防止出血:口内纱布咬1h后吐出,口外加压胶布24h后去除。术后24h局部间断冷敷,减少说话及口腔活动。手术当天唾液中稍带血丝是正常现象,如出血多应及时就诊。

(4)术后第2天到医院复查。

(5)有活动义齿者经医生磨改后才能佩戴。

(6)常规术后6个月后行种植Ⅱ期手术。

二、上颌窦底提升技术

上颌后牙区有上颌窦存在,当上颌后牙缺失后牙槽嵴高度不足时,种植体植入时易穿入上颌窦,造成感染,导致种植失败,曾被视为种植体植入禁区。近年来,上颌窦底提升技术的应用成功地解决了该区域种植的难题。根据手术方法的不同,上颌窦底提升技术分为两种:侧壁开窗上颌窦底提升术(lateral window technique)和经牙槽嵴顶上颌窦底提升术(transalveolar technique)。前者是在上颌窦外侧壁开窗,完好剥离并抬高窦底黏膜,植入自体骨和/或骨代替品,增加上颌窦区牙槽嵴的高度,同期或延期植入种植体。后者是采用特制骨凿,在初步制备种植窝的基础上,经牙槽嵴顶敲击冲起上颌窦骨壁,填充植骨材料并抬高上颌窦底黏膜,同期植入种植体。临床实践证明,上颌窦底提升技术是一项有效、安全的外科技术,具有较高的临床种植成功率。

【适应证】

上颌窦区剩余牙槽嵴的高度低于拟植入种植体的最低长度。

【非适应证】

1. 上颌窦肿瘤、上颌窦囊肿、上颌窦炎症。

2. 严重过敏性鼻炎。

3. 上颌窦根治术后。

【用物准备】

1. **常规用物** 见本章第二节"常规用物"。

2. **局部麻醉用物** 见本章第二节"局部麻醉用物"。

3. **常规种植手术器械** 见本章第二节"口腔外科常规器械及材料"。

4. **上颌窦底提升术用物** 上颌窦黏膜剥离器、上颌窦底提升骨凿、骨锤。

5. **上颌窦开窗术用物** 上颌窦开窗工具(裂钻、球钻、金刚砂磨头)、超声骨刀(主机、马达线、手柄、刀头安装工具、刀头套装盒)。

6. **种植体同期植入时用物** 种植体及配套种植器械盒。

7. **植骨材料** 生物屏障膜、骨代用品。

【患者准备】

同本节"一、引导骨再生技术"中患者准备。

【治疗中护理配合】

医生和护士严格按照无菌操作原则,按照操作流程(表 7-3、表 7-4)共同完成手术,术中密切观察患者生命体征,必要时及时给予处理。

表 7-3 侧壁开窗上颌窦底提升术的护理配合

医生操作流程	护士配合流程
1. 消毒、局部麻醉	同本节"一、引导骨再生技术"中相应护士配合流程
2. 铺单	同本节"一、引导骨再生技术"中相应护士配合流程
3. 切开、翻瓣固定	同本节"一、引导骨再生技术"中相应护士配合流程
4. 上颌窦外侧壁开窗	(1)器械护士传递安装球钻、金刚砂钻的低速手机予医生 (2)巡回护士遵医嘱及时调节种植机转速 (3)器械护士用手柄安装球形刀头于超声骨刀后递予医生,协助医生安全去骨 (4)器械护士递骨膜分离器、治疗杯收集钻针及创面骨屑
5. 抬起黏膜	(1)器械护士按角度由小到大的顺序依次递上颌窦黏膜剥离器予医生 (2)巡回护士嘱患者操作时勿动,以免造成上颌窦黏膜损伤
6. 检查黏膜完整性	器械护士协助医生指导患者进行鼻腔鼓气实验,检查上颌窦黏膜完整性
7. 植入种植体	(1)若种植体同期植入,配合同本章第二节"口腔种植手术围手术期的护理配合" (2)若种植体不同期植入,护理配合直接进入下一步
8. 填入植骨材料	同本节"一、引导骨再生技术"中相应护士配合流程
9. 覆盖生物屏障膜	同本节"一、引导骨再生技术"中相应护士配合流程
10. 骨膜减张,严密缝合	同本节"一、引导骨再生技术"中相应护士配合流程
11. 伤口压迫止血	同本节"一、引导骨再生技术"中相应护士配合流程

表 7-4 经牙槽嵴顶上颌窦底提升术的护理配合

医生操作流程	护士配合流程
1. 消毒、局部麻醉	同本节"一、引导骨再生技术"中相应护士配合流程
2. 铺单	同本节"一、引导骨再生技术"中相应护士配合流程
3. 切开、翻瓣固定	同本节"一、引导骨再生技术"中相应护士配合流程
4. 修整骨面	同本节"一、引导骨再生技术"中相应护士配合流程
5. 制备种植窝	(1)器械护士按本章第二节"口腔种植手术围手术期的护理配合"依次安装、传递各种钻针 (2)巡回护士遵医嘱及时调节种植机转速 (3)器械护士递治疗杯收集骨屑,递骨膜分离器
6. 冲顶	器械护士递与种植窝最终制备直径一致的上颌窦底提升骨凿、骨锤予医生,协助医生冲顶上颌窦剩余骨壁
7. 检查黏膜完整性	器械护士协助医生指导患者进行鼻腔鼓气实验

续表

医生操作流程	护士配合流程
8. 填入植骨材料	（1）巡回护士遵医嘱打开相应规格植骨材料置于手术台 （2）器械护士协助医生将植骨材料加入装有骨屑的治疗杯,并用注射器抽取适量生理盐水或术区新鲜血液递予医生 （3）器械护士递与种植窝最终制备直径一致的上颌窦底提升骨凿予医生,协助医生将植骨材料推送至上颌窦底
9. 植入种植体	同本章第二节"口腔种植手术围手术期的护理配合"
10. 骨膜减张,严密缝合	同本节"一、引导骨再生技术"中相应护士配合流程
11. 伤口压迫止血	同本节"一、引导骨再生技术"中相应护士配合流程

【治疗中注意事项】

1~4 同本节"一、引导骨再生技术"治疗中注意事项。

5. 上颌窦底提升术操作不当,可造成上颌窦黏膜损伤,在侧壁开窗及剥离上颌窦黏膜时,嘱患者勿动,以免影响操作。

6. 手术过程中,上颌窦黏膜可能出现穿孔,如破损较小,可不做特殊处理;如破损较大时,需要用生物屏障膜封闭,护士应随时观察术中情况,遵医嘱做好准备。

7. 上颌窦区血供丰富,术中出血较多时,须及时吸去血液,保持术野清晰。

8. 侧壁开窗时,钻针及超声刀头须持续使用生理盐水冷却,以防术区温度过高造成损伤。

9. 使用超声骨刀,安装刀头时须用配套扳手拧紧,以免工作时出现摆动或脱落。

10. 在经牙槽嵴顶上颌窦底提升术中,使用骨锤敲击前,须告知患者头部会有轻微震动,嘱咐其不要惊慌并做好配合,头部制动。

11. 因上颌窦底提升术的术区靠后,术中过度牵拉口角可能会造成水肿及局部破损,故牵拉动作应轻柔,避免损伤。

【治疗后护理】

1. 饮食护理　同本节"一、引导骨再生技术"。

2. 健康教育　同本节"一、引导骨再生技术"。

3. 对症指导

（1）~（5）同本节"一、引导骨再生技术"。

（6）术后禁止擤鼻,控制打喷嚏和剧烈咳嗽等动作。如有口内及鼻腔出血、持续疼痛等异常症状时及时就诊。

（7）保持鼻腔通畅,采用少量含有呋喃西林及麻黄碱的滴鼻液滴鼻,防止鼻腔黏膜水肿。

（8）种植体同期植入患者6个月后行种植Ⅱ期手术,种植体未同期植入患者6个月后行种植体植入术。

三、骨劈开、骨挤压技术

骨劈开（bone splitting）技术是针对牙槽嵴宽度不足所采取的一种水平向增加牙槽突骨量的微创手术方法。具体方法是使用专门的骨劈开器械将牙槽嵴纵向劈开,增加牙槽嵴宽度,在劈开的间隙植入种植体,种植体周围骨间隙可充填植骨材料。这种技术方法能有效保证种植体获得良好的初期稳定性。

骨挤压技术是针对牙槽突骨密度较低所采用的一种外科技术。该技术通过骨挤压器械对牙槽嵴进行挤压,增加骨密度的同时,完成种植窝的制备。

骨劈开及骨挤压技术能有效提供良好的植骨效果,拓宽种植适应证,减少骨移植的手术概率,保证种植体植入的位置、方向及唇侧骨板的厚度,保证种植的长期功能效果。

【适应证】

1. 患者口腔卫生和机体愈合能力良好。

2. 牙槽嵴宽度在 3~5mm。

3. 唇侧无明显的骨倒凹存在。

【非适应证】

1. 骨质疏松。

2. 牙槽嵴宽度严重不足。

【用物准备】

1. **常规用物** 见本章第二节"口腔种植手术的围手术期护理"常规用物。

2. **局部麻醉用物** 见本章第二节"口腔种植手术的围手术期护理"局部麻醉用物。

3. **常规种植手术器械** 见本章第二节"口腔外科常规器械及材料"。

4. **骨劈开及骨挤压术用物** 骨劈开器械(骨劈开骨凿、骨扩张器、骨扩张器放置工具、螺丝刀)、骨挤压器械(不同直径的骨挤压骨凿)。

5. **种植体同期植入时用物** 种植体及配套种植器械盒。

6. **植骨材料** 生物屏障膜、骨代用品。

【患者准备】

同本节"一、引导骨再生技术"。

【治疗中护理配合】

医生和护士严格按照无菌操作原则,按照操作流程(表 7-5、表 7-6)共同完成手术,术中密切观察患者生命体征,必要时及时给予处理。

表 7-5 骨劈开技术的护理配合

医生操作流程	护士配合流程
1. 消毒、局部麻醉	同本节"一、引导骨再生技术"中相应护士配合流程
2. 铺单	同本节"一、引导骨再生技术"中相应护士配合流程
3. 切开、翻瓣固定	同本节"一、引导骨再生技术"中相应护士配合流程
4. 预备骨劈开平台	(1)器械护士将球钻安装于低速手机后递予医生修整骨面 (2)巡回护士遵医嘱及时调节种植机转速
5. 牙槽嵴劈开	(1)巡回护士嘱患者头部制动 (2)器械护士递骨劈开骨凿、骨锤、螺丝刀予医生,协助医生进行牙槽嵴纵向劈开 (3)器械护士将骨扩张器安装于放置工具后递予医生,协助医生逐步扩张牙槽嵴

续表

医生操作流程	护士配合流程
6. 种植体植入	同本章第二节"口腔种植手术围手术期的护理配合"
7. 填入植骨材料	同本节"一、引导骨再生技术"中相应护士配合流程
8. 骨膜减张,严密缝合	同本节"一、引导骨再生技术"中相应护士配合流程
9. 伤口压迫止血	同本节"一、引导骨再生技术"中相应护士配合流程

表 7-6 骨挤压技术的护理配合

医生操作流程	护士配合流程
1. 消毒、局部麻醉	同本节"一、引导骨再生技术"中相应护士配合流程
2. 铺单	同本节"一、引导骨再生技术"中相应护士配合流程
3. 切开、翻瓣固定	同本节"一、引导骨再生技术"中相应护士配合流程
4. 修整骨面	同本节"一、引导骨再生技术"中相应护士配合流程
5. 牙槽嵴挤压	(1)巡回护士告知患者头部会有轻微震动,嘱其不要惊慌并做好配合,头部制动 (2)器械护士根据牙位、植入种植体直径选择合适的骨挤压骨凿递予医生 (3)器械护士递骨锤,协助医生进行牙槽嵴挤压,使骨质达到种植体植入的直径和长度
6. 常规植入种植体	同本章第二节"口腔种植手术围手术期的护理配合"
7. 骨膜减张,严密缝合	同本节"一、引导骨再生技术"中相应护士配合流程
8. 伤口压迫止血	同本节"一、引导骨再生技术"中相应护士配合流程

【治疗中注意事项】

1~4 同本节"一、引导骨再生技术"治疗中注意事项。

5. 骨劈开及骨挤压手术术中需要敲击,操作前应告知患者头部制动,嘱其做好心理准备,减轻紧张情绪。提醒患者术中如有不适,及时举手示意。

6. 骨挤压骨凿分为直柄及弯柄两种,根据需要选择合适类型,传递前与医生核对,确认无误后再使用。

【治疗后护理】

1. **饮食护理** 同本节"一、引导骨再生技术"。

2. **健康教育** 同本节"一、引导骨再生技术"。

3. **对症指导**

(1)~(5)同本节"一、引导骨再生技术"。

(6)种植体同期植入患者6个月后行种植Ⅱ期手术,种植体未同期植入患者6个月后行种植体植入术。

四、外置式植骨技术

外置式植骨技术（onlay bone grafting）是口腔颌面外科常用的一项手术技术，推广至口腔种植领域可帮助严重骨量不足患者重建缺牙区水平向与垂直向骨量，满足种植修复治疗的需求。具体方法是将移植材料或自体骨置于受植骨面，用螺钉固定，增加骨的高度和宽度。常规于植骨6个月后行二次手术植入种植体。该技术是骨增量的有效方法之一，种植修复长期效果可靠。

外置式植骨技术的植骨材料包括自体骨、异体骨和人工骨。自体骨因具有良好的骨传导性、诱导性和成骨能力成为临床最常用的植骨材料。用于种植植骨的自体骨多取自下颌骨升支外斜线、下颌颏部。

【适应证】

缺牙区牙槽骨水平向或垂直向严重骨吸收，难以通过引导骨组织再生、骨劈开等技术恢复骨高度或宽度，从而影响种植修复的患者。

【非适应证】

1. 全身系统性疾病患者。

2. 尚未控制的牙周病患者或口腔卫生极差者。

3. 颌骨病理性改变患者。

4. 病理性黏膜病变患者。

【用物准备】

1. **常规用物**　见本章第二节"口腔种植手术的围手术期护理"常规用物。

2. **局部麻醉用物**　见本章第二节"口腔种植手术的围手术期护理"局部麻醉用物。

3. **常规种植手术器械**　见本章第二节"口腔外科常规器械及材料"。

4. **外置式植骨术用物**　取骨工具（环形取骨钻、骨凿、骨锤、咬骨钳）、止血用物（明胶海绵）、骨固定工具（钛钉固定螺丝刀及手柄、裂钻、钛固定钉）、超声骨刀（主机、马达线、手柄、刀头安装工具、刀头套装盒）。

5. **植骨材料**　生物屏障膜、骨代用品。

【患者准备】

同本节"一、引导骨再生技术"。

【治疗中护理配合】

医生和护士严格按照无菌操作原则，按照操作流程（表7-7）共同完成手术，术中密切观察患者生命体征，必要时及时给予处理。

表7-7　外置式植骨技术的护理配合

医生操作流程	护士配合流程
1. 消毒、局部麻醉	同本节"一、引导骨再生技术"中相应护士配合流程
2. 铺单	同本节"一、引导骨再生技术"中相应护士配合流程
3. 切开黏膜、翻瓣固定	（1）器械护士递安装好刀片的刀柄予医生，切开受植区和供骨区黏膜 （2）器械护士递骨膜分离器、刮匙、持针器及缝线予医生，协助医生翻瓣、固定黏膜，暴露骨面

续表

医生操作流程	护士配合流程
4. 取骨	（1）器械护士将环形骨钻安装于低速手机或将取骨刀头安装于超声手柄，递予医生进行截骨 （2）巡回护士遵医嘱及时调节种植机转速
5. 骨块分离、修整	（1）器械护士传递骨凿予医生进行骨块分离 （2）器械护士传递止血用物、止血钳予医生进行取骨区充填止血 （3）器械护士递咬骨钳、治疗杯、骨膜分离器予医生进行骨块修整，递治疗杯收集碎骨屑
6. 骨块钻孔	器械护士安装裂钻于低速牙科手机后递予医生
7. 固定骨块	器械护士传递安装钛钉的钛钉固定螺丝刀及手柄予医生，协助医生进行骨块固定
8. 引导骨再生技术	同本节"一、引导骨再生技术"中相应护士配合流程

【治疗中注意事项】

1~4 同本节"一、引导骨再生技术"治疗中注意事项。

5. 外置式植骨手术创伤大、时间长，术前须做好患者的心理准备，给患者心理上的支持和鼓励，保证治疗顺利进行。

6. 环钻或超声骨刀取骨时，须持续用生理盐水冷却，以防术区温度过高造成损伤。

7. 植骨块取出后注意无菌操作，避免污染。

【治疗后护理】

1. **饮食护理** 同本节"一、引导骨再生技术"。

2. **健康教育** 同本节"一、引导骨再生技术"。

3. **对症指导** 同本节"一、引导骨再生技术"。

（刘 蕊）

第四节 口腔种植义齿修复的四手护理配合

一、牙列缺损和牙列缺失常见的种植修复方式

（一）种植义齿分类

1. 按照固位方式分类 由于种植义齿与传统义齿修复的固位支持结构不同，根据固位方式可分为固定式种植义齿、覆盖式种植义齿和局部种植可摘义齿。

（1）固定式种植义齿：种植义齿上部结构与基台间采用粘接剂或通过螺丝连接固定的修复方式。

（2）覆盖式种植义齿（implant supported overdenture）：用于全颌（半颌）失牙区骨吸收

严重,种植 2~4 颗种植体的无牙颌。由于单纯使用种植体不足以支持全口义齿的固位和咀嚼功能,且由于骨组织吸收较多,单纯的牙冠修复不能恢复或改善面型,须采用树脂基托恢复缺失骨组织及面型丰满度的种植义齿修复。

（3）局部种植可摘义齿:这类修复设计极少使用,常见于种植体植入方向偏离原定位置、种植体数量不够等,患者又不愿或无条件取出重做时,将该种植体作为支持结构进行可摘义齿修复,可改善可摘义齿下沉导致的疼痛。

2. 按照缺牙数目和修复方式分类 将种植义齿分为单颗牙种植义齿、多颗牙种植义齿和无牙颌种植体支持式义齿。

（1）单颗牙种植义齿:又称种植单冠,即在基台上直接制作全冠,可粘接固位亦可用螺丝固位。

（2）多颗牙种植义齿:按固位方式分为可摘式和固定式局部种植义齿。按支持基牙不同,又将固定式局部种植义齿分为种植体支持式联冠和种植体支持式固定桥。

（3）无牙颌种植体支持式义齿:按照固位方式分为无牙颌种植体支持式固定义齿和全覆盖式种植义齿。按照上部结构与基台的连接形式,全覆盖式种植义齿又分为杆卡附着式种植义齿、套筒冠附着式种植义齿、球帽附着式种植义齿、磁性固位种植义齿。

（二）种植修复体常见的固位方式

种植修复体是指种植义齿上部结构,为恢复缺失牙齿形态、美观及咬合的部分。常见的固位方式有螺丝固位和粘接固位。

1. 螺丝固位 种植修复体中央预留螺丝孔通道,通过中央螺丝将修复体和基台固定于种植体上。

2. 粘接固位 基台与种植体通过中央螺丝锁紧后,用粘接剂将种植修复体与基台粘接在一起。

二、种植修复印模制取

种植取模方式有很多种,一般来讲,根据托盘是否开窗分为开窗式印模（open tray impression technique）和非开窗式印模（closed tray impression technique）。开窗式印模使用可以开窗的托盘和带有固定螺丝的转移杆完成印模的制取,开窗式印模方法的精度高,但操作相对较复杂,而且受张口度的限制。相对而言,非开窗式印模的操作简单,临床应用最多。一般情况下,非开窗式印模常用于单个种植义齿上部修复及较为简单的多个种植义齿上部修复,开窗式印模多用于复杂的多个种植义齿的上部修复印模制取。

（一）开窗式印模技术

【用物准备】

1. 常规用物 一次性口腔治疗盘、一次性杯子、漱口液、吸引器管、凡士林、棉签、75%乙醇棉球、护目镜等。

2. 托盘 根据种植区域选择合适的开窗式托盘或专用的可调节托盘。根据情况使用个别托盘,在相应部位开窗。

3. 种植修复工具 种植修复扭矩扳手、种植修复螺丝刀（长、短）等工具。

4. 种植修复材料 种植体替代体、开窗式印模种植体转移杆、分离剂、人工牙龈材料等。

5. 印模材料 一般选用的印模材料有加成型硅橡胶和聚醚材料。加成型硅橡胶轻体材料的混合需要专用的混合枪；聚醚材料需要专用混合器，配套的注射枪和混合头。另外，准备藻酸盐印模材料，用于制取对颌印模。

6. 其他用物 计时器、比色板、蜡片、托盘粘接剂、咬合记录等。

【**患者准备**】

1. 心理护理 评估患者的心理状况，做好沟通和心理安抚，及时疏导患者心理压力，取得患者信任。

2. 核对患者信息，为患者讲解操作流程和注意事项，取得患者良好配合。

3. 根据治疗牙位调整牙科椅、头托及光源。

4. 为患者系好一次性治疗巾，佩戴护目镜。

5. 用无菌干棉签取适量凡士林润滑患者口角。

【**治疗中护理配合**】

医生和护士按照四手操作要求就座于工作区，按照操作流程（表7-8）共同完成患者治疗。治疗过程中护士及时吸除患者口内唾液，保持视野清晰，并密切观察患者的反应。下面以固定种植义齿种植体水平印模为例，介绍开窗式印模制取的四手护理配合。

表 7-8 口腔种植修复开窗式印模制取的护理配合

医生操作流程	护士配合流程
1. 托盘准备	（1）选择合适的托盘，协助医生在种植体转移杆穿出部位做好标记 （2）协助医生在标记位置开窗，并用蜡片封闭；也可以使用专用的可调节托盘或光固化材料制作开窗式个别托盘 （3）在托盘上涂布托盘粘接剂
2. 安装转移杆	（1）传递螺丝刀予医生卸下种植体上的愈合基台，协助医生冲洗植体顶端，彻底冲洗并吹干牙龈袖口，安装转移杆 （2）引导患者拍片，确定转移杆就位 （3）用75%乙醇棉球清洁、消毒卸下的愈合基台，妥善放置
3. 拍摄 X 线片	为患者拍摄 X 线片以确定转移杆正确就位
4. 制取印模 （1）加成型硅橡胶	（1）轻体的准备：连接混合头与细输送头并安装于轻体材料上，准备好轻体混合枪 （2）重体调拌：佩戴一次性聚乙烯（PVP）手套，根据托盘大小取出适量的硅橡胶基质和催化剂，比例为1∶1，用指尖揉捏混合硅橡胶。将混合好的硅橡胶印模材料放在托盘上，并轻轻压出牙槽嵴形状，将托盘递予医生 （3）配合医生注射轻体材料，保证转移杆连接处充满材料且无气泡，托盘盛满重体印模材料就位，递给医生棉签清除多余材料，保证转移杆中央杆外侧的螺丝孔能够暴露 （4）根据材料固化时间开启计时器

续表

医生操作流程	护士配合流程
（2）聚醚材料	（1）观察聚醚混合器内材料的余量,根据情况及时调整 （2）混合聚醚材料,将聚醚材料均匀置于聚醚注射枪和托盘内,避免产生气泡 （3）依次将聚醚注射枪、托盘递给医生 （4）配合医生注射聚醚材料,保证转移杆连接处充满印模材料且无气泡,托盘顺利就位,递给医生棉签清除多余材料,保证转移杆中央杆外侧的螺丝孔能够暴露 （5）根据材料固化时间开启计时器
5. 托盘脱位	递予医生螺丝刀,拧松中央杆,转移杆与种植体分离,取出托盘
6. 连接替代体与转移杆	递予医生螺丝刀,将替代体与转移杆准确对位连接,再次拧紧中央杆,确保无松动
7. 检查印模	（1）将取出的印模在流动水下冲洗,除去表面唾液及污物 （2）协助医生仔细检查,保证印模清晰、完整,无脱模
8. 安装愈合基台于口内	将螺丝刀和愈合基台依次递予医生
9. 制取对颌印模	（1）调拌藻酸盐印模材料,将调拌好的材料置于托盘上递予医生 （2）根据材料固化时间开启计时器
10. 比色	（1）关闭牙科椅灯光,协助患者清洁面部残留的印模材料 （2）递予医生比色板,递予患者镜子,引导患者至自然光线下进行比色 （3）协助拍照、记录色号
11. 制作人工牙龈	（1）在替代体周围印模材料处涂布专用的分离剂,干燥后,将人工牙龈材料注射到替代体周围。人工牙龈材料应高于转移杆与替代体接缝处2mm左右。近远中方向以邻牙为界(注意不要将材料注射到邻牙区),颊(唇)、舌向覆盖牙槽嵴顶区 （2）待人工牙龈材料凝固后,可用尖刀片做适当修整
12. 印模消毒与灌注	待人工牙龈材料硬固后用清水冲洗、消毒,灌注模型
13. 整理用物	（1）医疗垃圾分类处置 （2）脱手套,手卫生

【治疗中注意事项】

1. 修复用物和工具数量多、体积小,使用后固定位置放置,以免丢失。

2. 硅橡胶和聚醚材料凝固后质地硬,取印模前消除倒凹,降低脱位难度。

3. 取模过程中,嘱患者放松心情,用鼻吸气、口呼气,可减轻咽反射。

【治疗后护理】

1. 饮食护理　嘱患者避免咬硬度或韧性过大的食物,戒烟。

2. 健康教育　嘱患者在种植修复治疗期间正常刷牙,保持良好的口腔卫生,注意愈合基台周围的清洁维护。

3. 对症指导　治疗后如发生愈合基台脱落,应及时与医生或护理人员联系。

（二）非开窗式印模技术

【用物准备】

1. **常规用物** 一次性口腔治疗盘、一次性杯子、漱口液、吸引器管、凡士林、棉签、75%乙醇棉球、护目镜等。

2. **托盘** 根据患者牙弓大小准备不同型号的封闭式托盘。

3. **种植修复工具** 种植修复扭矩扳手、种植修复螺丝刀（长、短）等工具。

4. **种植修复材料** 种植体替代体、非开窗式印模转移杆、分离剂、人工牙龈材料等。

5. **印模材料** 一般选用的印模材料有加成型硅橡胶和聚醚材料。加成型硅橡胶轻体材料的混合需要专用的混合枪；聚醚材料需要专用混合器，配套的注射枪和混合头。另外，准备藻酸盐印模材料，用于制取对颌印模。

6. **其他用物** 计时器、比色板、托盘粘接剂、咬合记录等。

【患者准备】

同本节"二、种植修复印模制取"中"开窗式印模技术"的患者准备。

【治疗中护理配合】

医生和护士按照四手操作要求就座于工作区，按照操作流程（表7-9）共同完成患者治疗。治疗过程中护士及时吸除患者口内唾液，保持视野清晰，并密切观察患者的反应。下面以固定种植义齿种植体水平印模为例，介绍非开窗式印模制取的四手护理配合。

表 7-9　口腔种植修复非开窗式印模制取的护理配合

医生操作流程	护士配合流程
1. 安装转移杆	（1）传递螺丝刀予医生卸下种植体上的愈合基台，协助医生冲洗植体顶端，彻底冲洗并吹干牙龈袖口，安装转移杆 （2）用75%乙醇棉球清洁、消毒卸下的愈合基台，妥善放置
2. 拍摄 X 线片	为患者拍摄 X 线片以确定转移杆正确就位
3. 托盘准备	在托盘上涂布托盘粘接剂
4. 制取印模 （1）加成型硅橡胶	（1）轻体的准备：连接混合头与细输送头并安装于轻体材料上，准备好轻体混合枪 （2）重体调拌：佩戴一次性聚乙烯（PVP）手套，根据托盘大小取出适量的硅橡胶基质和催化剂，比例为1∶1，用指尖揉捏混合硅橡胶。将混合好的硅橡胶印模材料放在托盘上，并轻轻压出牙槽嵴形状，将托盘递予医生 （3）根据材料固化时间开启计时器 （4）印模凝固后取出托盘，转移杆被一同带出口外
（2）聚醚材料	（1）观察聚醚混合器内材料的余量，根据情况及时调整 （2）混合聚醚材料，将聚醚材料均匀的置于聚醚注射枪和托盘内，避免产生气泡 （3）依次将聚醚注射枪、托盘递给医生 （4）根据材料固化时间开启计时器 （5）印模凝固后取出托盘，转移杆被一同带出口外

医生操作流程	护士配合流程
5. 检查印模	（1）将取出的印模在流动水下冲洗，除去表面唾液及污物 （2）协助医生仔细检查，保证印模清晰、完整、无脱模
6. 安装愈合基台于口内	将螺丝刀和愈合基台依次递予医生
7. 制取对颌印模	（1）调拌藻酸盐印模材料，将调拌好的材料置于托盘上递予医生 （2）根据材料固化时间开启计时器
8. 比色	（1）关闭牙科椅灯光，协助患者清洁面部残留的印模材料 （2）递予医生比色板，递予患者镜子，引导患者至自然光线下进行比色 （3）协助拍照，记录色号
9. 制作人工牙龈	（1）在替代体周围印模材料处涂布专用的分离剂，干燥后，将人工牙龈材料注射到替代体周围。人工牙龈材料应高于转移杆与替代体接缝处 2mm 左右。近远中方向以邻牙为界（注意不要将材料注射到邻牙区），颊（唇）、舌向覆盖牙槽嵴顶区 （2）待人工牙龈材料凝固后，可用尖刀片做适当修整
10. 印模消毒与灌注	待人工牙龈材料硬固后用清水冲洗、消毒，灌注模型
11. 整理用物	（1）医疗垃圾分类处置 （2）脱手套，手卫生

【治疗中注意事项】

1. 修复用物和工具数量多、体积小，使用后固定位置放置，以免丢失。

2. 硅橡胶和聚醚材料凝固后质地硬，取印模前消除倒凹，降低脱位难度。

3. 取模过程中，嘱患者放松心情，用鼻吸气、口呼气，可减轻咽反射。

4. 印模凝固后取出托盘，转移杆被一同带出口腔外。将种植体替代体按一定方向卡紧固定到印模内的转移杆中。

【治疗后护理】

同本节"二、种植修复印模制取"中"开窗式印模技术"的治疗后护理。

三、口腔种植修复体初戴（试戴）及固定

口腔种植修复体（dental implant prostheses）初戴（试戴）也是口腔种植修复的重要一环。试戴步骤包括上部结构的精确度、颌位关系和修复体外形美观的检查。

【用物准备】

1. **常规用物**　一次性口腔治疗盘、一次性杯子、漱口液、棉条、75% 乙醇棉球、咬合纸、牙科手机、钻针、吸引器管、砂石磨头、抛光轮、薄／厚咬合纸、牙线、镜子等。

2. **种植修复体**　查看种植修复体及配件是否完整，确认种植修复体与模型、义齿加工单、患者病历保持一致。试戴前，用 75% 乙醇棉球对修复体进行擦拭消毒，基台用超声波清洁机震荡清洁。

3. **种植修复工具**　护理人员根据患者种植系统准备相应的种植修复扭矩扳手、螺丝刀

（长、短）等工具。

4. 粘接材料及其他用物 玻璃离子粘接剂、树脂类粘接剂等粘接材料,调拌刀、调拌纸、光固化灯、护目镜等。

【患者准备】

1. 心理护理 评估患者的心理状况,做好沟通和心理安抚,及时疏导患者心理压力,取得患者信任。

2. 核对患者信息,为患者讲解操作流程和注意事项,取得患者良好配合。

3. 根据治疗牙位调整牙科椅、头托及光源。

4. 为患者系好一次性治疗巾,佩戴护目镜。

5. 用无菌干棉签取适量凡士林润滑患者口角。

【治疗中护理配合】

医生和护士按照四手操作要求就座于工作区,按照操作流程（表 7-10）共同完成患者治疗。治疗过程中护士及时吸除患者口内唾液,保持视野清晰,并密切观察患者的反应。

表 7-10　口腔种植修复体初戴（试戴）及固定的护理配合

医生操作流程	护士配合流程
1. 基台就位	（1）传递专用螺丝刀予医生以卸下种植体上的愈合基台,协助医生冲洗牙龈袖口,彻底冲洗并吹干牙龈袖口 （2）传递专用螺丝刀予医生将修复基台准确连接在种植体上
2. 拍摄 X 线片	协助医生为患者拍摄 X 线片以确定修复体、基台的正确就位
3. 修复体试戴	（1）戴入种植修复体后,递予医生咬合纸、牙线、牙科手机、砂石磨头,调整邻面接触点及咬合高点使修复体完全就位 （2）调整结束后传递抛光轮,医生对修复体进行抛光
4. 修复体确认	关闭椅位灯光,递予患者镜子,引导患者在自然光下确认修复体的颜色、形态等
5. 修复体粘接 （1）粘接固位	（1）用 75% 乙醇棉球清洁修复体表面及冠内的咬合纸印记 （2）遵医嘱准备好封孔材料,递予医生置入基台螺丝孔 （3）调拌粘接材料,用调拌刀将粘接材料均匀涂布修复体冠内递予医生
（2）螺丝固位	（1）用 75% 乙醇棉球清洁修复体表面及冠内的咬合纸印记 （2）传递螺丝刀和扭矩扳手,将螺丝紧固至一定的扭矩 （3）遵医嘱准备好封孔材料,递予医生置入基台螺丝孔 （4）传递树脂封闭螺丝孔 （5）将光固化灯递予医生,照射至树脂材料完全固化
6. 清理粘接剂	将探针、洁治器、口镜、牙线依次递予医生
7. 整理用物	（1）整理用物,医疗垃圾分类处置 （2）脱手套,手卫生

【治疗中注意事项】

1. 各种粘接材料使用前检查有效期,取材料后及时盖好瓶盖,防止受潮。多余材料不能放回原材料瓶中。

2. 粘接材料用量适中,涂布均匀,避免过多溢入龈下。

【治疗后护理】

1. **饮食护理** 嘱患者避免咬硬度或韧性过大的食物。同时,做到双侧咀嚼,改正偏侧咀嚼的不良习惯,戒烟。

2. **健康教育** 嘱患者保持口腔卫生,正确使用牙刷、牙线、冲牙器等清洁工具。定期复查,戴牙后 3 个月、6 个月、12 个月来院复查,以后每年复查一次。

3. **对症指导** 如发生牙龈红肿、刷牙出血、修复体或基台松动等异常情况,应及时与医生或护理人员联系。

（刘　蕊）

第八章 儿童口腔疾病诊疗的护理

学习目标

完成本章内容学习后，学生能够：
1. 描述年轻恒牙牙髓病及根尖周病的病因、临床表现及治疗方法。
2. 描述牙髓切断术适应证、非适应证及护理配合流程
3. 描述牙髓再生治疗术的原理、适应证及四手护理配合。
4. 描述乳磨牙不锈钢预成全冠修复术的护理配合流程。
5. 掌握药物介导的行为管理方法及各方法的适应证。
6. 描述牙外伤固定术的四手护理配合。

第一节 儿童口腔专业疾病概述

儿童口腔医学是研究胎儿到青少年时期口腔器官的生长发育、保健和疾病防治的口腔医学分支学科，主要内容包括研究这一期间的牙、牙列、颌骨及软组织等的形态和功能，口腔疾病的诊断、治疗和预防工作。儿童口腔专业疾病有牙齿发育异常相关疾病、儿童龋病、儿童牙髓病、儿童牙外伤及支持组织损伤、乳牙和年轻恒牙咬合问题，以及儿童牙周、黏膜疾病等，涉及的范围广泛。本节主要介绍临床中常见的儿童龋病、儿童牙髓病、儿童牙外伤的相关内容。

一、儿童龋病

儿童龋病（dental caries in children）是一种儿童常见的口腔疾病。由于儿童牙齿的解剖结构特点和饮食习惯以及口腔保健不完善等因素，造成儿童龋病的患病率呈上升趋势。儿童龋病的发生进展迅速，不仅影响儿童的咀嚼功能、恒牙及恒牙列的发育，更有可能影响到儿童全身的营养和发育，以及正确的发音、美观，给儿童心理发育造成影响。

【病因和发病机制】

儿童龋病和成人龋病一样，也是在细菌、食物、宿主和时间四个因素共同作用下形成的。由于乳牙的解剖形态、组织结构、矿化程度及其所处环境的特点，使乳牙比恒牙更易患龋。

1. **细菌** 口腔中最主要的致龋菌是变形链球菌。研究表明，变形链球菌在刚出生婴

儿口腔内并不存在,主要从喂养者的口腔传入并定植,定植越早,患龋率就越高。因此,采取正确的喂养方式,避免与婴儿共用餐具等是减少儿童口腔中变形链球菌定植的主要途径。

2. **食物** 食物与龋病的发生密切相关,其中蔗糖被认为具有最强的致龋性。儿童喜欢吃甜品、软食等含糖量高、黏附性强的食物,增加了患龋的风险。其中含糖饮料对牙齿的危害最大。

3. **宿主** 乳牙的牙颈部明显缩窄,牙冠近颈部 1/3 处隆起,邻牙之间为面接触以及殆面的点隙窝沟等均易滞留食物残渣;且刚刚萌出时釉质矿化尚不完全,抗酸能力差,龋病的敏感性高。大约需要 2 年的时间才能矿化完全,这期间是龋病的高发阶段。另外,牙排列不齐使牙在咀嚼过程中不易自洁;佩戴矫治器、保持器时儿童不易保持良好的口腔卫生,增加患龋风险。

4. **时间** 牙齿在前三个因素作用前提下,局部的酸或致龋物质积聚到一定浓度并维持足够的时间才能够发生龋坏。

龋病的发生是牙齿在菌斑及其酸性代谢产物的作用下发生的牙体硬组织脱矿,早期为表层下釉质脱矿,临床可见牙面白垩色改变。继续发展,表层下脱矿继续扩大,随着咀嚼食物时的撞击、唾液的冲洗,最终组织表面崩塌而形成龋洞。

【临床表现】

龋病造成牙体硬组织的色、形、质的改变。早期龋坏表面呈"白垩色"改变,进一步发展可以呈黄褐色或黑色。浅龋缺损只限于牙釉质或牙骨质;中龋缺损已进展到牙本质浅层,形成龋洞,对冷、热、酸、甜等刺激较为敏感;发展到牙本质深层时为深龋,口内可看见较深的龋洞,对温度变化及化学刺激敏感,食物嵌入时发生疼痛,探查龋洞时感觉酸痛。

【治疗原则】

儿童龋病无论是乳牙龋还是年轻恒牙龋,都须积极治疗。基本的治疗原则是终止病变发展,保护牙髓活力;恢复牙体外形和咀嚼功能;维持牙列完整,保持乳牙的正常替换。

对于早期釉质龋可以通过药物促进再矿化。当形成龋洞时,常采用复合树脂修复粘接或玻璃离子水门汀修复缺损,防止牙体继续被破坏。乳牙大面积缺损可通过不锈钢预成冠进行修复。

二、儿童牙髓病

儿童牙髓病(pediatric endodontics)是发生在牙髓组织的一系列疾病,常见的是牙髓炎和根尖周炎。儿童牙髓病包括乳牙牙髓病和年轻恒牙牙髓病两个部分,恒牙一般在牙根形成 2/3 左右时开始萌出到口腔,此时牙根未发育完成,根尖孔呈喇叭口状,这种形态和结构尚未完全形成和成熟的恒牙称为年轻恒牙。由于年轻恒牙的解剖特点区别于发育成熟的恒牙,使得其牙髓病的发病特点、诊断、治疗原则与成熟的恒牙不同。本部分以年轻恒牙牙髓病为基础做重点介绍。

【病因和发病机制】

1. 深龋、牙隐裂、畸形中央尖折断等牙体硬组织疾病均可引发牙髓炎。其中龋坏组织中的细菌侵犯牙髓引起感染是最常见的原因。细菌可以通过暴露于口腔中的牙本质小管进入牙髓,也可从暴露的牙髓直接侵入。

2. 体育运动、意外事故造成的牙外伤,以及慢性殆创伤也可导致牙髓炎的发生。

3. 诊疗过程中的机械预备、根充材料的超充等机械刺激也可造成根尖周组织的炎症反应。

4. 年轻恒牙龋坏根尖孔呈开放的喇叭口状,在牙髓出现慢性炎症的时候容易波及根尖周组织。细菌产生的有害物质直接破坏组织细胞,也可以引发非特异性的炎症反应和特异性的免疫反应,间接导致组织损伤。

【临床表现】

患儿牙体硬组织可见缺损,如龋洞、畸形中央尖折断、牙外伤等;部分可见露髓孔。局部可见牙龈肿胀,瘘管;牙冠颜色可有改变;患儿可出现自发痛或激惹性疼痛,牙齿叩痛,松动度增大。

【治疗原则】

乳牙牙髓炎的治疗原则是消除感染,消除患儿的疼痛和不适症状,避免对恒牙发育和萌出造成病理性影响。年轻恒牙牙髓病和根尖周病的治疗原则是尽量保存活髓,促进牙根继续发育完成。临床上根据牙髓感染和年轻恒牙牙根发育程度选择不同的治疗方法,如牙髓切断术、牙根形成术、根尖诱导成形术、牙髓再生治疗术、根尖屏障术等。

三、儿童牙外伤

儿童牙外伤(dental trauma)是指发生在儿童和青少年时期的牙齿外伤,牙齿受到急剧创伤后所引起的牙体、牙髓和牙周组织损伤。乳牙外伤、年轻恒牙外伤、恒牙外伤的特点各不相同,乳牙外伤多发生在1~2岁儿童,主要由于这个年龄开始学习走路,运动能力、反应能力等都处在发育阶段,容易摔倒或撞在物体上造成牙外伤;年轻恒牙外伤多发生于7~9岁,发生率高于乳牙。乳牙牙槽骨较薄,外伤常造成牙移位,主要表现为嵌入、脱出、唇舌侧移位及不完全脱出等;恒牙外伤牙折断较常见。因为刚萌出的牙根未完全形成,牙槽骨、牙周膜等牙周支持组织较脆弱,受外力后容易脱臼。牙根完全形成后,易引起冠折或根折。

【病因和发病机制】

牙外伤是因突然施加到牙上的机械力造成的损伤。与外力的性质、大小、速度和作用方向有关。前牙外伤多因为直接外力造成;前磨牙和磨牙外伤多因为间接外力造成。高速的外力易造成牙冠折断,低速的外力易造成牙周组织损伤。

【临床表现】

根据外伤类型的不同而不同。牙震荡时可出现牙齿酸痛,上下牙咬合不适,可有叩痛;牙冠折断如有牙本质暴露则出现冷、热刺激痛,触疼明显,甚至影响进食;牙根折断表现为牙松动、咬合痛和叩痛,牙冠稍伸长,有咬合创伤;冠根折断可出现疼痛和出血症状;牙挫入、牙侧向移位或脱出移位可出现不同程度的位置改变。

【治疗原则】

乳牙外伤总的治疗原则是将对继承恒牙生长发育的影响降到最低。一般根据外伤的程度采取观察、根管治疗、拔除等方法。恒牙外伤的治疗基本原则是保护牙髓的正常功能,恢复外伤牙的外形和功能。一般根据外伤程度采取定期观察、树脂外形修复、断冠粘接术、正畸牵引、牙再植术等。

（王春丽）

第二节　牙髓切断术的四手护理配合

牙髓切断术(pulpotomy)是用于牙髓感染仅限于冠髓而根髓尚未受到侵犯的冠髓炎,去除感染的冠髓组织,保留未感染的根髓,以盖髓剂覆盖于牙髓断面,保留正常根髓的治疗方法。常用于年轻恒牙龋源性露髓或外伤性露髓。

【适应证】

1. 深龋治疗时意外露髓。

2. 年轻恒牙外伤冠折露髓,污染程度较轻,牙髓尚未发生弥漫性炎症。

3. 早期牙髓炎,感染仅限于冠髓。

【非适应证】

各种牙髓的弥漫性感染。

【用物准备】

1. **常规用物**　一次性口腔器械盘、吸引器管、隔离贴膜、口杯、三用枪、高速牙科手机、低速牙科手机、凡士林棉签。

2. **局部麻醉用物**　表面麻醉剂、无菌棉签、碘伏棉签、专用注射头、卡局式注射器或计算机控制口腔局部麻醉仪。

3. **橡皮障隔离用物**　橡皮布、打孔器、橡皮障夹钳、橡皮障夹、橡皮障支架、牙线,必要时准备固定楔线、定位打孔模板等。

4. **牙髓切断术用物**　挖匙、水门汀充填器、1#银汞充填器、树脂雕刻刀、无菌调拌板、无菌敷料。

5. **其他材料用物**　各型钻针、无菌生理盐水、冲洗器、盖髓剂、暂封材料、充填用物。

【患儿准备】

1. 护理人员应根据患儿的焦虑程度,做好心理安抚,及时疏导患儿紧张情绪。

2. 核对患儿信息,引导患儿至牙科椅,向患儿讲解操作流程和注意事项,取得理解和配合。

3. 备好知情同意书,在医生交代治疗方案后,协助签署知情同意书。

4. 给患儿系好治疗巾,佩戴护目镜。

5. 用凡士林棉签润滑患儿口角,避免牵拉口角造成患儿痛苦。

【治疗中护理配合】

医生和护士分别按照四手操作和人体工程学的要求正确就座于工作区,按照牙髓切断术治疗的操作流程(表8-1)共同完成患儿治疗。

表 8-1 牙髓切断术的护理配合

医生操作流程	护士配合流程
1. 局部麻醉	(1)用棉签蘸表面麻醉剂递予医生进行注射部位表面麻醉 (2)递碘伏棉签予医生消毒麻醉部位 (3)遵医嘱准备局部麻醉药物及注射针头,核对麻醉药物名称、浓度、剂量、有效期及患儿姓名等,无误后将麻药安装在卡局式注射器或计算机控制口腔局部麻醉仪中递予医生 (4)局部麻醉前做好患儿的心理护理,减轻其焦虑和恐惧心理
2. 安装橡皮障	根据牙位选择橡皮障夹并协助安装
3. 去净腐质,制备洞形	及时吸除冷却水,随时保持视野的清晰
4. 揭髓顶,去除冠髓	(1)更换无菌牙科手机、钻针,更换强力吸引器管,准备牙髓切断用物 (2)冲洗器抽吸生理盐水备用 (3)协助吸除唾液或冲洗液,保持视野清晰 (4)传递挖匙,清除冠髓 (5)传递生理盐水冲洗髓腔,及时吸除冲洗液,多次重复
5. 根髓断面放置盖髓剂,暂封、垫底	(1)冠髓切除后,准备合适的盖髓剂递予医生 (2)传递暂封材料,调拌垫底用玻璃离子水门汀并递予医生
6. 树脂充填	同第三章第二节"光固化复合树脂粘接修复术的护理配合"

【治疗中注意事项】

1. 吸唾时动作轻柔,在髓顶揭开后使用强力吸引器管时禁止离髓腔过近,避免误吸走牙髓。

2. 配合中避免器械污染,避免唾液进入髓腔,减少牙髓的继发感染。

3. 髓腔冲洗过程中及时补充生理盐水。

4. 用于去除冠髓的挖匙要锋利,避免损伤剩余牙髓或将根髓牵出。

5. 常用的盖髓剂有氢氧化钙、生物陶瓷盖髓剂等,护理人员应充分了解常用盖髓剂的性能及注意事项。

(1)氢氧化钙:具有强碱性,能中和炎症产生的酸性物质,抑制细菌生成,有一定的抗菌能力;氢氧化钙能诱导修复性牙本质形成,形成牙本质桥。

(2)生物陶瓷盖髓剂:主要成分为硅酸钙,具有强碱性,抑菌能力较氢氧化钙弱,有良好的诱导硬组织形成的能力及良好的生物相容性和封闭能力,低细胞毒性,不会被吸收溶解,能促进矿化和诱导细胞成骨、成牙本质分化。部分盖髓剂使用后牙齿会变成灰色。

【治疗后护理】

1. 饮食护理 正常饮食,如治疗当日未进行复合树脂粘接修复治疗,嘱患儿避免用患牙咬过硬的食物。

2. 健康教育 指导患儿正确的刷牙方法,教会其使用牙线,保持良好的口腔卫生。

3. 对症指导

（1）告知患儿及家长局部麻醉注射后的注意事项，避免唇咬伤。

（2）术后可能出现的咬合不适，一般在 1~2d 内消除，如果出现严重咬合痛或自发痛，随时就诊。

（3）年轻恒牙牙髓切断术后，应追踪患儿观察，到牙根完全形成。一般术后 3 个月第一次复查。嘱患儿遵医嘱定期复查。

（王春丽）

第三节　牙髓再生治疗术的四手护理配合

牙髓再生治疗术（regenerative endodontics）也称为牙髓再血管化治疗。在干细胞研究快速发展的基础上，利用残留牙髓组织中的牙髓干细胞、根尖牙乳头干细胞，诱导分化为具有牙本质功能的牙髓细胞，并形成牙髓-牙本质复合体，最终使失去牙髓的年轻恒牙通过牙髓组织再生，完成牙齿正常发育的牙髓治疗方法。

【适应证】

1. 牙髓坏死的年轻恒牙，且根尖孔开放呈喇叭口状或根管呈平行形。

2. 患儿对所用的药物无过敏现象。

3. 能配合治疗的患儿。

4. 不需要桩核冠修复的牙齿。

5. 能很好隔湿的牙齿。

【非适应证】

1. 根尖孔狭窄的患牙。

2. 对根管消毒用抗生素过敏患儿。

【用物准备】

1. **常规用物、局部麻醉用物、橡皮障隔离用物**　同本章第二节"牙髓切断术的四手护理配合"。

2. **根管消毒物品**　生理盐水、1.5% 次氯酸钠、乙二胺四乙酸（EDTA）、冲洗器（冲洗针头侧方开口）、灭菌棉捻或纸尖。

3. **根管封药用物**　低浓度的抗生素糊剂或氢氧化钙糊剂、螺旋输送器、水门汀充填器、挖匙、调拌刀、调拌板、MTA、灭菌 40#K 型根管锉。

4. **其他材料用物**　各型钻针、暂封材料、充填用物。

【患儿准备】

同本章第二节"牙髓切断术的四手护理配合"。

【治疗中护理配合】

医生和护士分别按照四手操作和人体工程学的要求正确就座于工作区，按照牙髓再生治疗术的操作流程（表 8-2）共同完成患儿治疗。

表 8-2　牙髓再生治疗术的护理配合

医生操作流程	护士配合流程
第一次就诊	
1. 局部麻醉	（1）用棉签蘸表面麻醉剂递予医生进行注射部位表面麻醉 （2）递碘伏棉签予医生消毒麻醉部位 （3）遵医嘱准备局部麻醉药物及注射针头,核对麻醉药物名称、浓度、剂量、有效期及患儿姓名等,无误后安装麻药递予医生 （4）局部麻醉前做好患儿的心理护理,减轻其焦虑和恐惧心理
2. 安装橡皮障	根据牙位选择橡皮障夹并协助医生安装
3. 去净腐质、揭开髓顶	去腐过程中及时吸除冷却水,随时调整光源,保持术野清晰
4. 冲洗根管	冲洗器中分别抽取 1.5% 次氯酸钠和生理盐水并做好标识,先后递予医生,将强力吸引器管置于患牙下方,协助吸除冲洗液
5. 根管消毒	（1）传递灭菌棉捻或纸尖,协助医生擦干根管 （2）安装螺旋输送器,准备氢氧化钙糊剂或调拌低浓度抗生素糊剂递予医生 （3）使用水门汀充填器传递暂封材料进行暂封,及时清洁器械上残留的材料 （4）预约下次就诊时间
第二次就诊	
6. 局部麻醉,安装橡皮障	准备不含肾上腺素的局部麻醉药物,协助安装橡皮障
7. 冲洗干燥根管	（1）冲洗器中抽取 EDTA 递予医生,协助吸除冲洗液 （2）传递灭菌棉捻或纸尖,协助医生擦干根管
8. 根管内引血,封闭根管口	（1）传递无菌 40#K 型根管锉进行引血 （2）无菌条件下调拌 MTA,准备无菌的湿棉球放置在 MTA 上 （3）传递适量暂封剂进行暂封 （4）预约复诊时间
第三次就诊	
9. 树脂粘接修复术	1~2d 后在硬固的 MTA 上方行树脂粘接修复术。护理配合见第三章第二节 "光固化复合树脂粘接修复术的护理配合"

【治疗中注意事项】

1. 护士应了解治疗过程中常用冲洗液的种类和特性。

（1）次氯酸钠:冲洗对根管有消毒的作用。高浓度的次氯酸钠可以对干细胞向成牙本质细胞转化造成影响,因此推荐浓度为 1.5%。次氯酸钠有较强腐蚀性,注意勿滴于患儿皮肤、黏膜及衣物上。

（2）EDTA:可以优化根管内环境。牙本质中含有大量有益于干细胞趋化、黏附、存活和分化的蛋白质,EDTA 可以促进其从牙本质中释放,也可部分逆转次氯酸钠对根尖牙乳头干细胞的有害影响。

2. 使用两种及以上冲洗液时须明确标识,避免混淆使用。

3. 牙髓再生治疗术成功的关键步骤之一是良好的冠方封闭,目前临床常用的药物是

MTA,相关特性和调拌注意事项详见本章第二节"牙髓切断术的四手护理配合"。

4. 第二次就诊时,准备不含肾上腺素的局部麻醉药物,肾上腺素可使局部血管收缩,造成引血失败。

【治疗后护理】

1. **饮食护理** 治疗过程中嘱患儿避免用患牙咬过硬的食物。

2. **健康教育** 指导患儿正确的刷牙方法,教会其使用牙线,养成良好的口腔卫生。

3. **对症指导**

(1)告知患儿及家长局部麻醉注射后的注意事项,避免唇咬伤。

(2)嘱患儿定期复查,一般在术后 3 个月、6 个月、18 个月、24 个月进行复查。

(王春丽)

第四节　乳牙冠修复术的四手护理配合

乳牙大面积龋坏后,临床常采用复合树脂粘接修复术及玻璃离子充填术,但玻璃离子易溶于水、树脂固化后收缩等易产生继发龋,可能影响修复效果。目前预成冠修复技术逐渐应用于乳牙修复治疗中,常用于乳牙的冠修复技术主要包括乳磨牙不锈钢预成全冠修复术、乳前牙透明成形冠修复术等。

一、乳磨牙不锈钢预成全冠修复术的护理配合

【适应证】

1. 大面积龋坏的乳牙。

2. 不能用复合树脂修复的釉质发育不全的乳牙。

3. 遗传性牙齿畸形的修复,如牙本质发育缺陷及釉质发育缺陷。

4. 牙髓治疗后,面临冠折危险的乳牙。

5. 作为不良习惯矫治器的固位体及各种固定间隙保持器的固位体。

【非适应证】

1. 不能配合治疗的患儿。

2. 乳磨牙牙体形态异常或缺损面积过大,难以获得足够固位的患儿。

3. X 线片显示乳磨牙牙根吸收超过 1/2 者。

4. 对金属过敏者。

【用物准备】

1. **常规用物、局部麻醉用物、橡皮障隔离用物** 同本章第二节"牙髓切断术的四手护理配合"。

2. **不锈钢预成全冠修复用物** 低速直牙科手机、牙体预备用金刚砂钻针、金属磨石、不锈钢预成全冠、金冠弯剪、持针器、污物杯、邻面成形钳、咬合纸、抛光钻针。

3. **冠粘接用物** 玻璃离子水门汀粉和液、专用量勺、调拌板、调拌刀、75% 乙醇棉球、牙线。

【患者准备】

1. 护理人员应注意评估患儿的疼痛、焦虑程度,做好心理安抚工作,及时疏导患儿紧张情绪。

2. 核对患儿信息,引导患儿至牙科椅,向患儿讲解操作流程和注意事项,取得其理解和配合。嘱患儿治疗过程中勿用手干扰治疗,避免造成冠掉落。

3. 给患儿系好治疗巾,佩戴护目镜。

4. 用凡士林棉签润滑患儿口角,避免牵拉口角造成患儿痛苦。

【治疗中护理配合】

医生和护士分别按照四手操作和人体工程学的要求正确就座于工作区,按照不锈钢预成全冠修复治疗的操作流程(表 8-3)共同完成患儿治疗。

表 8-3　不锈钢预成全冠修复治疗的护理配合

医生操作流程	护士配合流程
1. 局部麻醉	(1)递碘伏棉签予医生消毒麻醉部位 (2)遵医嘱准备局部麻醉药物及注射针头,核对麻醉药物名称、浓度、剂量、有效期及患儿姓名等,确认无误后安装局部麻醉药物递予医生 (3)局部麻醉前做好患儿的心理护理,减轻焦虑和恐惧心理
2. 安装橡皮障,隔湿	协助医生放置橡皮障
3. 牙体预备	高速牙科手机上安装金刚砂钻针,牙体预备过程中及时吸除冷却水,保持医生术野清晰
4. 试冠	(1)递橡皮障夹钳予医生,协助卸除橡皮障 (2)协助医生选择不锈钢预成全冠,试戴过程中及时传递挖匙用于取下冠,反复摘戴过程中注意避免冠掉落。试戴后不合适的冠重新灭菌备用
5. 预成冠制备	(1)递金冠弯剪予医生修剪冠高度,边缘修整过程中用污物杯接住剪下的碎屑(图 8-1) (2)递邻面成形钳予医生,协助修整冠的外形
6. 调整咬合,冠边缘磨光	(1)递咬合纸予医生,协助检查咬合高度 (2)安装金属磨石抛光冠边缘,用持针器加持预成冠递予医生,抛光过程中用强力吸引器管吸走碎屑
7. 清洁牙体和预成冠	(1)用 75% 乙醇棉球清洁预成冠 (2)将 75% 乙醇棉球予医生清洁牙体预备体
8. 预成冠粘接	(1)调拌粘接剂,沿冠的边缘放入,使之流入冠内,均匀涂布一薄层(图 8-2) (2)按照患牙的位置将冠递予医生,协助隔湿 (3)粘接后传递探针与牙线,去除多余的粘接剂,去除过程中及时清洁探针上的粘接剂

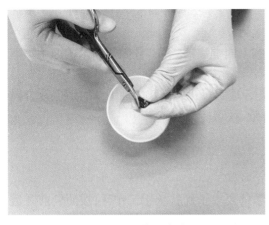

图 8-1　接住剪下的碎屑

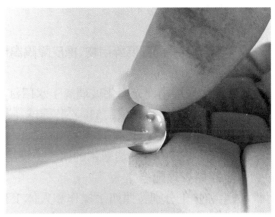

图 8-2　粘接剂均匀涂布一薄层

【治疗中注意事项】

1. 局部麻醉时注意对患儿身体的制动,避免意外伤害。

2. 如果对侧同牙位做过冠修复治疗,可参照病历上的冠号码提前为医生选择预成金属冠。

3. 试戴后不合适的冠重新灭菌备用。

4. 冠的体积小,口内试戴拿取过程中注意防止意外掉落,避免造成误吞、误吸。

5. 根据预成冠的颊侧标识,确定正确的传递方向,方便医生操作。

【治疗后护理】

1. **饮食护理**　减少甜食或黏性食物的摄取,避免龋病的发生。

2. **健康教育**　指导患儿正确的刷牙方法,教会其使用牙线,使其养成良好的口腔卫生习惯,减少龋病的发生。

3. **对症指导**

(1)告知患儿及家长局部麻醉注射后的注意事项,避免唇咬伤。

(2)嘱患儿定期复查,如有不适随时就诊。

二、乳前牙透明成形冠修复的护理配合

乳前牙透明冠又称前牙树脂冠,是树脂充填的一种特殊类型,是将树脂填入预成的透明冠中,粘接戴入预备好的前牙。修复完成的乳前牙美观并有较好的固位力。

【适应证】

1. 牙髓治疗后伴有大面积缺损的乳前牙。

2. 乳切牙先天畸形或发育异常、釉质发育不全等。

3. 需要恢复美观与形态的乳切牙,如变色牙、劈裂牙等。

【非适应证】

1. 未完全萌出的牙齿。

2. 残留牙体组织过少,难以获得足够固位的乳牙。

3. 松动或存在严重根尖周病变而不宜保留的牙齿。

4. 无美观要求的牙齿。

【用物准备】

1. **常规用物、局部麻醉用物、橡皮障隔离用物**　同本章第二节"牙髓切断术的四手护理配合"。

2. **冠修复用物**　光固化玻璃离子水门汀、乳牙透明冠、眼科剪、酸蚀剂、粘接剂、复合树脂、毛刷、避光盒、充填器械、75% 乙醇棉球、咬合纸、污物杯。

【患儿准备】

同本章第二节"牙髓切断术的四手护理配合"。

【治疗中护理配合】

医生和护士分别按照四手操作和人体工程学的要求正确就座于工作区,按照乳前牙透明冠修复治疗的操作流程(表 8-4)共同完成患儿治疗。

表 8-4　乳前牙透明冠修复的护理配合

医生操作流程	护士配合流程
1. 隔湿	协助医生放置橡皮障
2. 牙体预备	(1)高速牙科手机上安装裂钻或金刚砂钻针,低速牙科手机上安装球钻 (2)牙体预备过程中使用三用枪和吸引器管保持医生术野清晰
3. 护髓	(1)传递光固化玻璃离子水门汀 (2)用光固化灯协助固化护髓玻璃离子水门汀
4. 试冠	(1)协助卸除橡皮障 (2)根据牙位和牙齿的切端长度,协助医生选择透明成形冠并协助试冠
5. 修整预成冠	(1)用探针在冠的远中切角制备排溢孔 (2)递眼科剪予医生,用于修剪冠的边缘,边缘修整过程中用污物杯接住碎屑,将修整好的冠置于避光盒中备用
6. 粘接面处理	(1)安装一次性酸蚀剂头,递予医生酸蚀剂 (2)使用强力吸引器管靠近治疗牙齿部位,尽可能吸走冲洗液 (3)递予医生蘸有粘接剂的小毛刷并协助用光固化灯固化 20s
7. 充填树脂	协助医生选择颜色合适的树脂,并使用充填器将树脂填入透明冠内,使树脂充满牙冠的 2/3 左右,放入避光盒备用
8. 戴冠	(1)通过避光盒传递备好的成形冠,切勿用手拿取 (2)递予医生探针去除多余树脂 (3)用光固化灯协助医生固化 20s
9. 去除透明冠	递挖匙予医生去除透明冠,用纱布或棉球接住剥脱的透明冠
10. 修形与抛光	(1)安装合适修形钻针,将咬合纸递予医生 (2)修形完成后递送探针检查是否有悬突 (3)用 75% 乙醇棉球擦去牙齿上咬合纸印记

【治疗中注意事项】

1. 操作过程中注意保护患儿眼睛,可为患儿佩戴护目镜,防止碎屑溅入眼中。

2. 树脂一次取足,贴着侧壁慢慢填入冠内,中间空,四壁满 2/3 就足够,动作轻柔,避免造成冠的变形。

3. 因冠的体积小,口内试戴拿取过程中注意防止误吞、误吸。

4. 透明冠充填树脂后应置于避光盒中,避免光照使树脂硬化。

【治疗后护理】

1. **饮食护理** 嘱患儿不能啃硬物,否则充填体易折断或脱落。日常饮食中减少甜食或黏性食物的摄取,避免龋病的发生。

2. **健康教育** 指导患儿正确的刷牙方法,教会其使用牙线,使其养成良好的口腔卫生习惯,减少龋病的发生。

3. **对症指导** 嘱患儿定期复查,不适随诊。

（王春丽）

第五节 儿童口腔诊疗中的行为管理

在口腔诊疗过程中,常见因年龄小、精神紧张、智力障碍等原因不能配合完成治疗的患儿,通过对患儿进行良好的行为管理保证诊疗的顺利进行是临床常采用的方法。行为管理是医护人员采用适当的语言与情感交流等措施,使患儿能尽快适应口腔治疗环境,提高诊疗操作中患儿对疼痛的耐受力,获得患儿和家长的信任与配合,保证治疗的顺利进行,以及培养孩子良好的口腔卫生态度所采用的各种方法的总称。儿童口腔科行为管理根据是否使用药物分为非药物介导的行为管理和药物介导的行为管理,其中非药物介导的行为管理方法主要包括非语言交流、告知-演示-操作、治疗前的体验、正强化、分散注意力等;药物介导的行为管理方法目前临床常用的包括笑气-氧气吸入镇静、口服药物镇静、静脉注射镇静、全身麻醉下口腔治疗。在了解具体行为管理方法之前,首先需要了解影响患儿就诊行为的主要因素。

一、影响儿童口腔就诊行为的因素

1. 患儿因素

（1）年龄因素:3岁以上儿童大脑皮质内抑制过程发展加速,能综合分析外界事物,有效调节和控制自己的行为;3岁以下的患儿不能有效控制自己的行为,紧张的时候可能会用手干扰治疗或身体躲避操作迫使治疗中断。

（2）不良诊疗史:患儿有疼痛就诊史是不合作的主要原因。

（3）诊疗时的状态:如患儿饥饿、睡眠不足、有全身性疾病等情况下,患儿易出现不合作的行为。

（4）不同年龄段儿童的心理特征不同,口腔治疗时的表现也不同。3岁左右的孩子自我意识开始形成,有了反抗心理;3~6岁的儿童心理远未成熟,交流沟通能力有限;6~12岁儿童心理日趋成熟,也具有基本的个性,有一定的自我约束力和忍耐力,一般不应采用强制方法完成治疗。

2. 家长因素 家长的焦虑情绪会对患儿的情绪产生负面影响,患儿也易紧张不合作;家庭教育方式如为过度保护型、操控型,易使患儿产生反抗心理。

3. 医务人员因素 医务人员的态度、诊疗的内容等会对患儿的行为产生影响。

二、非药物介导的行为管理

非药物介导的行为管理贯穿诊疗活动的始终,包括非语言性交流、告知 - 演示 - 操作、治疗前的体验、正强化、分散注意力、保护性固定等。

1. 非语言性交流 是通过医生与患儿间的接触、姿势及面部表情的变化来强化并诱导患儿的行为。目的是提高其他交流管理技术的有效性并获得或保持患儿的注意和合作。

2. 告知 - 演示 - 操作 是医护人员在操作之前先告知患儿将会做什么,并使患儿确信操作不会带来疼痛或仅有轻微不适,应用一些患儿能理解的语言和比喻向患儿展示将进行的操作。

3. 治疗前的体验 是指带患儿到医院儿童口腔科门诊参观和体验,这种体验通过医护人员和蔼可亲的态度,让患儿消除对口腔治疗和医护人员的不良想象,同时可使患儿在第一次治疗过程中对见过面的医护人员所提的要求做出积极的反应。为让患儿适应治疗,可做一些简单治疗,如口腔检查、指导刷牙及涂布氟化物等。

4. 正强化 指医生在操作过程中要不断给予患儿鼓励和夸赞,并在每次治疗最后给予表扬,希望下次表现得更好,这样可以有效减轻患儿下次就诊的恐惧及抗拒心理,有积极的就诊态度。

5. 分散注意力 指在操作中使用可行的方法转移患儿的注意力,减少其对治疗的不良印象,避免患儿出现躲避和干扰治疗的行为。如倒计时数数、提供小玩具、牙科椅前方安装屏幕播放动画片等。

6. 示范作用 指采用示范性动作教育提高患儿在治疗中的配合程度。带领患儿,特别是初次就诊时,参观其他合作患儿的治疗过程,并让他们交流治疗过程和体会,消除患儿对未知事物的畏惧心理。

7. 语音语调控制 指对于一进诊室就大哭大闹并安抚无效的患儿,可以通过医生的话语、语气、语调的变化来控制患儿的行为。医生可用突然并坚决的命令引起患儿注意或阻止其不合作行为,使其安静下来,再进行沟通。患儿情绪稳定后,医生要转而用安慰性的话语去安抚其情绪。此方法适用于 3~4 岁以上年龄稍大的儿童。

8. 束缚下诊疗(保护性固定) 指医护人员借助专门器械,如束缚板和约束带束缚固定制动患儿,以避免其在治疗中因突然的动作造成伤害。

(1)用物准备:束缚板、约束带、开口器、包布。

(2)治疗中护理配合

1)牙科椅位置放平,将束缚板放于牙科椅上,头托部位抬高,与束缚板高度平齐。

2)将包裹患儿的包布平铺于束缚板上,患儿平躺在包布上,肩部与束缚包布上端平齐,用包布包裹患儿的身体,注意不要折压四肢,用束缚带相互粘贴固定患儿关节。

3)为保证患儿诊疗过程中处于开口状态,将塑料开口器放置在患儿磨牙间,安全绳放置在口外。在放置塑料开口器之前,用凡士林棉签润滑口唇。

4)人员配备到位,由两名护理人员配合,一名负责制动患儿头部;另一名运用四手操作技术进行配合。

（3）注意事项

1)束缚患儿前须征得家长的同意,充分评估患儿身体状况,保证诊疗的安全。若患儿过高、过重或患有儿童孤独症、呼吸道感染、哮喘、癫痫、腹部疝气、食管裂孔疝、胃食管反流、血液系统疾病、先心病和高血压等疾病,不适合采用此方法。

2)要求患儿治疗前 4h 禁食、禁水。

3)操作前嘱家长将患儿的厚衣服脱掉,摘掉项链等饰品。

4)束缚过程中护士动作要轻柔,束缚包布上端不可过于靠上;包裹患儿后固定搭扣相互粘接过程中,不可过紧,应以伸进一个手掌厚度为标准;诊疗过程中禁止用手掌按压患儿的胸部,防止窒息。

5)保持治疗盘的清洁,牙科小器械和棉卷分区放置;使用专用清洁台、锉架;操作中使用橡皮障隔离系统预防误吞、误吸发生。

6)诊疗结束后立即告知家长,及时让患儿离开牙科椅,待患儿放置在安全的区域后再处理用物,防止坠椅的发生。

三、笑气 - 氧气吸入镇静下口腔治疗的护理配合

笑气具有镇静、镇痛、提高痛阈值以及抑制咽喉反射、遗忘的作用,可以降低或消除患儿的焦虑。笑气 - 氧气吸入下口腔治疗过程中患儿保持意识清醒,术后恢复较快,无须插管,不需要静脉穿刺,患儿接受程度比较高。笑气 - 氧气吸入镇静技术可以使患儿处于轻度或中度镇静状态,起效快,代谢快,复苏也快。一般应用后 30s 可产生效果,5min 达到理想效果,停止后吸入 3~5min 纯氧气即可达到完全复苏。

【适应证】

1. 4 岁以上对口腔治疗存在轻微焦虑、恐惧的患儿。

2. 无法接受束缚下诊疗的非合作患儿。

3. 咽反射严重的患儿。

【非适应证】

1. 不能主动配合的患儿。

2. 急性上呼吸道感染或者其他原因导致呼吸不畅的患儿。

【用物准备】

1. 准备与患儿外鼻型号适合的鼻罩（图 8-3）并连接（图 8-4）。

2. **生命体征监测设备**　心电监护仪、电极片、血氧监护指套。

3. 根据患儿治疗内容准备相应的材料、物品及设备。

【患儿准备】

1. 术前禁食 4h、禁水 2h。

2. 对患儿实施健康评估,确认患儿信息,详细掌握患儿口内情况,了解治疗计划,向患儿讲解治疗的大致过程、安抚患儿。协助签署知情同意书。

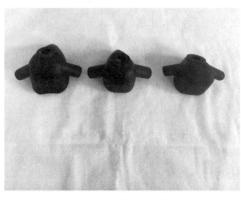

图 8-3 各号吸入鼻罩

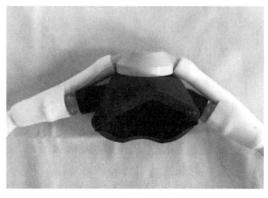

图 8-4 连接吸入鼻罩

3. 测量患儿体重（测量时脱掉外衣和鞋）、身高、体温,治疗前排尿,减少术中如厕造成反复镇静的可能。

4. 嘱患儿治疗过程中使用鼻呼吸,减少说话和口呼吸,提前和患儿约定沟通方式,如手势表达等。

【治疗中护理配合】

医生和护士根据操作流程（表 8-5）共同完成患儿治疗,操作过程中严密观察患儿的生命体征,必要时给予处理。

表 8-5 笑气 - 氧气吸入镇静下口腔治疗的护理配合

医生操作流程	护士配合流程
1. 吸入笑气 - 氧气混合气体	（1）监测生命体征,连接电极片,戴血氧监护指套、血压袖带 （2）打开笑气 - 氧气吸入装置,先吸入纯氧 3~5min,遵医嘱调节流量,通常从 5% 浓度开始给予笑气,逐渐增加至患儿镇静深度适宜为止 （3）为患儿佩戴吸入鼻罩,用手指轻压使鼻罩与上唇紧贴,以便用鼻呼吸
2. 牙体治疗	（1）按照使用顺序准备治疗所需要的材料 （2）隔湿及时到位,牵拉口角动作轻柔,保持视野清晰
3. 停止吸入	（1）治疗结束后,停止笑气吸入,继续吸入 3~5min 纯氧 （2）遵医嘱去除监护设备 （3）协助患儿离开口腔综合治疗椅,安置在安全、安静的环境中,防止跌倒

【治疗中注意事项】

1. 与家长和患儿加强沟通,建立良好护患关系。

2. 治疗时,要求配合护士熟悉治疗步骤与程序,动作轻柔,及时准确传递治疗时所需的器械,调拌合格的材料,为医生创造方便,缩短治疗时间。

3. 治疗过程中密切观察患儿的生命体征,注意勿挤压挪动吸入鼻罩。

4. 保持监护设备的完好状态。

【治疗后护理】

1. **饮食护理** 治疗结束后不要立即进食,避免呛咳。待无恶心、呕吐症状后,可先喝温热的清水,无呛咳后再进流食。

2. **健康教育** 治疗后告知并给予书面注意事项,嘱患儿家长认真阅读。指导患儿正确的刷牙方法,学会使用牙线,保持良好的口腔卫生,减少口腔疾病的发生。嘱患儿定期复查。

3. **对症指导**

（1）治疗结束后患儿可能有短暂的不适,如全身无力,反应迟钝等。应有专人看护30min,以免摔倒。

（2）治疗中如有加注局部麻醉药物的患儿,术后嘱家长看护患儿,避免咬伤唇颊。

四、口服药物镇静下口腔治疗的护理配合

口服药物镇静是通过药物作用轻微抑制患儿意识,减少和消除其恐惧感而达到治疗目的的一种方法。其起效快,药物相关的副作用小,不会引起患儿的恐惧,容易操作,无须购买或使用特殊的设备。目前应用最广泛的药物是苯二氮䓬类药物——咪达唑仑,具有抗焦虑、镇静、催眠和肌肉松弛的作用。

【适应证】

1. 对口腔治疗存在焦虑、恐惧的患儿。

2. 无法接受束缚下诊疗的患儿。

3. 咽反射严重的患儿。

4. 一般身体状况良好的患儿。

【非适应证】

1. 有严重全身疾病的患儿。

2. 3岁以下低龄患儿和有严重脑瘫、儿童孤独症的患儿,理解力和配合度都比较低,不能将疼痛和压力区分开来,不适于这种治疗。

3. 患有急性上呼吸道感染或者其他原因导致呼吸不畅的患儿。

【用物准备】

1. **药物准备** 咪达唑仑。

2. 体重秤、口杯、温水、体温计。

3. **生命体征监测设备** 心电监护仪、电极片、血氧监护指套。

4. 根据患儿治疗内容准备相应的材料、物品及设备,必要时准备局部麻醉用物。

【患儿准备】

同本节"三、笑气-氧气吸入镇静下口腔治疗的护理配合"。

【治疗中护理配合】

医生和护士根据操作流程（表8-6）共同完成患儿治疗,操作过程中严密观察患儿的生命体征,必要时给予处理。

表8-6 口服药物镇静下口腔治疗的护理配合

医生操作流程	护士配合流程
1. 口服镇静药物	（1）准备温开水,协助患儿服药,服药成功后引导患儿到安静的环境中,避免噪声激惹 （2）等待20~30min,患儿出现镇静表现后引导至口腔综合治疗椅上 （3）监测生命体征:连接电极片,戴血氧监护指套,安装血压袖带

医生操作流程	护士配合流程
2. 牙体治疗	同本节"三、笑气 - 氧气吸入镇静下口腔治疗的护理配合"中相应护士配合流程
3. 治疗后处理及观察	（1）遵医嘱去除电极片、血氧监护指套、血压袖带 （2）协助患儿离开口腔综合治疗椅，将患儿安置在安全、安静的环境中，由专人陪护，防止跌倒

【治疗中注意事项】

1. 服药成功后让患儿待在安静的环境中，避免噪声激惹影响患儿进入镇静状态，同时让家长陪伴，提高患儿的安全感。

2. 治疗时，要求配合护士熟悉治疗步骤与程序，动作轻柔，及时准确传递治疗所需的器械，调拌合格的材料，为医生创造方便，缩短治疗时间。

3. 治疗过程中密切观察患儿的生命体征。

4. 保持监护设备的完好状态。

【治疗后护理】

1. **饮食护理** 告知患儿服药 4h 后可饮少量清水，观察 15min，若无恶心、呕吐情况方可进流食。

2. **健康教育** 治疗后告知并给予书面注意事项，嘱患儿家长认真阅读。指导患儿正确的刷牙方法，教会其使用牙线，保持良好的口腔卫生，减少口腔疾病的发生。嘱患儿定期复查。

3. **对症指导**

（1）嘱治疗后当天患儿应有家长陪护，避免到室外活动，以防摔倒。

（2）治疗中如有加注局部麻醉药物的患儿，术后嘱家长看护患儿，避免咬伤唇颊。

五、静脉注射镇静下口腔治疗的护理配合

静脉注射镇静是指将镇静药物通过静脉靶控输注的方式注入血管系统，在药物作用下患儿意识受到抑制，不能被轻易唤醒，但是对重复呼唤和疼痛刺激有反应。患儿伴有部分保护性反射的减弱或消失，包括独立保持气道通畅的能力。治疗内容较为简单的患儿，可以采取此方法。

【适应证】

1. 无法接受束缚下诊疗的患儿。

2. 口服药物或笑气 - 氧气吸入等轻中度镇静方式失败的患儿。

3. 治疗量较少，治疗内容相对简单的不合作患儿。

【非适应证】

1. 对镇静药物过敏的患儿。

2. 患有急性上呼吸道感染或者其他原因导致呼吸不畅的患儿。

【用物准备】

1. **资料准备** X线片、血常规、尿常规、生化检查结果。

2. **常规用物** 一次性口腔器械盘、吸引器管,口腔治疗用材料和设备。

3. **麻醉药物** 局部麻醉剂、静脉麻醉剂、表面麻醉剂。

4. **静脉输液用物** 输液器、套管针、输液贴、止血带、消毒棉签、1%碘酊和75%的乙醇。

5. **监护及急救装备** 吸氧装置、简易呼吸器、心电监护仪、输液泵、电极片、二氧化碳监测仪、脑电双频指数(bispectral index, BIS)监测用物。

6. **其他用物** 眼膜、束缚带。

【患儿准备】

1. 详细掌握患儿口内情况,了解治疗计划。

2. 评估患儿是否有上呼吸道感染或狭窄、腺样体肥大或扁桃体肥大以及睡眠呼吸暂停情况,评估患儿基牙缺损情况,治疗量大小、难度大小。

3. 嘱患儿术前8h禁脂肪类固体食物、6h禁淀粉类固体食物、4h禁母乳、2h禁清饮料。

4. 测量体温、体重,测体重时脱掉外衣和鞋,治疗前嘱患儿排尿。

【治疗中护理配合】

医生和护士分别根据操作流程(表8-7)共同完成患儿治疗,操作过程中严密观察患儿的生命体征,必要时给予处理。

表8-7 静脉注射镇静下口腔治疗的护理配合

医生操作流程	护士配合流程
1. 手术日镇静前	(1)确认患儿信息 (2)准备静脉注射镇静治疗的同意书,协助签署
2. 静脉注射镇静剂,监测镇静深度	(1)在患儿静脉穿刺部位涂抹表面麻醉剂,减少静脉穿刺的疼痛刺激 (2)如患儿年龄小,不能配合静脉穿刺,可首先采取经鼻给药基础镇静,然后将患儿安置在安静、安全的环境中,家长陪护。待患儿进入轻中度镇静状态后,进行静脉穿刺 (3)监测生命体征,连接电极片、戴血氧监护指套、血压袖带,监测呼气末二氧化碳分压 (4)遵医嘱静脉给予镇静药物,对患儿进行保护性约束、制动 (5)粘贴眼膜,防止碎屑进入眼内;佩戴吸氧装置,术中持续给氧;粘贴并连接BIS,监测镇静深度 (6)注意保暖,给患儿盖上薄被
3. 牙体治疗	(1)凡士林涂布患儿口唇 (2)术中严密观察患儿镇静深度及呼气末二氧化碳分压 (3)协助保持患儿气道的通畅,正确托举下颌 (4)其他同本节"三、笑气-氧气吸入镇静下口腔治疗的护理配合"中相应护士配合流程
4. 治疗后处理及观察	(1)检查口腔有无碎屑、棉球残留 (2)患儿生命体征平稳,遵医嘱去除监测设备,去除静脉穿刺针 (3)患儿留院观察2h,平躺,头偏向一侧,防止躁动,避免发生坠床,达到离院评分标准后方可离院

【治疗中注意事项】

1. 治疗过程中注意患儿保暖,给患儿盖上薄被,注意勿遮挡静脉穿刺部位。

2. 治疗中密切关注患儿的生命体征、镇静深度,注意保持气道的通畅,治疗下颌牙齿时注意不要过度下压患儿下颌,必要时用手托举患儿下颌上扬,打开气道(图 8-5)。

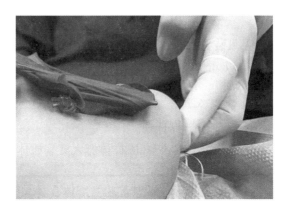

图 8-5 托举下颌,保持患儿气道通畅

3. 保持监护设备的完好状态。

【治疗后护理】

1. **饮食护理** 情况平稳,无恶心、呕吐后,可先喝温热的清水,无呛咳再进流食;患儿一次性治疗多颗患牙,咬合关系会发生变化,患儿须逐渐适应,在治疗后的 3~5d,不易进过硬的食物。

2. **健康教育** 指导患儿正确的刷牙方法,教会其使用牙线,保持良好的口腔卫生,减少口腔疾病的发生。嘱患儿定期复查,不适随诊。

3. **对症指导** 离院回家途中如患儿年龄小,应尽量保持卧位。患儿应有专人看护至次日晨,其间尽量不要下床活动以免摔倒。

六、全身麻醉下口腔治疗的护理配合

全身麻醉是利用药物诱导意识丧失,语言和疼痛刺激都不能使患儿清醒;自主通气功能受损,保护性反射部分或全部消失,必须依赖气道管理保证患儿安全。在儿童口腔科,部分低龄儿童和智力障碍儿童在实施口腔治疗时具有特殊性、有限性,这类儿童无法与医护人员进行正常的交流沟通,患儿极度不合作,医生操作难度大。全身麻醉下口腔治疗是这类患儿安全可靠的治疗方法之一,可以一次性治疗全口多颗患牙,减少就诊次数,可避免身心损伤和误吸、误吞等危险。

【适应证】

1. 患儿有智力障碍或全身疾病等,无法配合常规手术。

2. 迫切需要治疗的低龄儿童,龋坏牙齿数量较多。

3. 不合作、恐惧、焦虑的患儿且多个牙齿需要治疗。

4. 患儿有多个牙齿需要治疗,但不能多次就诊,或家长担心给患儿心理造成伤害,无法接受束缚下诊疗等情况。

【非适应证】

1. 不适合做全身麻醉的患儿。

2. 能够在非药物介导下完成口腔治疗的患儿。

【用物准备】

1. **资料准备** X线片、血常规、尿常规、生化检查结果。

2. **常规用物** 检查器、口镜、牙镊、探针，口腔治疗材料和设备。

3. **静脉输液用物** 输液器、套管针、输液贴、止血带、消毒棉签、1% 碘酊和75% 乙醇。

4. **麻醉药物** 盐酸丁卡因、丙泊酚、2% 利多卡因凝胶、灭菌注射用水、吸入用七氟烷。

5. **麻醉器械物品** 吸引器、吸痰管、电极片、眼膜、一次性呼吸机连接管、面罩、鼻插管、听诊器、喉镜、气管钳。

6. **其他用物** 抢救用物、保暖用物。

【患儿准备】

1. 嘱患儿禁食 6~8h，禁水 4h。

2. 测量体温、体重，测体重时脱掉外衣和鞋，治疗前嘱患儿排尿。

3. 详细掌握患儿口内情况，了解治疗计划。

【治疗中护理配合】

医生和护士分别根据操作流程（表8-8）共同完成患儿治疗，操作过程中严密观察患儿的生命体征，必要时给予处理。

表 8-8 全身麻醉下口腔治疗的护理配合

医生操作流程	护士配合流程
1. 手术日麻醉准备	（1）确认患儿信息，再次确认患儿是否禁食、禁水 （2）准备治疗同意书和麻醉同意书，协助签署同意书 （3）遵医嘱准备麻醉药物，准备开放静脉物品，面罩连接麻醉回路 （4）制动患儿，协助医生诱导麻醉 （5）监测生命体征，连接电极片，戴血氧监护指套，血压袖带 （6）遵医嘱开放静脉，调节滴速，小儿 20~40 滴 /min，遵医嘱静脉给药 （7）协助医生鼻插管，撤管芯，必要时传递喉镜和气管钳，固定鼻插管 （8）粘贴眼膜，防止磨牙碎屑进入眼内，凡士林涂布口唇 （9）患儿麻醉状态体温较低，应注意保暖，给患儿盖上薄被
2. 治疗配合	（1）按照使用顺序准备、传递治疗所需的材料 （2）隔湿及时到位，牵拉口角动作轻柔，保持视野清晰
3. 治疗后处理及观察	（1）治疗完成后反复冲洗口腔，避免碎屑遗留在口中，拔管后呛入气管，造成危险 （2）连接吸痰管，准备清水，湿润吸痰管，防止吸痰管堵塞 （3）协助拔管，密切观察患儿的体征。患儿生命体征平稳，遵医嘱去除电极片、血氧监护指套、血压袖带，去除静脉输液，按压止血 （4）患儿平躺，头偏向一侧，在院观察 2h，防止躁动发生坠床，达到离院评分标准方可离院

【治疗中注意事项】

1. 操作时注意不挤压、挪动麻醉插管以免插管脱出,避免患儿窒息,发生危险。

2. 过程中注意患儿保暖,给患儿盖上薄被,注意勿遮挡静脉穿刺部位。

3. 保持监护设备的完好状态。

【治疗后护理】

1. **饮食护理**　情况平稳,无恶心、呕吐后,可先喝温热的清水,无呛咳再进流食;患儿一次性治疗多颗患牙,咬合关系会发生变化,患儿须逐渐适应,在治疗后的 3~5d,不易进食过硬的食物。

2. **健康教育**　指导患儿正确的刷牙方法,教会其使用牙线,保持良好的口腔卫生,减少口腔疾病的发生。嘱患儿定期复查。

3. **对症指导**

(1)告知家长复苏过程中患儿在一段时间内可能会有哭闹、躁动等表现。

(2)离院回家途中患儿应尽量保持卧位。

(3)治疗中因须进行气管插管,某些患儿可能出现鼻腔不适、声音嘶哑、咽喉部不适等表现,多数患儿在 1d 内可自行缓解。

(王春丽)

第六节　牙外伤固定术的四手护理配合

学龄期的儿童好动,运动或玩耍时易发生意外事故,造成牙外伤。牙外伤根据损伤情况分为牙震荡、牙齿折断、牙齿移位、牙齿完全脱出四类。牙齿半脱位、侧方移位、挫入复位后以及全脱位再植后常采用弹性固定的方法。即 1 颗外伤牙和两侧各 2 颗正常邻牙构成 1 个固定单位。如邻牙为刚刚萌出的年轻恒牙或牙体较小的乳牙,须增加支抗的牙数。临床上弹性固定的材料有多种选择,如正畸托槽和弹性唇弓、预成钛链和树脂夹板、钢丝唇弓和树脂夹板等。

本节以钢丝唇弓和树脂夹板为例,介绍外伤牙固定术的四手护理配合。即用 0.4~0.6mm 的钢丝,按照牙弓形态制成唇弓,再用酸蚀技术和复合树脂将唇弓固定到牙面上。

【适应证】

外伤导致的牙齿脱位性损伤。

【非适应证】

1. 牙冠折断、广泛龋坏、牙根折断及根端病变的脱位牙。

2. 多个牙脱位并伴有牙槽突骨折、局部软组织缺损。

【用物准备】

1. **常规物品、局部麻醉用物**　同本章第二节"牙髓切断术的四手护理配合"。

2. 外伤固定物品准备 直径 0.2mm 或 0.25mm 的正畸结扎丝、持针器（2 把）、钢丝剪、U 形拉钩、酸蚀剂、粘接剂、光固化复合树脂、毛刷、金刚砂钻针。

【患儿准备】

1. 牙外伤常为突发事件，牙外伤的同时患儿常伴有身体其他方面的损伤，且患儿常伴有恐惧不安的心理。如果是前牙外伤，患儿及家长常对美观效果期望值较高。做好患儿及家属的心理安抚，降低焦虑，使其对预后有理性认知。

2. 核对患儿信息，引导患儿至牙科椅，与患儿解释操作流程和注意事项，取得患儿的理解和配合。

3. 调整牙科椅及头托，并调整光源。

4. 用无菌干棉签取适量凡士林润滑患儿口角。

【治疗中护理配合】

医生和护士分别根据操作流程（表 8-9）共同完成患儿治疗，操作过程中严密观察患儿的生命体征，必要时给予处理。

表 8-9 牙外伤固定术的护理配合

医生操作流程	护士配合流程
1. 局部麻醉	同本章第四节"一、乳磨牙不锈钢预成全冠修复术的护理配合"中相应护士配合流程
2. 外伤牙复位	协助医生复位外伤牙
3. 钢丝唇弓与树脂夹板联合固位	（1）结扎丝制作唇弓：取合适长度的 6~8 根结扎丝，两头用持针器夹持，向两个相反的方向旋转拧成一股，再按照牙弓形态制成唇弓后递予医生 （2）协助医生确定唇弓长度，一般为 1 颗外伤牙和两侧各 2 颗正常邻牙构成 5 颗牙齿的固定单位，传递钢丝剪，剪去多余部分 （3）先后传递酸蚀剂、树脂粘接剂、与固定牙数相符的树脂块，协助医生完成唇弓的固定 （4）传递光固化灯，每个固位牙面照射 20s
4. 固定树脂抛光	安装金刚砂钻针，协助医生对固定树脂进行抛光，抛光时及时吸唾，保持术野清晰

【治疗中注意事项】

1. 唇弓固定过程中，医生粘接一端，护士协助固定唇弓及外伤牙；光固化过程中避免触碰唇弓及外伤牙，以免引起固定位置偏移。

2. 如固定牙齿是全脱位牙齿，应立即将离体牙放入生理盐水中，减轻因干燥等因素加重脱出牙的牙周膜及牙髓缺血性损伤，污染较重时可用沾有生理盐水的纱布轻拭，不可刮牙根面，以免损伤根面的牙周组织。正确处理后协助医生复位并固定。

【治疗后护理】

1. 饮食护理 嘱患儿勿用患牙食用过硬、过黏的食物，2~3 周后复诊，拆除固定唇弓。全脱位牙齿复位固定术后 1 周进流质食物，1~3 个月进软食。

2. 健康教育 嘱患儿定期复查。牙外伤固定后牙齿不易清洁，告知患儿及家属注意口腔卫生,刷牙时动作轻柔,要注意保护弓丝,避免脱落。

3. 对症指导

（1）告知患儿及家属局部麻醉注射后的注意事项,防止唇咬伤。

（2）嘱患儿及家属如弓丝有松动、脱落,应及时就诊。

（王春丽）

第九章　口腔颌面外科疾病诊疗的护理

学习目标

完成本章内容学习后,学生能够:
1. 描述牙及牙槽外科、修复前外科、舌系带过短、口腔颌面部囊肿、口腔颌面部软组织损伤等常见疾病的临床表现和治疗方法。
2. 应用四手操作技术完成一般牙及阻生牙拔除的护理配合。
3. 描述口腔颌面外科门诊常见手术的步骤及护理配合。
4. 描述原发性三叉神经痛的疼痛特点、治疗方法及护理措施。
5. 应用四手操作技术完成牙再植术的四手操作护理配合。

第一节　口腔颌面外科专业疾病概述

目前,我国口腔颌面外科的医疗范围主要包括牙及牙槽外科、修复前外科、颞下颌关节病、颌面损伤、唾液腺疾病等。口腔颌面外科患者的护理内容包括口腔颌面外科疾病的围手术期护理、口腔颌面外科患者的专科护理及健康教育等范畴。本节主要介绍牙及牙槽外科、修复前外科、舌系带过短、口腔颌面部囊肿及口腔颌面部软组织损伤相关内容。

一、牙及牙槽外科

牙及牙槽外科(dental and alveolar surgery)是口腔颌面外科最基础和常用的部分。牙拔除术(exodontia)是某些牙病的终末治疗手段,也是治疗口腔颌面部牙源性疾病或某些相关全身疾病的外科措施。

【病因和发病机制】

口腔颌面部牙源性疾病包括牙体病损、根尖周病、牙周病、牙折、错位牙、额外牙、埋伏牙、阻生牙、滞留乳牙、治疗需要、病灶牙、颌骨骨折等。随着人类的进化,颌骨退化与牙量退化不一致,导致骨量相对小于牙量,颌骨缺乏足够的空间容纳全部恒牙。

【临床表现】

依靠探诊和叩诊,明确牙体硬组织、牙周和根尖周情况,存在探痛、叩痛、牙周骨组织支持大部分丧失、牙脱位或半脱位、滞留乳牙影响恒牙萌出、病灶牙引起颌骨骨髓炎或牙源性上颌窦炎等局部病变、牙根中 1/3 折断等。

【治疗原则】

应最大限度地保留牙齿,无法修复使用的牙齿应慎重地决定是否拔除。此外,牙拔除术的适应证和禁忌证具有相对性,部分禁忌证在充分评估后可在心电监测下实施牙拔除术。

二、修复前外科

修复前外科(preprosthetic surgery)是指为使义齿取得良好的固位和稳定,有效地行使咀嚼功能的外科技术。牙槽突修整术是为了矫正牙槽突各种妨碍义齿戴入和就位的畸形,去除牙槽突区突出的尖或嵴以防止引起局部疼痛,去除突出的骨结节或倒凹,矫正上颌前牙牙槽突的前突等,是口腔颌面外科门诊常见手术。

【病因和发病机制】

牙脱落或拔牙后牙槽骨吸收不均匀,出现骨尖、骨结节、骨隆突等。

【临床表现】

牙槽骨出现畸形,如骨尖、骨结节、骨隆突、牙槽嵴倒凹、骨棱等,并伴有压痛,影响义齿的佩戴。

【治疗原则】

以局部麻醉手术治疗为主,拔牙后 2~3 个月、拔牙创口基本愈合、牙槽突改建趋于稳定时进行,若拔牙时即发现有明显骨突者,应在进行拔牙操作同期进行修整。去骨量应适中,仅去除过高且尖锐的骨质;在尽量不降低牙槽突高度的基础上,必须保持牙槽突顶的圆弧状外形。

三、舌系带过短

舌系带过短(ankyloglossum)是一种限制舌头活动范围的先天性疾病。是指舌系带异常短厚或紧绷,患者可能难以伸出舌头,并且影响进食、说话等。

【病因和发病机制】

舌系带过短或其附着点前移,有时颏舌肌过短,两者可同时或单独存在,导致舌运动受限、不能伸出口外,其病因尚不清楚,可能与遗传因素有关。

【临床表现】

舌不能自由前伸运动,勉强伸舌时舌尖呈"W"形状,同时舌尖上抬困难,不能卷触上前牙的腭侧,出现卷舌音和舌腭音发音障碍。

【治疗原则】

局部麻醉下手术治疗为主,不配合的婴幼儿也可采取全身麻醉。先天性舌系带异常的矫正术宜在 2 岁后进行。术中应避免损伤下颌下腺导管和开口处的乳头。肌纤维不可切断过多,以免因术后瘢痕再度导致舌运动受限。同时,不可损伤舌腹部的静脉。

四、口腔颌面部囊肿

口腔颌面部囊肿(oral and maxillofacial cysts)较多见,主要包含软组织囊肿和颌骨囊肿两大类。软组织囊肿有唾液腺囊肿、皮脂腺囊肿、皮样囊肿、甲状舌管囊肿等。颌骨囊肿可根据组织来源分为牙源性囊肿、非牙源性囊肿和假性囊肿。本节介绍常见的皮脂腺囊肿。

【病因和发病机制】

由于皮脂腺导管阻塞,皮脂腺囊状上皮被逐渐增多的内容物膨胀而形成的潴留性囊肿,囊内含有多量皮脂、少量角质碎片,囊壁不等量皮脂腺组织。

【临床表现】

多好发于面颊部,囊肿生长缓慢,小的如豆子大小,大者如小柑橘大小,位于皮内,并向皮肤表面突出,呈圆形,边界清楚,质软、无压痛。

【治疗原则】

手术切除为主。

五、口腔颌面部软组织损伤

口腔颌面部软组织损伤(oral and maxillofacial soft tissue injuries)可以单独发生,也可以与颌骨骨折同时发生。根据损伤原因和伤情的不同可分为擦伤、灼伤、切割伤、挫裂伤、咬伤及火器伤等。

【病因和发病机制】

多因交通事故、运动损伤、生活中的意外等伤害所致。

【临床表现】

擦伤表现为皮肤表层破损,创面常附着泥沙或其他异物,有点状创面或出血;切割伤表现为皮肤和软组织有裂口,创缘整齐;撕裂伤或撕脱伤表现为创缘不整齐,皮下组织及肌肉均有挫伤,常有骨面裸露,伤情重,出血多,疼痛剧烈,易发生休克。

【治疗原则】

对于一般情况较好的颌面部软组织损伤患者,应尽早行清创术。应注意可能伴发的危及生命的并发症,根据轻重缓急,决定救治的步骤。

(袁卫军)

第二节 牙拔除术的四手护理配合

牙拔除术是口腔颌面外科最常见、最基本的手术操作。牙拔除术在造成局部软、硬组织损伤的同时也可引发不同程度的全身反应,并可能激发某些全身系统疾病加重或诱发严重的全身并发症。牙拔除术对患者还可产生明显的心理影响。医护人员应当对患者局部和全身状况作出充分地评估,对牙拔除术可能引发的各种并发症及对全身疾病的影响有深入的了解,调整患者的心理状况,把握术前、术中、术后的各个环节,顺利完成手术。

与此同时,医护人员应遵循最大限度地保留牙齿的治疗原则,对无法恢复和利用者经慎重决定后可考虑牙拔除术,拔除前充分评估患者的适应证与非适应证,告知患者可能出现的手术风险、预后情况等,签署手术知情同意书。此外,牙拔除术的适应证和非适应证具有相对性,非适应证在充分评估、综合考虑各因素后可转化,必要时需在内科医生及心电监护仪共同监测下实施牙拔除术。

【适应证】

1. 牙体组织龋坏或破坏严重,无法用现有修复手段恢复和保留。

2. 根尖周病用根管治疗、根尖切除等方法无法治愈者可考虑拔除。

3. 牙周病严重、牙周骨组织大部分丧失、牙齿极为松动,无法保持牙的稳固和功能。

4. 牙根中 1/3 折断一般为拔牙适应证,根尖 1/3 折断、冠折可通过治疗后保留或观察。

5. 错位牙、多生牙的牙齿位置不当,影响功能、美观,造成邻牙龋坏、临近组织病变等,无法通过正畸等方法恢复正常位置;多生牙还会引起正常牙的萌出障碍或错位,造成错殆畸形,可实施牙拔除术。

6. 埋伏牙、阻生牙会引起龋病,疼痛,若出现牙根吸收、冠周炎、牙列不齐等均应拔除。青少年患者的阻生牙,可根据正畸医生的正畸方案,选择是否须拔除。

7. 滞留的乳牙影响恒牙的萌出,应拔除乳牙,实施牙助萌术。

8. 引发骨髓炎、牙源性疾病等的病灶牙可慎重选择拔除。

9. 因正畸治疗需要、义齿修复需要、囊肿治疗需要等,可选择牙拔除术。

【非适应证】

1. **心血管系统疾病** 心脏疾病、血压异常者须内科医生综合评估各项指标后,在心电监测下实施牙拔除术。心血管病患者拔牙时,应消除其紧张情绪,避免诱发严重并发症,若高血压患者血压高于 180/100mmHg 应暂缓手术,控制血压后再实施手术。

2. **内分泌系统疾病** 糖尿病患者拔牙前须控制空腹血糖在 8.8mmol/L 以下,术前预防性使用抗生素,预防术后感染。甲状腺功能亢进患者应在甲状腺功能控制在正常范围后实施手术,麻醉药物中勿加入肾上腺素,且须监测脉搏和血压。

3. **血液系统疾病** 贫血(血红蛋白低于 80g/L)、急性白血病等为牙拔除术禁忌证,恶性淋巴瘤、出血性疾病应会诊检查、慎重拔牙,特别关注出血和感染问题。

4. 感染急性期、各类急性肾病、急性肝炎期间应暂缓拔牙。

5. 妊娠期、月经期应慎重或暂缓拔牙,在妊娠期的第 4~6 个月期间实施牙拔除术较为安全。

6. 长期服用抗凝药物者、长期肾上腺皮质激素治疗者、恶性肿瘤者应术前充分评估后慎重选择拔牙时机,拔牙时密切观察,预防出血和感染。

【用物准备】

包括简单牙、复杂牙及阻生牙的器械准备。

1. **常规用物** 一次性口腔器械盒、吸引器管、三用枪、消毒棉球(1% 碘酊或 0.5% 碘伏)、小纱布或棉条、一次性口杯、无菌手套。

2. **局部麻醉用物** 表面麻醉剂、口腔麻醉针头、卡局式注射器或计算机控制口腔局部麻醉仪。

3. **简单牙拔除术的器械** 牙龈分离器、牙挺、牙钳(与所拔患牙匹配)、刮匙。

4. **复杂牙及阻生牙拔除术的器械和用物** 除简单牙拔除术所需准备的器械外,还需准备以下器械和用物:

(1)切开缝合:刀柄、刀片、持针器、血管钳、剪刀、缝合针线。

（2）组织剥离与牙体分割：骨膜分离器、高速牙科手机、钻针。

（3）止血敷料：胶质银或止血海绵等。

（4）牙槽窝冲洗：生理盐水、10ml 无菌冲洗器、小药碗。

（5）其他：必要时准备根尖挺、三角挺、小骨槌等。

【患者准备】

1. **健康史** 进行病史采集与全身状况评估。询问患者既往有无全身性疾病及慢性疾病，如心血管疾病、糖尿病、血液系统疾病、恶性肿瘤、急性感染等；询问术前有无长期或近期服用药物，如抗凝药物、激素类药物，以及药物过敏史；有无手术史等。患有全身性疾病者须评估生命体征或请内科医生出具评估报告。

2. **身体状况** 基本的体格检查是必要的，患者如有高血压、心血管疾病等慢性疾病时，应当记录血压、脉率等重要生命体征并应作心电图、血液生化检查。询问患者近期有无感冒、发热等身体不适，术前有无进食等情况。女性患者询问是否处于生理期或妊娠期。

3. **症状和体征** 评估口腔黏膜及颞下颌关节的情况，张口度、张口型有无异常。对将要拔除牙判断其牙体组织的破坏程度、牙周组织状态、有无红肿或窦道、有无牙槽骨吸收、是否存在增生物。关注邻牙的状况，特别是大充填体、隐裂、松动等。询问患者患牙所致的疼痛、咀嚼功能障碍等情况。

4. **辅助检查** 患者需进行影像学检查以及实验室检查。X 线片除用于判定牙根的情况、根尖周病变、牙槽骨密度、有无牙齿固连外，也是了解患牙与周围重要解剖结构及邻牙的相互关系的主要手段。锥形束 CT 能够更好地显示颌骨、牙槽突、牙及周围病变和重要解剖结构的关系，从三维的各种断面反映局部的细节，是极具临床价值的检查手段。对有全身性疾病的患者须根据具体情况进行心电图、肝肾功能、血糖等检查。免疫生化检查可以评估是否患有乙型肝炎、梅毒、获得性免疫缺陷综合征（acquired immunodeficiency syndrome, AIDS）等传染性疾病。

5. **心理 - 社会评估** 患者常因牙齿疼痛影响咀嚼功能和日常生活而就诊，易带有焦虑情绪和痛苦感，使患者心理压力增加。护理人员应注意评估患者的疼痛、焦虑程度，做好心理安抚，评估并缓解患者压力，确保患者的身体条件能承受手术过程，及时疏导患者心理压力。

6. **核对患者信息** 核查患者签署的手术同意书，核对所需拔除的患牙牙位，向患者及家属介绍术中可能发生的问题，以取得患者及家属的合作。引导患者至牙科椅，与患者解释操作流程和注意事项，取得患者的理解和配合。

7. **调整椅位** 协助患者根据所需拔除的患牙调整好治疗体位。一般采用坐位或卧位。拔上颌牙时，患者头后仰，使张口时上颌牙的平面与地面约成45°。拔除下颌牙时，应使患者大张口时下颌牙平面与地面平行，下颌与术者的肘关节在同一高度或稍低。并调整光源，使光源集中在手术视野范围。

8. **协助患者漱口** 用无菌干棉签取适量凡士林润滑患者口角。

9. **评估及告知** 操作前护士应了解患者当日的饮食情况，告知患者进食后方可进行麻醉，防止出现虚脱等不良反应。若患者佩戴活动义齿，在牙拔除术前应协助患者取出义齿，并将其义齿浸泡在冷水杯内。告知患者拔牙的一般流程，在手术过程中用鼻呼吸，不能随意讲话及扭动身体，提示患者如有不适举左手示意，并告知患者当医生在使用高速手机时不能转动头部,避免口腔软组织切割伤。

【治疗中护理配合】

1. **简单牙拔除术** 通常情况下,简单牙拔除术由医生单独完成,无须四手护理配合,但若护士参与,进行四手操作处理,可提高拔牙效率,还能减少并发症的发生。医生和护士分别按照四手操作和人体工程学的要求正确就座于工作区,按照简单牙拔除术的操作流程(表 9-1)共同完成患者治疗,操作过程中严密观察患者的生命体征,必要时给予处理。

表 9-1 简单牙拔除术的护理配合

医生操作流程	护士配合流程
1. 消毒手术区域、局部麻醉	(1)了解患者的药物过敏史;核对麻醉药物的名称、浓度、剂量和有效期等 (2)传递碘伏棉签消毒麻醉部位 (3)安装注射针头,传递注射器,注意预防针刺伤
2. 分离牙龈	递予医生牙龈分离器
3. 安放牙钳、拔除病牙	(1)按需合理地选择合适的牙钳传递给医生 (2)再次核对须拔除的牙位 (3)若拔除下颌牙齿,必要时协助术者稳定下颌(避免损伤颞下颌关节) (4)医生操作时,观察医生的操作盲区,及时提醒医生避免损伤盲区的软、硬组织 (5)密切观察患者意识、面色、呼吸等,与患者做好解释沟通,关心患者的主诉,了解其是否有头晕、恶心等情况,若发现异常及时配合医生处理
4. 拔牙创面的检查与处理	(1)牙拔除后,协助医生检查牙根是否完整、数目是否符合该牙的解剖规律,如发现有残缺,视情况进一步处理。检查牙龈有无撕裂,明显撕裂者应予缝合,避免术后出血 (2)传递刮匙探查拔牙窝,去除异物(牙石、牙片、骨片)、炎性肉芽组织、根端小囊肿等 (3)及时吸除拔牙窝内的血液、唾液及生理盐水残留液等 (4)拔牙结束时,传递无菌小纱布或棉条,并嘱患者咬紧
5. 整理用物	整理用物,洗手,脱口罩

2. **复杂牙及阻生牙拔除术** 对一些复杂的拔牙病例,术者须采用切开、翻瓣、切割等外科技术才能微创地将其拔除。对这些病例,需要护士配合采用四手操作甚至六手操作才能使手术高效、顺利地完成。护士根据操作流程(表 9-2)与医生共同完成患者治疗,操作过程中严密观察患者的生命体征,必要时给予处理。

表 9-2 复杂牙及阻生牙拔除术的护理配合

医生操作流程	护士配合流程
1. 消毒手术区域、局部麻醉	(1)了解患者的药物过敏史;核对麻醉药物的名称、浓度、剂量和有效期等 (2)给予患者牙拔除术术前指导,消除其恐惧、紧张情绪 (3)传递碘伏棉签消毒麻醉部位 (4)安装注射针头,传递注射器,注意预防针刺伤
2. 分离牙龈	递予医生牙龈分离器

续表

医生操作流程	护士配合流程
3. 切开、翻瓣	传递安装好的手术刀（医生在患牙周围牙龈组织做适合的手术切口），传递骨膜分离器（进行翻瓣），充分暴露患牙或患牙骨面，及时吸净口内唾液、血液
4. 去骨、增隙、分牙	（1）在高速牙科手机上安装裂钻或金刚砂钻针递予医生 （2）及时用吸引器管吸除患者口内的血液、唾液及使用高速牙科手机时排出的冷凝水 （3）协助保持术野清晰，观察患者治疗中的全身状况，注意保护患者的舌体组织、颊侧黏膜等
5. 挺松牙体	（1）对于牢固牙、死髓牙、牙冠有大的充填体、冠部破坏大的牙齿，可先传递牙挺将牙挺松后，再传递牙钳拔除 （2）医生用合适的牙挺将患牙挺松时，若为拔下颌患牙，护士应注意此时可用手托住患者下颌，注意保护颞下颌关节，以防脱位
6. 安放牙钳、拔除病牙	（1）按需合理选择合适的牙钳传递予医生 （2）再次核对需要拔除的牙位
7. 拔牙创面的检查与处理	（1）牙拔除后，协助医生检查牙根是否完整、数目是否符合该牙的解剖规律，如发现有残缺，视情况进一步处理；检查牙龈有无撕裂，明显撕裂者应予缝合，避免术后出血 （2）传递刮匙探查拔牙窝，去除异物（牙石、牙片、骨片）、炎性肉芽组织、根端小囊肿等 （3）传递生理盐水冲洗拔牙窝，及时吸除拔牙窝内的血液、唾液及生理盐水残留液等
8. 缝合创口	（1）将胶质银或止血海绵传递给医生放置于拔牙窝内 （2）使用持针器将缝合针、线固定好传递给医生，协助医生剪断缝线，并及时吸唾 （3）拔牙结束时，传递无菌小纱布或棉条，嘱患者咬紧
9. 整理用物	整理用物，洗手，脱口罩

【治疗中注意事项】

1. 护士应熟知拔牙非适应证，防止术中意外及术后并发症的发生。

2. 护士应严格遵循查对制度，仔细与医生核对，避免发生差错事故。

3. 手术全程应遵循无菌原则。

4. 手术操作时，医生的位置取决于所拔牙的部位。护士在配合时，应站在患者左侧，即时钟 2 点 ~4 点的工作位，以便于传递器械、抽吸唾液和血液、协助劈牙和保护颞下颌关节。操作中护士应及时调节光源，使光线集中在手术视野，方便医生操作。

5. 术中应严密观察患者局部麻醉后有无不适症状，做好应急处理。

6. 术中禁止在患者头面部区域进行器械传递，应保证动作规范、准确无误，防止器械相互碰撞导致污染，尖锐器械传递时注意避免职业暴露。

7. 操作中涉及的药物及敷料，使用前应注意核对药物及敷料的名称、有效期，以免影响治疗效果。

8. 不同区域采用不同的吸唾方式，术区应采用触点方式吸唾，当吸净渗血后，应立即移开,避免阻挡医生视野,口底及舌根处应采用划线式方法吸唾。尽量避免吸引器管接触软腭及咽部黏膜,以防咽反射的发生,及时用吸引器管吸除术野中的血液、唾液、小牙片、碎骨片、炎性肉芽组织等。

9. 观察术者的操作盲区,及时提醒术者避免损伤操作盲区的软、硬组织,协助术者保护及稳定下颌,避免损伤颞下颌关节。

10. 拔牙过程中护士应密切观察患者神志、意识、面色、呼吸及有无抽搐等,与患者做好解释沟通,关心患者的主诉,了解其是否有头晕、头痛、胸闷、恶心等情况,若发现异常及时配合医生处理。

【治疗后护理】

1. 饮食护理　拔牙后2h方可进食,可进温凉流质软食;拔牙当日勿进食过烫或较硬的食物,防止出血;勿用硬物(如牙签)等刺激伤口,避免出血;使用非拔牙侧咀嚼。

2. 健康教育

(1)嘱患者拔牙后咬紧小纱布或棉条,30min后吐掉,以压迫止血,咬紧期间非必要无须更换小纱布或棉条。

(2)拔牙后24h内可局部使用冰袋间断冰敷,以减轻疼痛与肿胀,但须防止持续冰敷而引发冻伤。

(3)拔牙后24h内请勿刷牙、勿漱口、勿吸吮伤口,以免由于口腔负压增加,破坏拔牙窝内的血凝块从而引发多次出血,影响伤口愈合。

(4)拔牙后12~24h内伤口有少量渗血或唾液中带有血丝属正常现象,不要反复吐唾。若发现大量鲜红色血液须及时前往医院就诊。

(5)拔牙后遵医嘱服用或静脉滴注抗生素或止血、消肿、止痛等药物,预防出血、感染及疼痛。

(6)拔牙后1~2d避免剧烈运动。

(7)阻生齿拔除后有缝线者,拔牙后7~10d复诊拆线;若拔牙后出现明显出血、疼痛、肿胀、感染、张口困难、神经麻木等,及时复诊。

3. 对症指导

(1)拔牙后反应性疼痛:牙拔除时,创伤造成的代谢分解产物和组织应激反应产生的活化物质刺激神经末梢,引起疼痛。除创伤外,过大的拔牙创血块易分解脱落,使牙槽骨壁上的神经末梢暴露,受到外界刺激,也可引起疼痛。一般牙拔除术后,常无疼痛或仅有轻度疼痛,通常可不使用止痛剂。创伤较大的拔牙术后,特别是下颌阻生第三磨牙拔除后,常会出现疼痛。告知患者术后遵医嘱服用抗生素、止痛药,注意服药后有无不良反应,若出现严重肿胀、疼痛难忍、高热等不适,应及时复诊。

(2)术后肿胀反应:多在创伤大时,特别是翻瓣术后出现。易发生于下颌阻生牙拔除术后,多出现在前颊部。此类肿胀个体差异明显,与翻瓣时的创伤、瓣的切口过低或缝合过紧也有关。术后肿胀开始于术后12~24h,3~5d内逐渐消退。肿胀松软而有弹性,手指可捏起皮肤,因而可与感染性浸润鉴别。此外,要与麻药的局部过敏反应、血肿相鉴别。嘱患者术后24h内,可尽早对拔牙区进行间断冰敷,以预防肿胀,缓解疼痛。

(3)术后开口困难:术后的单纯反应性开口困难主要是由于拔除下颌阻生牙时,颞肌深部肌腱下段和翼内肌前部受创伤及创伤性炎症激惹,产生反射性肌痉挛造成的。用去骨法拔牙时,切口及翻瓣大小应适度,尽量减轻磨牙后区的创伤。明显的开口受限可用热含漱或理疗帮助恢复正常张口度。

（4）拔牙后出血:可分为原发性出血和继发性出血。原发性出血为拔牙后当日,取出压迫小纱布或棉条后,牙槽窝出血未止,仍有活动性出血。继发性出血是拔牙出血当时已停止,以后因创口感染等其他原因引起的出血。拔牙后出血常为局部因素或护理不当引起,少数为全身因素。全身因素引起的出血应在术前对可能引起出血的疾病采取措施来预防。拔牙后伤口内渗血的患者,血液如流入邻近组织间隙中,特别是皮下,会于前颊部、下颌下区甚至颈部出现瘀斑。渗血量大时,会流入组织间隙之低位水平,例如前颊部、咽峡前间隙形成血肿。瘀斑和血肿一般可不作特殊处理,较大血肿应使用抗生素预防感染,理疗可促进其吸收。拔牙后嘱患者不要用舌舔伤口或反复吐唾、吸吮,以免由于增加口腔负压,破坏血凝块而引起多次出血。术后应注意休息,勿参加剧烈运动,避免伤口开线或血凝块脱落引起出血。

（5）拔牙术后感染:常规拔牙术后急性感染少见,多为牙片、骨片、牙石等异物和残余肉芽组织引起的慢性感染。发生拔牙创慢性感染时,患者常有创口不适;检查可见创口愈合不良,充血,有暗红色、疏松、水肿的炎性肉芽组织增生,可有脓性分泌物;X 线片检查常可显示牙槽窝内有高密度的残片影像。局部麻醉下,彻底搔刮冲洗,去除异物及炎性肉芽组织,使牙槽窝重新形成血凝块而愈合。术后遵医嘱服用抗生素,注意服药后有无不良反应,若出现严重肿胀、疼痛难忍、高热等不适,应及时复诊。

（6）口角糜烂:牙齿的拔除需在大张口的情况下进行,尤其是拔除阻生第三磨牙时,还要使用器械牵拉口角,被牵拉的组织血供减少,加上器械的机械摩擦,有些患者在牙拔除术后嘴角会糜烂破溃,术前口周涂抹凡士林、唇膏或者眼膏等可减少摩擦损伤。口角的糜烂破溃在拔牙后第 2 天或者第 3 天出现,多发生在张口度小的患者,或者口角本来就容易皲裂的患者,局部疼痛,张口时加重,患处可涂抹眼膏,待其慢慢修复即可,一般 7~10d 可痊愈。

（袁卫军）

第三节　口腔颌面外科门诊常见手术围手术期护理

本节主要介绍舌系带矫正术、牙槽突修整术、口腔颌面部肿物切除术、口腔颌面部软组织清创术的护理配合技术。

一、舌系带矫正术的护理配合技术

舌系带矫正术是口腔颌面外科手术之一,是指采用手术的方法,矫正或修复舌系带过短。

【适应证】

舌系带过短者。

【非适应证】

对局部麻醉手术无法耐受者。

【用物准备】

1. 常规用物　一次性口腔器械盒、无菌手套、5ml 注射器、一次性带线缝合针、吸唾器、消毒棉球、无菌纱布等。

2. 局部麻醉药物　2% 利多卡因注射液 10ml（含 1 : 200 000 盐酸肾上腺素）。

3. 手术器械　眼科剪、持针器、剪刀、舌钳、血管钳，必要时准备开口器。

【患者准备】

1. 健康史　评估患者的一般身体状况。询问患者有无慢性疾病、全身性疾病、手术史、麻醉药物过敏史；术前是否进食；女性患者是否在月经期或妊娠期；幼儿患者评估其配合程度。

2. 专科评估　评估患者的口腔情况，包括舌系带长度、舌运动情况，了解患者的血常规、凝血功能等化验报告。

3. 心理 - 社会状况　评估患者的神志、精神心理状态，是否存在紧张、焦虑及恐惧，评估患者社会支持情况以及对疼痛的耐受情况，了解患者术前晚的睡眠情况。

4. 病历资料　核对病历，签署手术知情同意书。如为幼儿患者，须与患儿及家属充分沟通、详细介绍、耐心解释，告知患儿及家属手术中如何配合医生、术中及术后可能出现的问题及并发症、术后注意事项等，使患儿及家属对相关知识有充分了解及认知。

5. 体位准备　引导患者坐至牙科椅，调节椅位，系上一次性治疗巾，帮助患者取合适、舒适的半坐位。

【治疗中护理配合】

医生和护士分别根据操作流程（表 9-3）共同完成患者治疗，操作过程中严密观察患者的生命体征，必要时给予处理。

表 9-3　舌系带矫正术的护理配合

医生操作流程	护士配合流程
1. 询问病史、术区准备及消毒	（1）核对患者信息，了解病史，给予患者术前宣教，告知手术目的，使其做好术前心理准备，消除恐惧、紧张等情绪 （2）护士位于患者左侧，协助医生进行口周及口内消毒 （3）调节椅位及光源，准备器械，按手术顺序正确、整齐摆放器械
2. 麻醉	遵医嘱抽吸麻醉药物，严格遵循查对制度，核对无误后，将注射器递给医生
3. 切开	（1）协助医生用舌钳或缝线向上牵拉舌尖，使舌系带保持紧张，用血管钳轻轻夹住舌系带，将手术刀或者剪刀传递给医生，协助医生完成手术切口 （2）及时吸除血液、唾液，保证手术术野清晰 （3）严格遵循无菌原则，术中注意患儿情况，适当固定患儿头部、四肢，防止手术过程中划伤面部
4. 缝合	（1）将缝针、缝线安装在持针器传递给医生缝合，协助医生剪断缝线 （2）手术结束后，清洁患者面部，嘱患者休息片刻，协助患者坐起，确保患者安全
5. 整理用物	整理用物，洗手，脱口罩

【治疗中注意事项】

1. 此手术多为儿童,合作性差或配合欠佳,须评估患儿及家属的配合程度。

2. 幼儿患者适当固定头部、四肢,防止手术过程中误伤。必要时于一侧上、下磨牙间放入开口器,并调整至合适的开口度,同时注意开口器前端用纱布保护,避免损伤患儿牙齿,术中用舌钳向上提拉舌体时,动作要轻柔。

【治疗后护理】

1. **饮食护理**　告知患者及家属术后 2h 后可进温凉、流质饮食,勿食过烫的食物,防止出血。

2. **健康教育**　术后患者无不适,纱布压迫伤口数分钟,伤口无渗血方可离开。嘱幼儿患者的家属,禁止患儿用手牵拉、触碰伤口,以免伤口裂开、感染。

3. **对症指导**　由于麻醉药物的作用,术后 2~3h 防止患者咬伤、抠破舌唇,若出现严重咬伤,及时就诊。指导家属对患儿进行舌腭音及卷舌音的训练。

二、牙槽突修整术的护理配合技术

牙槽突修整术是一种较常见的口腔颌面外科手术。

【适应证】

牙脱落或拔牙后牙槽骨吸收不均匀,出现畸形,如骨尖、骨结节、骨隆突、牙槽嵴倒凹、骨棱等,并伴有压痛,影响义齿佩戴者。

【非适应证】

对局部麻醉手术无法耐受者。

【用物准备】

1. **常规用物**　无菌手套、5ml 注射器、20ml 注射器、11 号无菌手术刀片、一次性带线缝合针、吸引器管、吸引头、消毒棉球、无菌纱布、生理盐水、无菌巾、一次性口镜、一次性镊子、一次性探针等。

2. **局部麻醉药物**　2% 利多卡因注射液 10ml（含 1∶200 000 盐酸肾上腺素）。

3. **手术器械**　刀柄、持针器、血管钳、剪刀、骨膜分离器、骨凿、劈凿、牙骨锤、咬骨钳、骨锉、刮匙,必要时准备高速牙科手机及常规钻针等。

【患者准备】

1. **健康史**　评估患者的一般身体状况,询问患者有无慢性疾病、全身性系统疾病,如心脏疾病、高血压、糖尿病、甲状腺功能亢进等。如有心血管疾病的患者,须经评估后在心电监护下实施手术。询问患者有无手术史、麻醉药物过敏史,有无感冒、感染,术前是否进食等。女性患者询问其是否在月经期或妊娠期。

2. **专科评估**　评估患者的口腔情况,如口腔局部有无炎症、牙槽骨情况,了解患者血常规、凝血功能等检查结果。

3. **心理 - 社会状况**　评估患者的心理状态,是否存在紧张、焦虑及恐惧,评估患者神志、精神状况以及社会支持情况,了解患者术前晚的睡眠情况、对疼痛的耐受情况。

4. **病历资料**　核对病历,签署手术知情同意书。向患者详细介绍疾病相关知识、手术目的、手术方案及过程、术后注意事项及可能的预后情况等。

5. 体位准备　引导患者至牙科椅,调节椅位,系一次性治疗巾,协助患者取合适、舒适的半坐位。佩戴眼镜或活动义齿的患者,帮助患者取下眼镜或活动义齿。

【治疗中护理配合】

医生和护士分别根据操作流程(表9-4)共同完成治疗,操作过程中严密观察患者的生命体征,必要时给予处理。

表 9-4　牙槽突修整术的护理配合

医生操作流程	护士配合流程
1. 询问病史、术区准备及消毒	(1) 核对患者信息,了解病史,对患者进行术前宣教,告知手术目的,使其做好术前心理准备,消除恐惧、紧张等情绪 (2) 护士位于患者左侧,协助医生进行口周及口内消毒,将无菌巾及巾钳递给医生 (3) 调节椅位及光源,安装吸引器管并将其固定于无菌巾上,准备器械,按手术顺序正确、整齐摆放器械
2. 麻醉	遵医嘱抽吸麻醉药物,严格遵循查对制度,核对无误后,将注射器递给医生
3. 切开、翻瓣	(1) 安装手术刀并传递给医生,切开后将骨膜分离器传递给医生,严格遵守和执行无菌原则,正确传递器械 (2) 及时吸除患者口内唾液和血液,充分暴露手术视野
4. 去骨、锉骨	(1) 根据医生需求,正确传递骨凿、骨锉、咬骨钳、高速牙科手机等,并及时吸唾,保持术野清晰 (2) 去骨敲击前告知患者放松,去骨时用骨锤垂直敲击骨凿,敲击时用力不宜过猛,以免去骨过多 (3) 敲击下颌时须托住下颌角
5. 搔刮、冲洗	(1) 传递刮匙给医生搔刮手术区碎骨,同时吸唾 (2) 大面积去骨后,协助医生用生理盐水冲洗骨面、去净骨渣、吸净创面 (3) 手术过程中,密切观察患者意识、神情、呼吸、面色等,观察患者有无头晕、恶心、抽搐等,并防止患者发生误咽、误吸,如有异常,及时配合医生处理
6. 缝合	(1) 将缝合针、缝线固定在持针器并传递给医生,协助医生剪断缝线,并及时吸唾 (2) 缝合结束后,清洁患者口周,嘱患者休息片刻,协助患者坐起,确保患者安全
7. 整理用物	整理手术器械并及时处理,洗手,脱口罩

【治疗中注意事项】

1. 手术全程应遵循无菌原则,防止术区感染,严格按器械传递要求进行传递。

2. 应告知患者手术过程中用鼻呼吸,不能随意讲话,提示患者如有不适举左手示意,并告知患者不能转动头部,以避免口腔软组织切割伤。

3. 术中去骨后清洁骨屑时,应特别注意清理干净软组织瓣底部积聚的碎屑。软组织瓣复位后,在组织瓣的表面触摸检查骨面是否平整。

4. 敲击下颌时,须托住下颌角,以保护患者的颞下颌关节。

【治疗后护理】

1. **饮食护理** 告知患者术后 2h 后可进温凉流质饮食,勿食过硬、过烫的食物,防止出血,忌食辛辣刺激食物,忌烟酒;手术 24h 内可冰敷,减轻疼痛及肿胀,可用毛巾包裹冰袋间歇冰敷,防止冻伤;手术 24h 后可刷牙、漱口,保持口腔清洁。

2. **健康教育**

(1)术后嘱患者休息片刻,无不适后方可离开。

(2)告知患者遵医嘱服用止痛药、止血药、抗生素、漱口水等。嘱患者术后 7~10d 拆线,术后 2 周可安装义齿。

3. **对症指导**

(1)感染:术后遵医嘱服用抗生素,并注意服药后有无不良反应;进食后及时漱口,保持口腔卫生,避免发生感染。

(2)出血:嘱患者手术后咬紧无菌纱布 30min,以压迫止血;若出血较多,可适当延长时间。术后 24h 内伤口有淡红色血丝属正常情况,若出现大量鲜红色血液,及时到医院就诊。注意休息,勿剧烈运动。

三、口腔颌面部肿物切除术的护理配合技术

常见的口腔颌面部肿物有色素痣、皮脂腺囊肿、牙龈瘤等。

色素痣来源于表皮基底层产生黑色素的色素细胞;可分为交界痣、皮内痣和混合痣;多为后天出现;表现为颌面部出现淡棕色或深棕色斑疹、丘疹或结节,平坦或稍高于表皮,易受到洗脸、刮须等摩擦或损伤的刺激而出现局部轻微痒、疼痛、灼热等。

牙龈瘤来源于牙周膜及牙槽突的结缔组织,多是机械刺激及慢性炎症刺激形成的增生物;根据病理组织结构不同,通常分为肉芽肿型、纤维型及血管型;多发生于牙龈乳头部,唇、颊侧较舌、腭侧多见,最常见于双侧尖牙区;肿块较局限,呈圆形或椭圆形;一般生长缓慢,若肿块较大,破坏牙槽骨壁,可致牙齿松动、移位。

皮脂腺囊肿详见本章第一节"四、口腔颌面部囊肿"。

【适应证】

颌面部肿物须切除者。

【非适应证】

对局部麻醉手术无法耐受者。

【用物准备】

1. **常规用物** 无菌手套、5ml 注射器、20ml 注射器、11 号无菌手术刀片、一次性可吸收性带线缝合针、一次性不可吸收性带线缝合针、吸引器管、消毒棉球、无菌纱布、生理盐水、无菌巾、凡士林纱布等。

2. **局部麻醉药物** 2% 利多卡因注射液 10ml(含 1 : 200 000 盐酸肾上腺素)。

3. **手术器械** 刀柄、持针器、血管钳、眼科剪、剪刀等。肿物在唇部时,必要时准备

唇夹。

【患者准备】

1. **健康史** 询问患者的全身健康状况,有无高血压、糖尿病、心脏疾病等,有无药物过敏史、手术史等。女性患者询问是否在月经期或妊娠期。

2. **专科评估** 评估颌面部肿物大小、质地、颜色等情况,检查局部有无急性炎症。查看血常规、凝血功能等检查结果。

3. **心理 - 社会状况** 评估患者的神志、精神心理状态、社会支持情况以及对颌面部瘢痕的接受度。

4. **病历资料** 核对病历,签署手术知情同意书。向患者详细介绍疾病相关知识、手术方案及过程、围手术期注意事项及可能的预后情况等。

5. **体位准备** 引导患者至牙科椅,调节椅位,系一次性治疗巾,协助患者取合适、舒适的半坐位。

【治疗中护理配合】

医生和护士分别根据操作流程(表 9-5)共同完成治疗,操作过程中严密观察患者的生命体征,必要时给予处理。

表 9-5 口腔颌面部肿物切除术的护理配合

医生操作流程	护士配合流程
1. 询问病史、术区准备及消毒	(1)核对患者信息,了解病史,对患者进行术前宣教,告知手术目的,使其做好术前心理准备,消除恐惧、紧张等情绪 (2)护士位于患者左侧,协助医生进行皮肤或口周、口内消毒,将无菌巾及巾钳递给医生 (3)调节椅位及光源,安装吸引器管并将其固定于无菌巾上,准备器械,按手术顺序正确、整齐摆放器械
2. 麻醉	遵医嘱抽吸麻醉药物,严格遵循查对制度,核对无误后,将注射器递给医生
3. 切开	(1)安装手术刀并传递给医生,协助医生沿颌面部方向做梭形切口,及时吸唾,充分暴露手术视野 (2)严格遵守和执行无菌原则,正确传递剪刀、血管钳等器械 (3)协助医生锐性分离囊壁,将肿物全部切除 (4)手术过程中,密切关注患者意识、神情、呼吸、面色等,观察患者有无头晕、恶心、抽搐等,并防止患者发生误咽、误吸,如有异常,及时配合医生处理
4. 缝合	(1)将缝合针、缝线固定在持针器,并传递给医生,协助医生剪短缝线,并及时吸唾 (2)缝合结束后,皮肤伤口处覆盖凡士林纱布、无菌纱布,并用胶带固定,嘱患者休息片刻,协助患者坐起,确保患者安全
5. 整理用物	(1)留取组织标本,打印病理单并送检 (2)整理用物、洗手、脱口罩

【治疗中注意事项】

手术过程中,观察患者面色、表情、口唇颜色等,关注患者主诉,并告知患者如有不适可举左手示意。

【治疗后护理】

1. **饮食护理**　避免辛辣刺激、油腻性食物,及干果、骨头等较硬食物,宜清淡、高蛋白饮食,若影响进食的患者,可进软食或半流质等利于吞咽的饮食。

2. **健康教育**　手术缝合后用凡士林纱布覆盖,再用无菌纱布覆盖伤口,如手术部位出血不止,可先局部压迫止血,若无明显好转,应及时就诊。手术后第 2 天患者可自行拿去纱布,暴露伤口,每天用 0.5% 碘伏棉球或碘伏棉签清洁伤口,防止结痂,减小瘢痕。

3. **对症指导**　术后可能发生肿胀,暂时影响美观、进食、语言等,术后 24~48h 内可间断冰敷以减轻肿胀、疼痛,若肿胀严重、影响呼吸应及时就诊。术后遵医嘱服用抗生素,以预防伤口感染。告知患者 7~10d 拆线,并拿取口腔颌面部肿物切下的组织标本的病理报告。

四、口腔颌面部软组织清创术的护理配合技术

口腔颌面部软组织损伤可以单独发生,也可以与颌面部骨折同时发生。据统计,颌面部软组织损伤的发生率约占颌面部损伤的 65%。颌面部软组织损伤患者一般情况较好,生命体征平稳,应及早对局部伤口进行早期外科处理,即清创缝合术,这是预防创口感染、促进愈合的重要步骤。伤后 6~8h 内彻底清创,缝合;但如伤口范围大、组织破坏多、污染严重,即使早期清创彻底也不应行初期缝合。

【适应证】

1. **刺、割伤**　这类损伤的皮肤和软组织已有裂口。刺伤的创口小而深,多为非贯通伤,刺入物可将砂土和细菌带至创口深处。割伤的创缘整齐,伤及大血管时可大量出血,如切断面神经,则发生面瘫。

2. **撕裂或撕脱伤**　为较大的机械力量致使组织撕裂或撕脱,如长发辫被卷入机械中,可将大块头皮撕脱,严重者甚至可将整个头皮连同耳郭、眉毛及上眼睑同时撕脱。撕脱伤伤情重、出血多、疼痛剧烈,易发生休克,其创缘多不整齐,皮下组织及肌肉均有挫伤,常有骨面裸露。

【用物准备】

1. **常规用物**　一次性口腔器械盒、吸引器管、三用枪、消毒棉球(1% 碘酊或 0.5% 碘伏消毒)、小纱布或棉条、无菌敷料、弹力绷带、无菌手套。

2. **局部麻醉用物**　表面麻醉剂、口腔麻醉针头、卡局式注射器或计算机控制口腔局部麻醉仪。

3. **清创缝合包**　血管钳、持针器、眼科剪刀、缝针、缝线、有齿镊。

4. **其他辅料**　明胶海绵、碘仿纱条(必要时止血用)、无菌引流片等。

5. **备急救物品**　气管切开包、吸氧装置及氧气瓶、心电监护仪、除颤仪或自动体外除颤器(AED),必要时使用并协助医生做好急救处理。

【患者准备】

1. 健康史　询问患者的全身健康状况,有无高血压、糖尿病、心脏疾病等,有无药物过敏史、手术史等。

2. 体格检查　对口腔颌面部损伤的患者必须进行快速、全面的体格检查,以便明确是否有颅脑、胸、腹、脊柱和四肢合并损伤。密切监测患者神志、瞳孔、脉搏、呼吸及血压等生命体征的变化,判断是否有威胁患者生命的危急情况,尤其是呼吸道梗阻、失血性休克、颅脑损伤或其他脏器损伤。

3. 专科评估　评估颌面部伤情,可通过视诊、触诊明确伤口类型,查明出血来源,了解骨面情况,判断是单纯软组织损伤、颌面部骨折,还是软组织损伤合并颌面部骨折等。

【治疗中护理配合】

医生和护士分别根据操作流程(表9-6)共同完成治疗,操作过程中严密观察患者的生命体征,必要时给予处理。

表9-6　口腔颌面部软组织清创术的护理配合

医生操作流程	护士配合流程
1. 询问病史、消毒手术区域、局部麻醉	(1) 核对患者信息,了解病史,为患者进行术前宣教,告知手术目的,使其做好术前心理准备,消除恐惧、紧张等情绪 (2) 了解患者的药物过敏史;核对麻醉药物的名称、浓度、剂量和有效期等 (3) 协助患者取半卧位,头偏向健侧,以减轻局部肿胀 (4) 传递消毒棉球消毒麻醉部位 (5) 安装注射针头,传递注射器,注意预防针刺伤
2. 清创缝合	(1) 传递持针器、血管钳、缝针、缝线进行缝合,及时吸除血液及污物,保持术区视野清晰 (2) 视创口情况,必要时传递止血海绵、引流片等给医生放置于创面内 (3) 传递无菌敷料、绷带等进行创口包扎 (4) 术中严密观察患者生命体征和伤口情况,发现异常及时报告医生,协助处理。保持患者呼吸道通畅,及时清除口鼻腔分泌物、呕吐物、异物及血凝块,以预防窒息;必要时行气管插管或气管切开术,缺氧患者及时给氧
3. 整理用物	(1) 整理用物 (2) 脱手套,手卫生

【治疗中注意事项】

1. 严密观察患者神志、生命体征和创面情况,发现异常及时报告医生。

2. 及时吸除分泌物、呕吐物或血凝块,保持患者上呼吸道通畅,预防吸入性窒息及肺部感染。

【治疗后护理】

1. 饮食护理　根据伤情指导饮食,口内伤口者术后先进流质饮食3~5d,后进半流质饮食,1周后进普通饮食;口外伤口者手术当日进流质饮食,术后1d起进半流质饮食,第4天后可进普通饮食。嘱患者避免用力咀嚼,加强营养,进食高蛋白质、高维生素类食物,促进伤口愈合。

2. 健康教育

（1）遵医嘱给予抗生素，并嘱患者注意保持口腔清洁。口内伤口患者，术后 3~5d 给予口腔冲洗，密切观察伤口有无渗出及渗出量多少，缝线有无脱落。

（2）对于全身情况较好的患者，鼓励患者早期活动，以改善局部和全身血液循环，促进康复。

（3）嘱患者避免吸烟、饮酒。烟、酒对口腔黏膜有较强的刺激，会延缓伤口愈合。

（4）保持口腔清洁，指导患者用漱口液漱口，每天 3~5 次。

（5）一般伤口肿胀于术后 3d 开始消退，如肿胀较前严重、伤口有脓液溢出则应及时复诊处理。

（6）遵医嘱定时复查血常规，观察患者伤口情况，如有出血、渗血等情况，及时到医院就诊。

（7）手术后第 2 天患者可自行拿去纱布，暴露伤口，每天用 0.5% 碘伏棉球或碘伏棉签清洁伤口，防止结痂，减小瘢痕。指导患者拆线后，可选择瘢痕减张器、瘢痕软化凝胶及激光手术等方法，淡化色素沉着、软化瘢痕。

3. 对症指导

（1）疼痛：术后患者普遍存在疼痛，一般持续 3~4d。必要时可遵医嘱服镇痛药。如有不适，及时就医。视情况复诊，一般 5~7d 后拆线。

（2）肿胀：术后可能发生肿胀，暂时影响美观、进食、语言等，术后 24~48h 内可间断冰敷以减轻肿胀、疼痛，若肿胀严重、影响呼吸应及时就诊。嘱患者术后遵医嘱服用抗生素，以预防伤口感染。

（3）出血：严密观察生命体征和伤口情况，发现异常及时复诊。

（4）感染：严密观察生命体征，保持呼吸道通畅。根据伤情及时注射破伤风抗毒素，因犬咬引起的创伤还须注射狂犬病疫苗。一般在伤后 24h 内注射。对已发生感染的伤口不宜进行缝合，须做创面的湿敷、清洗以控制感染，待创面清洁、肉芽组织健康后再做进一步处理。

（袁卫军）

第四节　原发性三叉神经痛诊疗的护理

原发性三叉神经痛是指无神经系统体征，如三叉神经分布区的感觉、运动正常，且应用各种检查未发现明显与发病有关的器质性病变，但在三叉神经分布区域内出现反复发作的短暂性阵发性剧痛，是临床最常见的三叉神经痛类型。好发于 40 岁及以上人群，以单侧多见，女性多见。

【病因和发病机制】

病因和发病机制尚不明确,多数认为病变在三叉神经半月神经节及其感觉神经根内,也可能与血管压迫、颞骨岩部骨质畸形等因素导致对神经的机械性压迫、牵拉及营养代谢障碍有关。

【临床表现】

三叉神经分支区域内反复发作的短暂性电击样、刀割样和撕裂样剧痛,突发突止。每次疼痛持续数秒至数十秒,间歇期完全正常。疼痛发作常由说话、咀嚼、刷牙和洗脸等面部随意动作或触摸口腔颌面部某一区域(如上唇、鼻翼、眶上孔、眶下孔、口腔牙龈等处)而被诱发,这些敏感区域称为"扳机点"。为避免发作,患者常不敢吃饭、洗脸、剃须、微笑等,导致面部表情呆滞、木僵、面部及口腔卫生不良,常伴湿疹、口炎、牙石堆积、舌苔增厚、身体消瘦以及抑郁等。严重发作时有同侧面肌抽搐、面部潮红、流泪和流涎。

【治疗原则】

治疗方式包括药物治疗、注射治疗、针灸疗法、手术治疗、理疗及激光治疗等,首选药物治疗。

1. 药物治疗　卡马西平为首选药物,其次为奥卡西平,还有加巴喷丁、拉莫三嗪、匹莫齐特等。卡马西平使用剂量为200~1 200mg/d,奥卡西平使用剂量为600~1 800mg/d。药物治疗效果为疼痛部分缓解、完全缓解与复发交替出现,故须根据患者发作的频率调整用药。

2. 注射治疗　适用于药物治疗无效者。在受累的三叉神经支、神经根或半月神经节内注射药物(局部麻醉药、纯甘油、阿霉素或无水乙醇等),让注射部位神经组织发生变性坏死,从而使该神经分布区域的神经功能丧失,达到止痛目的。

3. 针灸疗法　按循经穴与神经分布解剖位置相结合的原则,选择邻近神经干的穴位进行治疗。通过疏调阴阳气机、平肝潜阳、滋肾育阴,从而缓急止痛、活血通络、恢复神经正常功能。

4. 手术治疗　当患者药物疗效减退或无法耐受药物副作用时,可考虑外科手术治疗。

(1)经皮三叉神经半月神经节射频温控热凝术:利用可控温度作用于神经节、神经干和神经根等部位,使蛋白质凝固变性,从而阻断神经冲动的传导。其止痛效果好,并发症少,操作方便,可重复治疗,但复发率较高。

(2)经皮穿刺半月神经节微球囊压迫术:治疗过程在短暂全身麻醉下完成。与射频温控热凝术比较,此手术不损伤与角膜反射相关的有髓和无髓神经纤维,从而明显减少眼部并发症;与三叉神经根微血管减压术比较,手术风险小,效果较好。

(3)三叉神经根微血管减压术:术前明确三叉神经痛是由血管压迫所致,其他简单治疗方法无效,患者同意开颅手术者可采用此手术。本手术通过微创开颅的方式,用绝缘材料隔开责任血管,以解除血管对三叉神经根的压迫。是目前三叉神经痛治疗中疗效最好、持续时间最长的治疗方法,但需要开颅,存在一定手术风险。

(4)伽玛刀治疗:适用于药物治疗和其他方法治疗无效,手术治疗失败和复发及身体状况无法耐受开颅手术的三叉神经痛患者。优点是无创伤、术后无不良反应、无并发症、无死亡危险。

【护理评估】

1. **健康史** 评估患者药物过敏史、家族史、手术史及拔牙史等。

2. **心理 - 社会状况评估** 了解患者的心理 - 社会支持状况、经济状况以及对疾病的认知程度。

3. **疼痛评估** 评估疼痛部位、性质、程度、病程、伴随症状、诱发或加重因素、镇痛效果等。

【护理措施】

1. **病情观察与监测**

（1）一般护理：保持环境安静、光线柔和，避免周围环境刺激诱发或加重疼痛。

（2）疼痛护理：观察患者发病情况，记录发作次数、持续时间和间歇时间、用药效果等。禁止触碰面部"扳机点"。指导患者运用指导式想象、听轻音乐等方式分散注意力，以减轻疼痛。

2. **治疗后护理**

（1）观察患者治疗后反应及疼痛改善情况。

（2）观察药物治疗患者用药效果及不良反应。卡马西平和奥卡西平常见不良反应有眩晕、嗜睡、皮疹、消化障碍等，卡马西平还可致白细胞减少等。出现不良反应及时告知医生，出现过敏反应者立即停药。定期检查血常规、肝功能及尿常规。

（3）观察注射或手术治疗患者治疗后有无角膜炎和周围性面瘫等并发症。如出现角膜炎，指导患者遵医嘱使用抗生素眼药水或眼膏，外出时戴防护镜；对并发周围性面瘫者，嘱患者自我调适，从健侧饮食 / 水，食物不可过热，以防损伤口腔黏膜。

（4）射频温控热凝术后部分患者可能出现头痛、头晕、恶心、呕吐、耳内不适等症状，一般平卧休息 1~2h 症状可缓解，症状加重者报告医生对症处理。

3. **饮食护理** 高热量、高蛋白、高维生素饮食，宜软食或温凉流质食物。

4. **心理护理** 向患者详细讲解治疗目的、方法及注意事项，正确回答患者问题，适时安慰患者，解除其焦虑情绪。

5. **健康教育**

（1）疾病知识指导：避免诱发因素，如说话、漱口、刷牙、洗脸动作轻柔；不吃刺激性食物，注意头面部保暖等；生活规律、合理休息，保持稳定情绪和健康心态。

（2）用药指导与健康监测：遵医嘱合理用药，识别药物不良反应；不随意更换药物或停药。

（3）术后定期门诊随访：术后每 3 个月复查一次，半年后每半年随访一次，至少复查 2 年。

（刘 帆）

第五节　牙再植术的四手护理配合

牙再植术是将因为各种原因导致牙齿脱出牙槽窝的脱位牙,经过系列处理后重新植入原来牙槽窝的手术。牙齿外伤时脱位牙的牙周膜及牙髓组织会即刻遭受损伤,并且会因干燥、暴露于细菌或化学刺激物等因素而加重损伤。牙再植术根据再植时机可分为即刻再植和延期再植。即刻再植是在尽可能保留牙周膜活力的情况下将脱位牙再植。延期再植适用于牙周膜坏死的脱位牙,如果脱位时间小于 1h,牙再植后牙周膜可能部分或完全恢复;但如果脱位时间大于 1h,牙再植后可能出现牙周膜坏死或进行性根尖吸收。

若行即刻再植术,对于牙体发育未完成的脱位牙,再植后牙髓可能再血管化,可暂缓牙髓治疗进行密切观察。如再植牙出现牙髓坏死,则会出现牙根炎症性吸收导致再植失败,须立即行根管治疗。延期再植者,须在口外行牙髓治疗后再予以植入,根管内充填氢氧化钙糊剂,以保持根管内的无菌状态。

【适应证】

1. 因外伤意外脱出的牙齿,且牙体、牙周条件良好者。

2. 因操作失误错拔的健康牙齿。

3. 位置不正的扭转牙,无法行正畸治疗者。

4. 根管治疗困难的牙齿,可将患牙拔出,做好根管充填后进行再植保存患牙。

【非适应证】

1. 牙周病患者,牙槽嵴已明显萎缩吸收,牙根部分外露,余留牙已明显松动。

2. 多颗牙脱位并伴有牙槽突骨折、局部软组织损伤或缺损者。

3. 有心脏病史且半年内有复发的患者,宜暂缓手术治疗。

4. 有高血压、糖尿病的患者应在专科医师的指导下,将血压、血糖等控制至符合手术要求后,再进行牙再植术。

5. 有血液系统疾病的患者,因长期使用抗凝药物,应检查凝血项目,了解凝血时间和功能。

【治疗原则】

1. 即刻再植的关键　保持牙周膜活力是即刻再植成功的关键,应急处理最好在脱位时即刻将牙齿植回牙槽窝内。如脱位牙齿受到污染,则可用生理盐水或冷水冲洗除污。如无法即刻再植,则须将脱位牙储存于适当的介质内,如生理盐水、牛奶或口腔前庭内,随后至就近医院就诊。

2. 术前准备　常规行 X 线检查,了解牙槽骨有无骨折;牙槽窝内有无异物残留,并给予及时处理。

3. 脱位牙的处理

（1）外伤导致的脱位牙大多会伴有不同程度的污染,可用牙钳夹住牙冠,用无菌等渗盐水反复冲洗、清除污染物。

（2）如污染物与牙体黏附较牢固，或附着在根面不易冲洗掉，可用湿纱布蘸取生理盐水小心轻柔地擦拭，注意不要损伤牙周膜。

（3）将脱位牙置于抗生素溶液中浸泡 5min 左右，再浸入无菌等渗盐水中备用。

（4）在治疗过程中应握持脱位牙冠部以保护牙周组织和避免再次污染。

（5）如果脱位牙根尖发育成熟，根尖孔已闭合，离体干燥时间 >1h 以上，须考虑行根管治疗后再予以植入。此时，可用氟化物处理根面，以抑制根面的破骨作用。具体步骤为：①刮除脱位牙牙根表面坏死的牙周膜；②拔髓；③将脱位牙置于 2% 氟化钠溶液中 20min；④行根管充填；⑤生理盐水冲洗根面 2min。

4. 牙再植的预后　牙再植术后牙髓及牙周膜的预后主要与以下 3 个因素有关：

（1）牙离体时间长短：离体干燥时间越长，预后越差。离体 20min 内再植最佳；干燥时间 >1h，牙周膜组织会完全坏死，且可能出现进行性根吸收，须仔细权衡是否适合再植。

（2）脱出后的储存介质：离体牙即刻置于良好的介质（生理盐水、牛奶等）内，可以有效保护牙髓和牙周膜组织。

（3）牙根发育阶段：根尖未发育完成者，预后佳；根尖已闭合者，牙髓多数坏死，须再植后行根管治疗。

5. 延期再植　适用于牙周膜已坏死的脱位牙。即使是延期再植，也应尽早植入，离体时间越长，预后越差。

【用物准备】

1. 常规用物　一次性口腔器械盒、吸引器管、三用枪、一次性口杯、生理盐水、冲洗空针、纱球、开口器、刮匙等。

2. 局部麻醉用物　表面麻醉剂、口腔麻醉针头、卡局式注射器或计算机控制口腔局部麻醉仪、碘伏棉签。

3. 固定用物　不锈钢丝、钢丝剪、牙弓夹板、止血钳、复合树脂或自凝塑料、酸蚀剂等。

4. 调𬌗用物　咬合纸、高速手机、低速手机、金刚砂钻针等。

5. 牙体准备　外伤脱落的牙齿用无菌生理盐水清理干净，置于抗生素溶液中浸泡 5min 左右。

【患者准备】

1. 术前核查　协助医生完成术前相关检查，指导患者签署手术同意书，询问有无全身系统性疾病，有无过敏史等。

2. 密切观察患者生命体征　如为外伤患者，应首先确认全身状况，如有危及生命的全身损伤，应暂缓牙科治疗，首先救治危及生命的全身损伤。

3. 心理护理　患者常因牙外伤而就诊，易带有焦虑情绪和痛苦感，使患者心理压力增加，护理人员应注意评估患者的疼痛、焦虑程度。对患者进行针对性心理护理，讲解手术方法及注意事项，做好心理安抚，及时疏导患者心理压力，使患者自我放松，缓解患者紧张、焦虑等情绪。

4. 核对患者信息　核对患者信息无误后安放患者个人物品，引导患者至牙科椅，告知患者手术流程、术式、麻醉方式、相关治疗步骤以及配合注意事项,取得患者的理解和配合。

5. 操作前准备 为患者系好一次性治疗巾,头发较长的女性患者须戴一次性帽子,进行口内消毒和口外消毒。

(1)口内消毒:指导患者用聚维酮碘消毒液漱口,建议漱口 3 次,每次含漱 1min。使用口内消毒液时应注意,不同品牌的口内消毒液稀释比例不同,应严格按照产品说明书使用,避免浓度过高灼伤黏膜,或浓度过低达不到消毒效果。

(2)口外消毒:用碘伏棉球消毒面部及口周皮肤。

6. 调节椅位 根据治疗牙位调整牙科椅及头托,并调整光源,佩戴护目镜。

7. 唇部润滑 为避免长时间的牵拉造成患者唇部干裂或嘴角拉伤,可用无菌干棉签取适量凡士林润滑患者口角。

8. 指导患者术中注意事项 告知患者消毒后的口周皮肤和无菌单均不可触碰;若感到任何不适及时告知,可轻举左手示意或轻哼一声,医生停止操作后方可进行交流;术中若有小器械或牙齿不慎掉落口中,应立即头偏向一侧保持不动,不要惊慌说话或做任何吞咽动作,避免误吞、误吸。

【治疗中护理配合】

医生和护士分别按照四手操作和人体工程学的要求正确就座于工作区,按照牙再植术的操作流程(表 9-7)共同完成患者治疗,操作过程中严密观察患者的生命体征,必要时给予处理。

表 9-7 牙再植术的四手护理配合

医生操作流程	护士配合流程
1. 局部麻醉	(1)了解患者的药物过敏史;核对麻醉药物的名称、浓度、剂量和有效期等 (2)协助医生牵拉口角并及时吸唾,根据需求涂抹表面麻醉药物,传递卡局式注射器或计算机控制口腔局部麻醉仪,协助医生完成局部麻醉。若采用卡局式注射器局部麻醉,注意单手回帽,防止锐器伤 (3)护士传递纱球、镊子给医生,嘱患者将纱球咬在术区压迫止血,等待麻药起效 (4)护士传递探针给医生检查麻醉效果
2. 处理牙槽窝	(1)护士用冲洗器抽吸生理盐水传递给医生,协助医生用生理盐水冲洗牙槽窝内的血凝块和异物,尽量保留牙槽窝内残留的牙周膜组织 (2)护士及时正确有效吸唾,保持视野清晰
3. 复位	(1)护士将处理后的脱位牙传递给医生,协助医生沿其脱位方向植入,注意用力轻柔,切忌使用暴力 (2)如无法完全复位,则须取出牙齿,再次检查牙槽窝
4. 固定及调𬌗	(1)护士协助医生固定脱位牙,固定的方法须根据脱位牙的部位、数目及邻牙的情况而决定,常用的方法有不锈钢丝 "8" 字结扎固定、牙弓夹板固定和复合树脂或自凝塑料固定 1)不锈钢丝 "8" 字结扎固定适用于单个牙再植且邻牙稳固者,护士传递钢丝剪予医生,协助固定患牙 2)两颗牙以上,或外伤伴有牙槽窝骨折者,须采用牙弓夹板固定,护士传递牙弓夹板予医生,协助固定患牙

续表

医生操作流程	护士配合流程
	3）使用复合树脂或自凝塑料固定时,协助医生进行严格隔湿。护士先传递酸蚀剂给医生,随后传递复合树脂或自凝塑料和不锈钢丝,将不锈钢丝置于复合树脂或自凝塑料内,进行固定
	（2）调𬌗的目的是使患牙脱离咬合接触,防止创伤。护士将金刚砂钻针安装于高速手机传递给医生调𬌗;调𬌗完毕传递咬合纸检查;完成咬合调整后传递低速手机进行抛光
	（3）协助患者进行影像学检查,以确认患牙完全复位
5. 患者护理	（1）护士关闭手术灯,取下患者护目镜,告知患者手术完成,依次取下吸引器管、无菌巾,调节椅位至坐位,嘱患者休息 3~5min
	（2）询问患者有无不适,无不适后协助患者下牙科椅,送患者出治疗室,避免患者独自行走出现意外晕倒,有家属或陪同人员的患者,可将其交接给家属或陪同人员
6. 用物处理	（1）手术完毕,护士应先整理锐器(刀片、缝针等)收集于锐器盒,避免造成锐器伤;纱球、吸引器管、牙龈冲洗器等一次性用物按医疗废物处理,放入黄色垃圾桶内
	（2）重复使用的器械须严格消毒灭菌
7. 诊间消毒	使用消毒湿巾擦拭口腔综合治疗台、手术器械台等物体表面。 口腔综合治疗台进行全面擦拭消毒:①护理吸引器区,三用枪、把手;②冷光灯开关及把手、头托、椅背、椅座;③医生治疗区台面、把手、高低速手机接头、三用枪;④用避污膜覆盖诊疗中易接触的牙科椅部位(顺序从左至右、由上至下)
8. 水路冲洗	操作结束后应严格冲洗水路,建议冲洗吸引管路、三用枪等水路各 30s,并冲洗痰盂
9. 空气消毒	治疗结束后,应做好空气消毒

【治疗中注意事项】

1. **密切观察患者生命体征**　如为外伤患者,应首先确认全身状况,如有危及生命的全身损伤,应暂缓牙科治疗,首先治疗危及生命的全身损伤。

2. **粘接固定**　护士协助医生严格进行隔湿,同时要避免酸蚀剂和粘接剂浸入龈沟内。

3. **防止小器械误吞误吸**

4. **核对材料**　操作涉及的材料,使用前应注意核对材料的名称、有效期。

5. **准确取量**　固定再植牙过程中材料应准确取用,现用现取,分次避光传递,接触过患者的充填器械不能重复取材,如须补取,应用无菌器械重新取用。

6. **操作防护**　光固化树脂充填、固化过程中,医护人员应注意眼部防护,及时佩戴护目镜。

【治疗后护理】

1. **饮食护理**　进行饮食习惯指导,建议患者术后 1 周内进流食,再逐步改为半流食、软食、普食。治疗后嘱患者避免用患牙咀嚼、啃咬食物,避免食过热或过冷的刺激性食物,并少食带色素的食物或饮料,以免使树脂类材料着色。

2. **健康教育**　注意保持口腔卫生,给予漱口液含漱,嘱患者选用软毛牙刷刷牙。

3. 对症指导

（1）术后遵医嘱复诊，检查咬合情况、固定情况，行 X 线检查，了解其复位情况。建议患者术后 2 个月、6 个月、1 年、2 年、5 年定期复查和 X 线检查，可了解再植牙牙髓活力、牙冠颜色及牙根吸收情况，并及时对症处理。

（2）嘱患者术后遵医嘱服用抗生素，必要时静脉用药，以预防感染。

（3）固定装置拆除

1）牙离体时间 <1h 且保存在某种生理介质中者，一般术后 2 周后拆除固定装置。

2）牙离体时间 >1h 且处于干燥状态中者，一般术后 4 周后拆除固定装置。

（刘 帆）

第十章　口腔诊疗感染与控制

学习目标

完成本章内容学习后,学生能够:
1. 描述口腔诊疗中职业暴露的预防措施。
2. 描述口腔医院感染防控的原则和主要措施,以及护理人员个人防护要点。
3. 描述口腔器械消毒灭菌管理要求、处理原则与流程。

第一节　口腔专科护士职业暴露与防护

口腔诊疗过程中,医护人员处于与各种可能有害健康的因素密切接触的医疗环境中,使得医护人员职业暴露风险增加。一旦出现职业暴露,将严重影响医疗工作正常进行,同时也给医护人员带来身体和心理上的双重创伤。做好医护人员职业防护,降低医护人员的职业暴露,关系到医护人员的健康与医疗服务的顺利开展,具有十分重要的临床意义。

一、医护人员职业暴露的概念

医护人员职业暴露,是指医护人员在从事诊疗、护理活动过程中接触有毒、有害物质,或传染病病原体,从而损害健康或危及生命的一类职业暴露,分为物理性职业暴露、化学性职业暴露、生物性职业暴露和其他职业暴露。

二、口腔科职业暴露的特点及分类

(一)口腔科职业暴露的特点

口腔科诊疗与其他医疗专业不同,呈现明显的职业暴露特点。

1. 患者特点　口腔科患者就诊时,其全身状况无法知晓,虽然医护人员在接诊时会对患者进行感染性疾病情况的问诊,但部分患者因担心被区别对待等因素可能会隐瞒病情。而目前的口腔科诊疗常规中不会对一般患者进行人类免疫缺陷病毒(human immunodeficiency virus,HIV)、乙型肝炎病毒(hepatitis B virus,HBV)、丙型肝炎病毒(hepatitis C virus,HCV)等传染病病原体筛查,前来就诊的患者都可能成为潜在的传染源。

2. **诊疗过程特点** 口腔科诊疗的主要特点是由相对固定的医护人员独立完成检查、诊断、治疗全过程。医护人员在整个过程中与患者面对面近距离接触,且双手直接在患者口腔内操作,不仅存在诸多安全隐患,也有导致交叉感染的风险。

(1)诊疗过程中产生污染:口腔科治疗中使用的牙科手机、三用枪、超声波洁牙机等会使患者口腔内的唾液、血液、组织碎屑等飞溅,可能直接或间接污染医护人员的眼、口、鼻腔黏膜、手、工作服、治疗器械和诊疗环境。产生的气溶胶还会携带各种微生物对诊室空气、地面、物品造成污染。同时,修复义齿打磨过程中产生的粉尘、打磨义齿常用的材料如苯酚、樟脑酚等产生的有毒气体,除直接污染空气和残留在物体表面引起接触性感染外,还会被直接吸入呼吸道,严重者可引起肺部感染;口腔综合治疗台水路系统中生物膜的存在也会导致水路污染。

(2)诊疗过程中的机器噪声:口腔诊疗中各种高速运转机器的噪声可能会引起机体的应激反应。有研究表明,长期工作在 >90dB 的医疗环境中,可使交感神经亢进,听觉感觉器产生退行性病变,出现焦躁、耳鸣、血压增高、失眠等症状。此外口腔科放射性检查和治疗时产生的电离辐射,可能导致恶性肿瘤、白血病、不良妊娠及放射病的风险增加;激光治疗时激光束的非电离辐射可引起眼睛、皮肤的损伤。

3. **诊疗器械特点** 口腔科专用器械多数细小、精密,结构复杂,外形多样,使用周转快,消毒灭菌难度大;且口腔诊疗操作中频繁使用锐器,如钻针、拔髓针、根管锉、手术刀片等。污染的锐器是导致口腔科医护人员发生职业暴露最危险的因素。

4. **诊疗材料特点** 口腔科诊疗过程中使用的汞等重金属、酚类、醛类、碘制剂等,多具有挥发性、刺激性、腐蚀性,长期接触可刺激呼吸道、黏膜、皮肤,甚至损害人体中枢系统。

5. **医护人员特点** 口腔科操作往往需要医护人员久坐,上肢等长期处于抬举状态,易因姿势不当造成肩颈、腰椎损伤。

6. **人员与管理** 部分医护人员由于缺乏相应的工作经验,防护意识薄弱;相关医疗单位防护设施和管理水平较低,不合理的人力配置,相关培训不完善等,易形成职业暴露防护薄弱点。

(二)口腔科职业暴露分类

1. **物理性职业暴露** 主要包括锐器伤、器械损伤、负重伤、噪声伤害、紫外线伤害、辐射伤害等类型,其中锐器伤位居物理性职业暴露之首。在辅助口腔医生治疗时,口腔专科护士常常采取前倾、扭曲、过度弯曲背部等不良姿势,这些不良姿势可能导致机体神经、肌肉损伤。随着医疗技术的发展,电离辐射的诊断和治疗用途大幅增加,如一系列新的成像技术和靶向照射治疗方式的出现使得医护人员成为暴露于低剂量电离辐射的最大专业人群。暴露于中至高剂量的电离辐射会诱发基因毒性作用。

2. **化学性职业暴露** 医护人员利用有关化学消毒剂对物品进行浸泡及消毒时,直接或间接接触化学消毒剂,这会给皮肤等组织带来一定的损害。肿瘤化疗药物大都具有细胞毒性,在杀伤癌细胞的同时,对人体正常组织细胞也具有一定的杀伤或抑制作用;操作时,注射器稀释药物、排气、换液、拔针等操作都可能造成皮肤接触或吸入化疗药物,具有致癌、致畸及脏器损害等潜在危险。体温计、血压计等是常用的护理用具,其中的汞是医院常见但又容易被忽视的毒性物品,处理不当会对人体产生神经毒性和肾毒性。

3. 生物性职业暴露 也被称作感染性职业暴露或血源性职业暴露。最主要的暴露源是患者血液、排泄物和分泌物等,可细化为接触性暴露感染和锐器伤两种形式。前者是指医护人员接触患者血液、分泌物,以及污染器械;后者是医护人员被锐器刺伤,导致不良事件发生。HBV、HCV 和 HIV 是医护人员职业暴露中血源性感染的三个主要原因。

4. 其他职业暴露 职业暴露的发生不仅会影响医护人员的生理健康,而且还会造成其心理上极大的负担。此类职业暴露具有不易被察觉的特点,如医护人员长期处于高负荷的工作状态下,极易产生焦虑等负面心理状态。医护人员的负面心理状态会给整个医疗卫生系统以及社会环境造成巨大的压力,因此重视医护人员的职业防护至关重要。

三、职业防护实施原则

1. 职业防护 是指在医疗活动中,防止一切职业性危险因素侵袭医护人员,并采取一些有效措施,保护医护人员免受一切不安全因素伤害,或将各种伤害降低到最低程度。

2. 标准预防 是基于患者的所有血液、体液、分泌物、排泄物(不含汗液)、破损皮肤和黏膜均可能含有传染性病原体的原则,针对所有患者和医护人员采取的一组感染预防措施。包括手卫生,根据预期可能的暴露选用手套、隔离衣、口罩、护目镜或防护面罩,以及安全注射;穿戴合适的防护用品处理患者环境中污染的物品与医疗器械。关于医护人员个人防护与手卫生管理详见本章第二节"口腔医院感染防控与管理"。

3. 实施原则

(1)有可能发生血液、体液喷溅时,应根据需要选择佩戴医用外科口罩、防护镜或防护面屏,并穿戴具有防渗透性能的隔离衣或者围裙。

(2)根据预期接触患者血液、体液或分泌物时的暴露风险,穿戴合适的防护用品。

(3)脱下职业防护用品时应注意避免污染自身衣服和皮肤。

(4)离开隔离室前应脱下职业防护用品并规范处置。

四、职业暴露预防措施

(一)管理措施

1. 建立健全管理制度,制订职业暴露预测评估量表并采取相应措施,从源头上预防职业暴露的发生,为医护人员提供安全的工作环境,同时要求医护人员关注个体化高危因素。

2. 高风险科室医护人员定期进行免疫预防,定期检测抗体水平,完善相关疫苗接种等。

3. 根据所接触病原体的类别、感染途径,按照感染危险程度采取分级防护,选择适宜防护措施。

4. 加强培训,增强医护人员职业防护意识,使其掌握预防职业暴露的措施和暴露后的应急处理方法。

（二）具体预防措施

1. 禁止双手回套针帽。如确须回套，则使用单手操作或使用针帽回套装置。

2. 禁止用手传递锐器，应建立"中立区"。传递手术刀、剪刀、缝针及骨凿等锐器时，应将锐器放在无菌弯盘中传递。

3. 安装、拆卸手术刀片时应使用血管钳，禁止徒手操作。禁止徒手分离注射器针头、弯曲被污染的针具；禁止用手直接接触污染的针头、刀片等锐器。

4. 禁止徒手携带锐器行走。

5. 在进行侵袭性诊疗、护理操作过程中，要保证充足的光线。

6. 锐器盒放置在醒目、方便、高度适宜、操作人员视线水平及手臂所能及的范围内，如治疗车、治疗台侧面。

7. 锐器使用后应直接放入合格的锐器盒内。规范使用锐器盒，3/4 满或使用 48h 时及时封口。禁止将手伸入医疗废物容器内，禁止用手挤压医疗废物。

8. 污染器械处置人员、手术人员应穿戴包脚的防护鞋。

9. 进行有可能接触患者血液、体液的诊疗、护理操作时应戴手套。手部皮肤破损或在进行手套破损率比较高的操作时，应戴双层手套。

10. 在诊疗、护理操作过程中，若进行的操作有可能使血液、体液飞溅到面部时，医护人员应当戴医用外科口罩、护目镜或防护面罩。

11. 有可能发生血液、体液大面积飞溅或者有可能污染医护人员身体时，应当穿戴具有防渗透性能的隔离衣。

五、医护人员职业暴露处理流程

（一）现场应急处置

1. **皮肤暴露** 用肥皂液和流动水彻底清洗被暴露皮肤；眼、口鼻或其他黏膜暴露，用大量清水或生理盐水/无菌水反复冲洗，如有条件，使用洗眼器冲洗。

2. **发生锐器伤** 立即从近心端向远心端轻轻挤压伤口，尽可能挤出损伤处的血液，避免挤压伤口局部；再用肥皂和流动水反复冲洗伤口；最后用 75% 乙醇或 0.5% 聚维酮碘进行消毒；必要时包扎伤口。

（二）检测与处理

职业暴露发生后，立即向科室负责人、医院感染部门及管理部门逐级报告，若暴露源是 HIV 感染者或 AIDS 患者，应 2h 内上报辖区内指定处置机构（务必尽早报告，以便早评估、早干预），以 HBV、HCV、HIV 为例具体处理如下：

1. HBV 暴露

（1）若血清学检查显示 HBV 表面抗原（HBsAg）（-），应在暴露后 48h 内尽快注射乙型肝炎免疫球蛋白和接种乙肝疫苗。

（2）抽血检测 HBsAg、HBV 表面抗体（HBsAb）、丙氨酸转氨酶（ALT）等，并于 3 个月、6 个月复查。

（3）如表面抗体≥10mIU/ml，可继续观察或复查，不予处理。如表面抗体 <10mIU/ml，或未接种过乙肝疫苗，应立即于 1 个月、6 个月接种疫苗，并注射乙型肝炎免疫球蛋白。

2. HCV 暴露

（1）目前没有 HCV 疫苗,不主张使用免疫球蛋白。

（2）血清学随访:暴露后 24~48h 内、6 个月、12 个月检查 3 次 HCV 抗体。

（3）一旦 HCV 抗体由阴转阳,及时启动抗病毒治疗,不必等肝功能出现异常。

3. HIV 暴露

（1）测定接受暴露时的 HIV 基线水平,并进行医学评估,确定感染的危险性、暴露级别和是否需要实施暴露后预防性用药。

（2）根据专家意见实施预防性用药方案,4h 内实施,不应超过 24h;即使超过 24h,也应当实施预防性用药。

（3）咨询与随访:明确完成整个疗程的重要性、药物潜在的相互作用、禁忌使用的药物、药物的毒副作用以及监测和处理方法;接受至少 6 个月（暴露后第 4 周、第 8 周、第 12 周及6 个月时）的 HIV 抗体追踪检测,观察和记录 HIV 感染的早期征象如发热、皮疹、肌肉痛、乏力、淋巴结肿大等。如果出现感染征象应进行医学评估。一旦确诊为 HIV 感染,感染者应当接受 HIV 感染专业治疗。观察服药后的不良反应并及时处理。

（4）必要时接受心理咨询。

（三）追踪监测

医护人员应定期进行血源性和体征性追踪监测并记录。回顾暴露过程,及时改进。

知识拓展

职业暴露于 HIV 的危险性

2023 年 7 月 13 日,联合国艾滋病规划署发布了《2023 全球艾滋病防治进展报告——终结艾滋病之路》。报告显示,全球目前有 3 900 万 HIV 感染者,其中 2 980 万正在接受抗逆转录病毒治疗,2022 年有 130 万 HIV 新发感染,63 万人死于艾滋病相关疾病。有研究显示,因针刺伤感染 HIV 只需 0.1ml 血液。发生 HIV 相关锐器伤后,感染 HIV 的平均危险度为 0.3%（95% CI 0.2%~0.5%）,黏膜暴露后感染 HIV 的平均危险度为 0.09%（95% CI 0.006%~0.5%）。且有经破损皮肤暴露后感染 HIV 的个案报道,但没有确切的数据说明该途径暴露后 HIV 的感染水平。血液或体液溅到完整的皮肤上基本没有危险。

研究显示,多种因素会影响职业暴露后 HIV 感染的危险性,与暴露源血液接触量越大,感染危险性越高。职业暴露后 HIV 感染的危险性主要取决于以下几方面。

1. 皮肤和黏膜接触血液、体液量的大小。

2. 接触时间长短。

3. 造成表皮损伤的针头粗细、类别。

4. 刺伤的深度。

5. 所接触病毒滴度的高低

6. 所暴露的人员的免疫功能。

（李秀娥）

第二节 口腔医院感染防控与管理

医院感染控制工作是全球和 WHO 患者安全管理的重要内容,已经成为现代医院和医疗质量管理的重要组成部分,是综合评价医院医疗质量的重要指标。

一、概述

医院感染是指住院患者在医院内获得的感染,包括在住院期间发生的感染和在医院内获得而出院后发生的感染;但不包括住院前已开始或入院时已处于潜伏期的感染;医院工作人员在医院内获得的感染也属医院感染。

（一）分类

医院感染按病原体来源分类,可分为内源性感染和外源性感染。

1. 内源性感染（endogenous infection） 由患者自身存在的细菌引起的感染,包括患者本身存在的正常菌群及定植菌。在判定内源性感染时常常遇到一定困难,因为内源性感染是由患者自身的正常菌群引起。即使从感染部位分离到某种正常细菌,也不能轻易判定其性质。

2. 外源性感染（exogenous infection） 引起感染的微生物来自其他患者或医院中工作人员、医院环境以及未彻底消毒灭菌或污染的医疗器械、血液、血液制品及生物制品等。医院感染的患者是一个很重要的传染源,因为病原体通过患者机体会增加毒力和耐药性。外环境常为医院感染提供感染原,如各种水体常被铜绿假单胞菌污染。

（二）感染链

感染是由感染源和易感宿主之间的相互作用产生的。这种相互作用被称为传播,通过病原体和宿主之间的接触发生。三种相互关联因素:感染源、传播途径和易感人群,这三个环节组成感染链。

1. 感染源 指病原体自然生存、繁殖并排出的宿主或场所。

2. 传播途径 指病原体从感染源传播到易感宿主的途径。主要包括接触传播、空气传播、飞沫传播等。

（1）接触传播:病原体通过手、媒介物等直接或间接接触导致的传播,是医院感染中最常见也是最重要的传播方式之一。传播媒介有医务人员的手、诊疗设备、水源或食物、生物媒介。

（2）空气传播:带有病原微生物的微粒子（$\leqslant 5\mu m$）,如飞沫、菌尘,通过空气流动导致的疾病传播,如肺结核、流行性出血热等。

（3）飞沫传播:带有病原微生物的飞沫核（$\geqslant 5\mu m$）在空气中短距离（1m 内）传播至易感人群的口、鼻黏膜或眼结膜等导致的传播,如严重急性呼吸综合征（SARS）、麻疹、流行性脑脊髓膜炎等。

3. 易感人群　对感染性疾病缺乏免疫力而易感染的人,包括:婴幼儿及老年人;机体免疫功能严重受损者;营养不良者;接受各种免疫抑制剂治疗者;不合理使用抗生素者;接受各种侵入性诊疗操作者;手术时间长者;住院时间长者;精神状态差,缺乏主观能动性者。

二、口腔医院感染管理规范

根据传染病的传染链,切断其任一途径都可以阻断传染病的传播。根据这一原则,国家先后制定并出台了一系列加强医院感染管理的文件、法规与技术指南。《中华人民共和国传染病防治法》《医务人员艾滋病病毒职业暴露防护工作指导原则(试行)》《医疗机构口腔诊疗器械消毒技术操作规范》《口腔器械消毒灭菌技术操作规范》《医院感染管理办法》《医院隔离技术规范》等,逐步使我国的医院感染事业走向规范化、标准化、科学化管理的轨道。现如今相关内容日益完善,越来越多的规范、措施的制订,进一步强化了口腔医院感染的管理与防控。

三、医院环境和物体表面管理

根据《医疗机构消毒技术规范》(WS/T 367—2012)和《医疗机构环境表面清洁与消毒管理规范》(WS/T 512—2016)的相关规定,地面和室内物体如桌子、凳子等物体表面,在无明显污染时,采用湿式清洁。当地面受到患者血液、体液等明显污染时,先用吸湿材料去除可见的污染物,再清洁和消毒。感染高风险的病房与部门,如手术部(室)、洁净病房、重症监护病房、口腔科、检验科、急诊等的地面与物体表面应保持清洁、干燥,每天进行消毒,遇明显污染随时去污、清洁与消毒。地面消毒采用含400~700mg/L有效氯的含氯消毒液擦拭,作用30min。物体表面消毒方法同地面或采用1 000~2 000mg/L季铵盐类消毒液擦拭。

对医院普通病房的环境、物体表面,包括床挡、床边、床头桌、椅、门把手等经常接触的物体表面,定期清洁,遇污染时随时消毒;在处理和运输被血液、体液、分泌物、排泄物污染的被服、衣物时,要防止医护人员皮肤暴露、工作服和环境污染;可重复使用的餐饮具应清洗、消毒后再使用,对隔离患者尽可能使用一次性餐饮具;复用的衣服置于专用袋中,运输至指定地点进行清洗、消毒,并防止运输过程中的污染。

四、医护人员个人防护与手卫生管理

标准预防作为公认的控制医院感染最有效的基本措施,其原则包括:认定患者的血液、体液、分泌物、排泄物均具有传染性,须进行隔离;不论是否有明显的血迹污染,是否接触黏膜与非完整的皮肤,接触者必须采取预防措施。目的在于预防传染源在患者和医护人员之间传播。如果严格执行了标准预防措施、在暴露发生后立即对暴露部位应急处理或预防性用药,完全可以避免暴露后感染发生。

1. 帽子、口罩　帽子可防止工作人员的头屑飘落、头发散落或被污染。口罩能阻止对人体有害的可见或不可见的物质吸入呼吸道,也能防止飞沫污染无菌物品或清洁物品;口腔科医护人员在进行喷溅性操作时,至少应佩戴医用外科口罩,必要时使用医用防护口罩。

2. 护目镜、防护面罩　护目镜能防止患者的血液、体液等溅入眼部;防护面罩能防止患者的血液、体液等溅到面部。下列情况下应使用护目镜或防护面罩。

（1）进行诊疗、护理操作可能发生患者血液、体液、分泌物等喷溅时。

（2）近距离接触患有经飞沫传播的传染病者时。

（3）为呼吸道传染病患者进行气管切开、气管插管等近距离操作,可能发生患者血液、体液、分泌物等喷溅时。

3. 手套　佩戴手套可以预防病原微生物通过医护人员的手传播疾病和污染环境。正确使用手套的注意事项:诊疗护理不同患者之间应更换手套;一次性手套禁止重复使用;戴手套不能代替洗手,必要时进行手消毒;配合无菌操作戴无菌手套,其他操作戴清洁手套。

4. 隔离衣、防护服　隔离衣用于防护医护人员避免受到血液、体液和其他感染性物质污染,分为一次性隔离衣和布制隔离衣。接触患有经接触传播的感染性疾病者或可能受到患者血液、体液、分泌物、排泄物喷溅时应穿隔离衣。防护服用于接触甲类或按甲类传染病管理的传染病患者时,应具有良好的防水、抗静电和过滤效能,无皮肤刺激性,属于一次性防护用品。

5. 鞋套、防水围裙　鞋套应具有良好的防水性能,并一次性使用。一般从潜在污染区进入污染区时和从缓冲间进入负压病室时使用,离开该区域时应及时脱掉放入医疗垃圾袋内;发现破损应及时更换。防水围裙主要用于可能受到患者血液、体液、分泌物及其他污染物质喷溅时,及进行复用医疗器械的清洗时。

6. 手卫生管理　手卫生是医务人员从事职业过程中的洗手、卫生手消毒和外科手消毒的总称,认真执行手卫生是预防接触传播最经济、最简便、最有效且重要的措施。

（1）洗手或卫生手消毒的指征

1）下列情况医护人员应洗手和/或使用手消毒剂进行卫生手消毒:接触患者前;清洁、无菌操作前,包括进行侵入性操作前;接触患者后,或暴露于患者体液,包括接触患者黏膜、破损皮肤或伤口、血液、体液、分泌物、排泄物、伤口敷料等之后;接触患者周围环境后,包括接触患者周围的医疗相关器械、用具等物体表面后。

2）下列情况应洗手:当手部有血液或其他体液等肉眼可见的污染时;可能接触艰难梭菌、肠道病毒等对速干手消毒剂不敏感的病原微生物时。

3）手部没有肉眼可见污染时,宜使用手消毒剂进行卫生手消毒。

4）下列情况时医护人员应先洗手,然后进行卫生手消毒:接触传染病患者的血液、体液和分泌物以及被传染性病原微生物污染的物品后;直接为传染病患者进行检查、治疗、护理后或处理传染病患者污物之后。

（2）外科手消毒应遵循的原则

1）先洗手,后消毒。

2）不同患者手术之间、手术过程中手套破损或手被污染时,应重新进行外科手消毒。

五、医疗废物管理

医疗废物是指医疗卫生机构在医疗、预防、保健以及其他相关活动中产生的具有直接或者间接感染性、毒性以及其他危害性的废物。

（一）医疗废物的分类

可分为感染性废物、病理性废物、损伤性废物、药物性废物和化学性废物五大类。

1. **感染性废物**　携带病原微生物具有引发感染性疾病传播危险的医疗废物，包括被患者血液、体液、排泄物污染的物品；医疗机构收治的隔离传染病患者或者疑似传染病患者产生的生活垃圾；病原体培养基、标本（包括各种废弃的医学标本）、菌种和毒种保存液；废弃的血液、血清；使用后的一次性医疗用品及一次性医疗器械视为感染性废物。

2. **病理性废物**　诊疗过程中产生的人体废弃物和医学实验动物尸体等，包括手术及其他诊疗过程中产生的废弃的人体组织、器官等；医学实验动物的组织、尸体；病理切片后废弃的人体组织、病理蜡块等。

3. **损伤性废物**　能够刺伤或者割伤人体的废弃的医用锐器，包括医用针头、缝合针；各类医用锐器，包括牙科口镜和探针、解剖刀、手术刀、备皮刀、手术锯等；载玻片、玻璃试管、玻璃安瓿等。

4. **药物性废物**　过期、淘汰、变质或者被污染的废弃的药品，包括废弃的一般性药品，如抗生素、非处方类药品等；废弃的细胞毒性药物和遗传毒性药物；废弃的疫苗、血液制品等。

5. **化学性废物**　具有毒性、腐蚀性、易燃易爆性的废弃的化学物品，包括医学影像室、实验室废弃的化学试剂；废弃的过氧乙酸、戊二醛等化学消毒剂；废弃的汞血压计、汞温度计等。

（二）工作人员的培训与防护

医疗卫生机构和医疗废物集中处置单位，应当对本单位从事医疗废物收集、运送、贮存、处置等工作的人员和管理人员进行相关法律、专业技术、安全防护以及紧急处理等知识的培训，配备必要的防护用品并定期进行健康检查。医疗卫生机构应对医疗废物规范管理，有效预防和控制医疗废物对人体健康和环境产生危害。

（三）医疗废物的收集

1. 根据医疗废物的类别，将医疗废物分置于符合《医疗废物专用包装袋、容器和警示标志标准》的包装物或者容器内。包装袋的颜色为黄色，并有盛装医疗废物类型的文字说明，如盛装感染性废物，应在包装袋上加注"感染性废物"字样。

2. 在盛装医疗废物前，应当对医疗废物包装物或者容器进行认真检查，确保无破损、渗漏和其他缺陷。

3. 感染性废物、病理性废物、损伤性废物、药物性废物及化学性废物不能混合收集。少量的药物性废物可以混入感染性废物，但应当在标签上注明。

4. 废弃的麻醉、精神、放射性、毒性等药品及其相关的废物管理，依照有关法律、行政法规和国家有关规定、标准执行。

5. 化学性废物中批量的废化学试剂、废消毒剂应当交由专门机构处置。

6. 含有汞的体温计、血压计等医疗器具批量报废时,应当交由专门机构处置。

7. 医疗废物中,病原体的培养基、标本、菌种和毒种保存液等高危险废物,应当首先在产生地点进行压力蒸汽灭菌或者化学消毒处理,然后按感染性废物收集处理。

8. 隔离的传染病患者或者疑似传染病患者产生的具有传染性的排泄物,应当按照国家规定严格消毒,达到国家规定的排放标准后方可排入污水处理系统。

9. 隔离的传染病患者或者疑似传染病患者产生的医疗废物应当使用双层包装物,并及时密封。

10. 医疗废物袋推荐采用"鹅颈式"封口,用自封带扎紧。放入包装物或者容器内的感染性废物、病理性废物、损伤性废物不得取出。

六、口腔综合治疗台水路管理

口腔综合治疗台水路(dental unit waterlines, DUWLs)是口腔综合治疗台中一套相互连接的供水管道,由进水管道、出水管道、独立储水罐等构成,为口腔治疗过程提供诊疗用水。目前国内外多项研究都表明,DUWLs 的水质常受到多种物质污染,污染物质主要包括固体悬浮物和微生物,威胁患者和医护人员的健康,是口腔医院感染控制工作的重要部分。

（一）DUWLs 污染的原因

DUWLs 供水中本身存在的微生物以及牙科手机等设备回吸的作用可将患者口内的微生物吸入 DUWLs 中,这些微生物在管路中逐渐积累形成生物膜。生物膜脱落或释放微生物是 DUWLs 中微生物的最主要来源。生物膜是由基质包裹、相互黏结并附着于液态环境体表或界面的微生物群体,其形成的时间短、速度快,新的 DUWLs 在投入使用后 24h 内就能形成成熟的生物膜,而且生物膜外部多糖 - 蛋白质复合物的包被也可以增强生物膜内细菌对于干燥环境、消毒剂的耐受能力,反而有助于水路中微生物的繁殖、生长,进一步加重 DUWLs 污染。

（二）DUWLs 水质合格标准

目前国内外对于口腔诊疗用水中的微生物含量尚无统一标准。1996 年美国牙科协会提出 DUWLs 输出水的菌落总数应≤200CFU/ml;但随后美国疾病控制与预防中心制订的指南建议,非手术口腔诊疗用水中菌落总数应低于 500CFU/ml。目前公认度较高的标准是口腔诊疗用水质量至少应达到生活饮用水标准,欧盟、美国、日本等的饮用水标准分别为菌落总数≤100CFU/ml、≤500CFU/ml、≤100CFU/ml。我国尚未对此做出明确规定,近几年陆续出台的地方、团体标准和指南均建议参考我国生活饮用水标准,DUWLs 输出水的菌落总数应≤100CFU/ml。我国诊疗用水卫生要求符合《生活饮用水卫生标准》(GB 5749—2022)中水质常规指标限值的要求,菌落总数不超过 100CFU/ml,pH 值不小于 6.5 且不大于 8.5。

（三）控制措施

目前临床上控制 DUWLs 污染的方法有很多,主要分为物理控制措施和化学控制措施两大类。

1. 物理控制措施　包括控制供水质量、排空干燥管路、冲洗管路、安装防回吸装置、安装微生物滤膜、改善管路材料等。其中冲洗管路是最简单有效的水路污染控制措施,在一定程度上可以降低水路中微生物数量。多项指南与规范都推荐:每次治疗开始前和结束后及时踩脚闸冲洗管腔至少30s,减少回吸污染;有条件可配备管腔防回吸装置或使用防回吸牙科手机。

2. 化学控制措施 物理控制措施虽能在一定程度上改善水质,但管路中的生物膜一旦形成,单纯依靠物理控制措施则很难将其清除。使用化学消毒剂定期或持续对水路进行消毒是有效控制生物膜,改善水质的方法。常见的化学消毒剂主要包括次氯酸钠、过氧化氢、过氧化氢银离子和过氧乙酸等。此外,酸性氧化电位水、草本植物及复合型化学消毒剂对DUWLs 输出水也有一定的消毒效果。

使用化学消毒剂消毒可以分为周期性消毒(如每周1次)和持续性消毒。相比持续性消毒,一些周期性使用的化学消毒剂仅在一段时间内有效,随着时间的推移逐渐失去作用,降低的细菌数再次反弹。研究证实,周期性消毒过程中,2次消毒之间 DUWLs 水质恶化原因与生物膜再生相关。因此,持续性使用的化学消毒剂比周期性使用的效果更好。

但是,化学消毒剂也会带来一定的不利影响,如影响树脂粘接效果、对牙科椅管路的腐蚀性等都尚不明确,各医疗机构可以选择适合自己条件的消毒剂与消毒方式。

知识拓展

呼吸道职业暴露后的处置流程

1. 呼吸道暴露 指医护人员在从事诊疗、护理等工作过程中,因未做好个人防护或其他意外情况,吸入呼吸道传染病病原体、直接或间接接触呼吸道分泌物、直接或间接接触被病原体污染的物品而污染了黏膜。

常见病种:肺结核、肺鼠疫、肺炭疽、严重急性呼吸综合征等。

2. 处置流程

(1)医护人员发生呼吸道职业暴露时,应即刻采取措施保护呼吸道(用规范实施手卫生后的手捂住口罩或紧急外加一层口罩等),按规定流程撤离污染区。

(2)紧急通过脱卸区,按照规范要求脱卸防护用品。

(3)根据情况可用清水、0.1%过氧化氢溶液、碘伏等清洁消毒口腔和/或鼻腔,佩戴医用外科口罩后离开。

(4)及时报告当事科室的主任、护士长和医疗机构的主管部门。

(5)医疗机构应尽快组织专家对其进行风险评估,包括确认是否需要隔离医学观察、预防性用药、心理疏导等。

(6)及时填写医护人员职业暴露记录表,尤其是暴露原因,认真总结分析,预防类似事件的发生。

(李秀娥)

第三节 口腔器械规范处理原则与流程

口腔器械是在诊断和治疗口腔疾病时使用的器械。口腔诊疗过程中的牙科材料、组织碎屑和血液等物质可黏附或凝固在器械上。对污染的可重复使用的口腔诊疗器械进行正确处理,是保证患者就诊安全、避免发生交叉感染的重要步骤。

一、口腔器械消毒灭菌管理要求

由于使用后的口腔器械黏附大量唾液、血渍及微生物,在处理过程中可能污染周围环境。因此,口腔诊疗器械应集中到消毒供应中心进行统一处理;暂时无法实现集中处理的口腔诊疗机构,须设置器械处理区。器械处理区是对复用医疗器械进行回收、清洗、消毒、检查包装、灭菌及储存的区域。

(一)空间布局

器械处理区应相对独立,方便通向所有诊室,且与手术室和口腔实验室分开。不应将器械处理区设置在公共通道处,以降低交叉感染的风险。器械处理区的面积应与口腔诊疗服务范围和工作量相匹配,布局符合医院感染预防与控制的要求。器械处理区内器械物品的流向遵从由污到洁的顺序,单向循环传递,避免污染器械与已灭菌器械混合。装饰材料应便于清洗和消毒,根据工作量配备水、电、气等管路设施,电源插座应为防水安全型。

区域内应分回收清洗区、保养包装及灭菌区、物品存放区。回收清洗区承担器械回收、分类、清洗、干燥工作;保养包装及灭菌区负责检查、保养、包装及灭菌工作;物品存放区存放消毒及灭菌后的物品,以及去除外包装的一次性物品等。工作量较少的口腔诊所,可不设置物品存放区,消毒及灭菌后的物品直接分开放置于器械车内。

(二)设备配置

应根据诊疗机构的实际工作量,合理配置清洗消毒设备及配套设施。设备和设施质量应符合国家相关规定标准。回收清洗区应配备污染物品回收工具、回收车、分类处理台、手工清洗池(至少有2个水槽)、压力水枪、洗眼设备、专用清洗器具(如普通器械刷、长柄器械刷、管腔清洗刷等)、超声清洗机;保养包装及灭菌区配备压力气枪或干燥柜、器械检查包装台、医用热封机、器械柜、敷料柜、灭菌设备(大型/小型灭菌器)及配套辅助设备等。根据情况配备全自动清洗消毒机、牙科手机专用自动注油养护机、带光源放大镜、软水/纯水处理设备等。

(三)人员资质

口腔诊疗机构应根据器械处理工作量及岗位设置要求,科学、合理配备专职或兼职工作人员从事器械消毒供应工作。工作人员要具备较强的责任心及慎独精神;持有国家或医疗机构颁发的消毒灭菌人员培训合格证书;能熟练使用清洗、消毒和灭菌设备,知晓设备的维护保养方法；定期参加消毒供应专业培训，不断更新专业知识和技能；要熟知标准防护相关要求，在器械处理过程中严格执行防护措施。

二、口腔器械危险程度分类及处理原则

（一）口腔器械危险程度分类

根据口腔诊疗器械污染后可能引发感染的风险程度，将其分为高度危险口腔器械、中度危险口腔器械和低度危险口腔器械。器械的危险程度决定了器械使用后应采取的处理方式。

1. 高度危险口腔器械　是穿透软组织、接触骨、进入或接触血液或其他无菌组织的口腔器械。这类器械一旦被微生物污染，具有极高的传播疾病和导致感染的风险，如手术器械、拔牙钳、牙龈分离器、牙周洁治器、超声工作尖和根管治疗器械等。

2. 中度危险口腔器械　是与完整黏膜相接触，但不进入人体无菌组织、器官，也不接触破损皮肤和黏膜的口腔器械，如口镜、镊子、正畸托槽、印模托盘、去冠器、各类充填器等。

3. 低度危险口腔器械　是不接触患者口腔或间接接触患者口腔参与口腔诊疗服务，虽有微生物污染，但在一般情况下无害，只有受到一定量的病原微生物污染时才会造成危害的口腔器械，如各类调拌刀、橡胶碗、牙锤、技工钳等。

（二）处理原则

复用口腔器械使用后应及时正确处理，以阻止病原微生物在医疗机构及患者间的传播，避免对人及环境造成危害。口腔器械处理的基本原则如下：

1. 一人一用一消毒和／或灭菌。

2. 高度危险口腔器械应达到灭菌水平，无菌保存。

3. 中度危险口腔器械应达到灭菌水平或高水平消毒，可清洁保存。

4. 低度危险口腔器械应达到中或低水平消毒，清洁保存。

5. 特殊感染器械单独处理。

三、口腔器械处理流程

口腔诊疗器械的处理主要流程包括：预清洁及保湿、回收、清洗、消毒、干燥、检查与保养、包装、灭菌、储存和发放。

（一）预清洁及保湿

口腔治疗产生的血液、唾液、组织碎屑和使用的化学制剂等均可污染口腔器械。为了及时去除黏附在器械表面的血液（或血渍）、组织或肉眼可见的污染物，护士在器械使用过程中或结束后，应对这类器械物品进行预清洁。预清洁包括在诊疗过程中，椅旁配合人员应使用干棉球或乙醇棉球随时清洁器械工作端污物的椅旁预清洁；诊疗结束后，采用流动水冲洗或擦拭等方法进行的现场预清洁。预清洁能及时去除附着在器械表面的污物，方便使用和清洗。

保湿是保持器械表面有机污物不干涸的措施。在实际工作中，因受到清点、交接、转运等多个环节的影响，工作人员很难立即对使用后的器械进行清洗处理。为避免血渍、生理盐

水或其他污渍干涸在器械表面或器械的管腔内,增加清洗难度、腐蚀器械,临床通常对无法立即清洗的器械先进行保湿处理。

1. 操作方法

(1)用流动水或三用枪去除器械表面的污物。如流动水冲洗拉钩,去除表面的唾液或污染物。

(2)使用棉球、纱布等敷料擦除器械表面的污渍和剩余材料,必要时可辅助选用含乙醇或酶清洁剂的敷料和清洁用具。如使用清洁台去除螺旋锉针上的组织碎屑;使用乙醇纱布去除调拌刀工作端剩余的材料。

(3)保湿可选择浸泡法、喷涂法或湿巾覆盖法等。保湿液可选择生活饮用水,也可使用酶类清洁剂或专用保湿制剂,每天现用现配。常用的保湿制剂有保湿溶液、保湿喷雾、保湿凝胶等。保湿制剂能防止蛋白质凝固,分解部分有机物,且对器械无腐蚀性,但成本较高。生活饮用水能避免器械上的污渍干涸,但无分解污物、保护器械的作用。酶类清洁剂保湿时可以分解污物,使用前应按照产品使用说明书正确配制。

2. 注意事项

(1)现场预清洁前,应对使用后的物品进行分拣,将复用器械与敷料类及其他一次性物品分开放置。

(2)穿戴好个人防护用品,避免职业暴露的发生。

(3)不应使用生理盐水冲洗器械,以免造成器械腐蚀。

(4)浸泡保湿时,应先去除器械上的大块污物和血渍,然后将器械完全浸泡在保湿溶液中。使所有污染表面与保湿制剂充分接触。保湿容器宜带盖。

(5)保湿溶液应每天更换,如溶液污染明显应立即更换。保湿容器每日使用完毕后应清洁、干燥后备用。应在器械上污物未干涸前进行保湿。

(6)锐利器械和精密器械建议分类保湿,以避免锐器伤和器械磕碰的发生。

(二)回收

回收是指将污染的器械等物品置于密闭容器中,集中安全转运至器械处理区的过程。使用后的器械、器具和物品的污染程度和感染性高,应采用回收车、回收箱或其他密闭容器等工具进行器械和物品的回收,减少交叉感染的风险。回收时工作人员要做好个人防护。精密器械、锐利器械应做好保护措施,轻拿轻放,避免损坏或发生锐器伤。

1. 操作方法

(1)工作人员应做好个人防护,减少交叉感染的风险。

(2)按规定的时间和路线到科室进行回收。

(3)根据器械类型分类回收,妥善放置和固定,保护好工作端,避免磕碰或损坏。

2. 注意事项

(1)不在诊疗场所进行污染器械的清点,避免反复装卸。

(2)转运过程中车门保持关闭状态,确保物品安全。

(3)妥善放置器械和物品,避免因路途颠簸造成器械损坏。

(4)回收工具须每次使用后清洁、消毒,干燥备用。

(三)清洗

清洗是去除医疗器械、器具和物品上污物的过程,是灭菌的前提和基础。《医疗机构消毒技术规范》（WS/T 367—2012）中规定：重复使用的诊疗器械、器具和物品，使用后应先清洁，再进行消毒或灭菌。

为了保证清洗效果，使用后的器械应尽快清洗，防止血迹或污渍干燥后黏附在器械表面，不易去除。被血液、分泌物、排泄物等有机污物污染严重的器械，可先使用酶清洗剂浸泡，以便有效分解和去除有机污物；可拆卸或打开的器械，必须拆卸或打开后再彻底清洗。

1. 清洗剂 目前常用的医用清洗剂有碱性清洗剂、中性清洗剂、酸性清洗剂和酶清洗剂。清洗时应根据器械的材质、污染物种类选择适宜的清洗剂。

（1）碱性清洗剂：pH 值≥7.5，对各种有机物有较好去除作用，对金属腐蚀性小，不会加快返锈现象。常用于不锈钢器械、玻璃器皿的清洗，可与酶或中性清洗剂配合使用。碱性清洗剂常用于手工清洗或超声波清洗。

（2）中性清洗剂：pH 值 >6.5~<7.5，可用于清洗各类污染物，无金属腐蚀性。

（3）酸性清洗剂：pH 值≤6.5，用于去除无机固体粒子为主的污染，金属腐蚀性小，但若用量不当，会造成器械损坏。常用于各种器械、设备表面锈渍与水垢的清洗。

（4）酶清洗剂：含酶的清洗剂，有较强的去污能力，能快速分解并去除以蛋白质为主的有机污染物。酶清洗剂可清洗常规器械与内窥镜等。

2. 清洗方法 有手工清洗和机械清洗两种方法。牙科手机的清洗见本节"（十一）牙科手机的清洗、保养"部分。

（1）手工清洗：是借助工作人员手工刷洗时的摩擦力去除器械上的污渍，达到清洗效果。常用于无机械清洗设备时；精密器械、复杂器械、管腔类器械和带电源器械的清洗；污染较重器械的初步处理时。

1）防护准备：工作人员按照标准预防的要求正确选择和佩戴个人防护用品，如口罩、耐穿刺手套、护目镜或防护面屏、一次性防护帽、防水工作服和耐穿刺防水工作鞋等。

2）清洗用物准备：不同规格的毛刷、管腔清洗刷，清洁布，清洁海绵，压力水枪，压力气枪，现用现配的清洗溶液。

3）冲洗：使用流动水或压力水枪去除器械表面或管腔内的污染物，以更好地提高清洗效果。带电源器械（如超声洁治手柄，导线）冲洗时避开电源端，防止发生短路故障。

4）洗涤：选择适宜的医用清洗剂，用浸泡、擦洗、擦拭或刷洗的方法进行清洗。如管腔类器械及有纹理、沟槽的器械采用刷洗的方法；带电源的器械避开电源端对其他部位进行擦洗；带光纤的牙科手机对光纤部位进行擦拭。刷洗时在水面下进行，避免产生气溶胶。应选用长柄刷及适宜的管道刷，使工作人员的手远离锐利器械，以减少职业暴露的发生。不应使用研磨型清洗材料和清洗工具（如五洁粉、钢丝球等）进行器械处理，以免刮伤器械表面，引起或加速腐蚀。

5）漂洗：用流动水冲洗洗涤后的器械、器具和物品上的污染物以及清洗剂。

6）终末漂洗：用经纯化的水对漂洗后的器械、器具和物品进行最终处理。

7）注意事项：①手工清洗时水温宜为 15~30℃，高温容易导致蛋白质凝固，低温则无法激活清洗剂活性。②管腔器械应先选用专用的管道刷清洗内腔，再用压力水枪冲洗管腔内壁。③管道刷直径与管腔器械内径相适宜（管道刷直径为管腔器械内径加 0.8cm）；如果直径过大，则不易进入管腔内部，如果直径过小，则不能完整接触管腔内壁、不能彻底清除污垢。④管道刷的长度应大于管腔器械的长度,以便贯通整个管腔。

（2）机械清洗:适用于大多数常规器械的清洗。采用自动化清洗设备清洗,一方面可以提高清洗效率、确保清洗质量,另一方面可以降低工作人员发生职业暴露的风险。机械清洗设备常见的有超声清洗机、清洗消毒器、负压清洗器、软式内镜清洗消毒机等。口腔诊疗机构常用的机械清洗设备为超声清洗机。

超声清洗适用于带有深孔、盲端、凹槽及其他复杂结构的器械,如钻针、根管锉、吸引管、三用枪枪头等。不适用于橡胶、软塑料材质,以及镀铬器械、眼科精密器械、玻璃、木材等物品的清洗。超声清洗的操作流程和注意事项见表 10-1。

表 10-1　超声清洗的操作流程和注意事项

操作流程	注意事项
1. 操作前准备 （1）人员:穿着防水防护服,佩戴口罩、防护面罩、手套等 （2）设备:连接超声清洗机的水路、电源,配制合适比例的清洗液 （3）器械:流动水下冲洗器械,初步去除污染物	（1）能拆卸的器械拆分到最小单元进行清洗 （2）清洗槽内的清洗液每 4h 更换一次,遇有严重污染时随时更换 （3）清洗溶液的温度宜≤45℃ （4）牙科手机不宜超声清洗
2. 放入器械　根据器械的特点选择适宜的清洗篮筐盛放,置于清洗槽内的超声清洗架上	（1）篮筐浸没于液面下 （2）管腔类器械应倾斜放入,使管腔内注满水
3. 选择程序　盖好机盖,根据器械特点及说明书的指导,选择相匹配的超声频率和时间	（1）普通器械选用低频率超声清洗,精密、轻巧且容易损坏的器械一般选用高频率超声清洗 （2）超声清洗时间 3~5min,一般不超过 10min
4. 漂洗　超声清洗结束后,将器械从清洗槽内取出,用流动水漂洗器械、器具和物品上的污染物、清洗剂以及残留物	冲洗时,篮筐应倾斜一定角度,减少喷溅
5. 终末漂洗　用经纯化的水对漂洗后的器械、器具和物品进行最终处理	终末漂洗用水电导率应≤15μS/cm（25℃）

（四）消毒

消毒是指清除或杀灭传播媒介上的病原微生物使其达到无害化的处理。消毒可以进一步降低清洗后器械、器具和物品上的生物负载,消除和杀灭致病菌,保护下一环节工作人员的安全。消毒的方法有物理消毒和化学消毒。

1. 物理消毒　是利用物理因素消除病原微生物的方法。主要包括自然净化、过滤除菌、机械热力消毒、煮沸消毒等。

（1）机械热力消毒:适用于耐湿、耐热的器械和物品。消毒过程中能杀灭抵抗力较低的亲脂病毒,也能杀灭绝大多数抵抗力高的细菌芽孢,可根据设定参数完成低水平消毒、中水平消毒和高水平消毒。

使用全自动清洗消毒器进行机械清洗时,在程序中设定"消毒"阶段水的温度和持续时间,以达到消毒要求。根据器械物品的下一步流向,选择不同的湿热消毒参数,消毒后直接使用的器械物品和消毒后须继续灭菌处理的器械物品的参数设置见表 10-2。注意应严格执行各项操作步骤,避免烫伤。

表 10-2 不同流向器械物品的湿热消毒参数设置

器械物品的不同流向	湿热消毒参数	
	温度 /℃	最短消毒时间 /min
消毒后直接使用	93	2.5
	90	5
消毒后继续灭菌处理	90	1
	80	10
	75	30
	70	100

（2）煮沸消毒：适用于金属、玻璃制品或其他耐热、耐湿物品的消毒。若无全自动清洗消毒器，手工清洗后或超声清洗后的器械，可选择煮沸消毒进行物理消毒，根据不同流向器械物品的湿热消毒参数，设定温度为 90℃，消毒时间 1min 或 5min 见表 10-2，以达到消毒的要求。

消毒时应注意：消毒时间是从水沸腾时开始计时，中途加入物品应重新计时；消毒的物品应全部浸没于水中；可拆卸物品应拆开；煮沸消毒用水不应使用自来水，以免器械表面残留水垢。

2. 化学消毒 是指利用化学消毒剂杀灭或抑制微生物生长繁殖的方法。化学消毒不需要复杂的设备，适用于不耐热的器械、物品的消毒。

（1）分类：根据消毒剂的消毒能力可分为高效消毒剂、中效消毒剂和低效消毒剂。

1）高效消毒剂：指能杀灭一切细菌繁殖体（包括分枝杆菌）、病毒、真菌及其孢子和大多数细菌芽孢的消毒剂。临床常用的高效消毒剂有含氯制剂（如二氧化氯）、邻苯二甲醛、过氧乙酸、过氧化氢、臭氧、碘酊等。

2）中效消毒剂：指能杀灭除细菌芽孢以外的各种病原微生物（包括分枝杆菌）的消毒剂。临床常用的中效消毒剂有碘类消毒剂（如碘伏、氯己定碘等）、醇类和氯己定复方制剂、醇类和季铵盐类化合物复方制剂、酚类等，如次氯酸钠、碘伏、复合碘、75% 乙醇等。

3）低效消毒剂：指能杀灭细菌繁殖体（分枝杆菌除外）和亲脂病毒的化学消毒剂。临床常用的低效消毒剂有季铵盐类消毒剂（苯扎溴铵）、双胍类消毒剂（氯己定）等。

（2）操作方法

1）根据化学消毒剂产品说明书，正确配置合适的消毒浓度。

2）采用浸泡或擦拭的方法对器械物品进行消毒，操作时应保证足够的浸泡时间或擦拭次数。

3）化学消毒的有效性受到微生物种类与数量、消毒剂浓度与作用时间、待消毒物品表面有机物或其他污物的量等多种因素影响。使用过程中应根据消毒剂的种类和特点，定期检测消毒剂的浓度，记录消毒时间和消毒时的温度，结果应符合该消毒剂的规定。

（3）注意事项

1）化学消毒剂应现用现配,保持环境通风;根据化学消毒剂特点做好个人防护。

2）参考各化学消毒剂的安全数据表对消毒剂进行存放、使用、废弃等管理。

3）含氯消毒剂不应用于浸泡金属器械,因为会对器械产生点状腐蚀,降低使用寿命,而且易造成潜在的交叉感染风险。

4）化学消毒后的器械物品使用前应彻底冲洗,避免消毒液残留。

（五）干燥

干燥是去除清洗消毒后器械上残留水分的过程。及时干燥可避免器械重新滋生细菌,或被环境污染、发生器械锈蚀等。由于器械材质和结构不同,干燥方式亦不尽相同。常用的干燥方式有医用干燥柜、压力气枪和低纤维絮擦布。宜首选医用干燥柜进行处理。无干燥设备及不耐热的器械、器具、物品,可选择压力气枪或使用消毒的低纤维絮擦布进行干燥处理,不宜自然晾干。

1. 操作方法

（1）使用医用干燥柜时,将需干燥的器械物品间隔排列放置于干燥柜的层架上,并调节干燥温度和时间。金属类干燥温度 70~90℃,塑胶类干燥温度 65~75℃,应防止温度过高造成器械变形或材质老化。干燥时间视器械物品和干燥设备的具体情况而定。

（2）牙科手机使用压力气枪干燥时,要选择合适的气枪喷头以匹配不同内径。

（3）使用低纤维絮擦布擦干时,用包裹器械自然吸水的方法,或轻柔地擦拭。

（4）穿刺针、手术吸引器头等管腔类器械可浸泡于 95% 乙醇,取出后借助乙醇的高挥发性和潮解性进行干燥。

2. 注意事项

（1）使用真空干燥柜时,敞口容器放入时应开口朝下或倾斜摆放;有关节的器械应注意打开关节后再进行干燥。

（2）因干燥柜内温度较高,物品取出时注意防止烫伤。

（3）压力气枪的气源压力应符合待干燥器械使用说明书标注的要求。

（4）不应使用容易脱落棉纤维的棉布类,如纱布、治疗巾等擦干器械,以免影响器械洁净度,造成微粒污染。

（六）检查与保养

器械在包装前,要仔细检查其清洁度、功能状况等,同时对器械的轴节、棘齿、工作刃等进行润滑保养或必要的磨锐。

医用润滑剂是对清洗后的金属器械起润滑作用的化学制剂,能有效润滑器械的轴节,并在器械表面形成保护层,防止器械锈蚀。医用润滑剂一般为水溶性,与人体组织有较好相容性,不影响器械的机械性能和设备的正常使用,不影响灭菌介质的穿透。良好的器械保养可以保障安全使用,也可延长器械使用寿命,减少成本支出和消耗。

1. 操作方法

（1）器械检查:通常采用目测法或使用带光源的放大镜对干燥后的每件器械进行全面检查。检查内容包括:清洗效果检查和器械功能的检查。

1）清洗效果:检查器械表面、内腔、轴节、棘齿、沟槽、螺旋结构、缝隙等处有无残留血渍、污渍、水垢、锈斑及组织碎屑等。

2）器械功能：目视检查器械齿牙、沟槽处或尖端是否对合正常，有无齿牙缺失；螺纹处是否完整、均匀，有无解螺旋或螺旋拉长；尖端有无弯折等现象。如有上述情况，应及时更换，部分器械还应检查闭合性能、夹持性能和切割性能。

（2）器械保养：器械干燥后应及时使用润滑剂进行保养，以保证器械功能完好。器械润滑保养的方法有机械润滑和手工润滑。

1）机械润滑：是指清洗消毒器在运行过程中设定相应程序，自动泵入润滑剂对器械进行润滑。

2）手工润滑：使用压力罐装润滑油对器械需要润滑的轴节部位进行点对点喷洒。若无压力罐装润滑油，也可以使用浸泡润滑，但是应注意避免造成清洗后器械的二次污染，同时避免从润滑剂中取出锐利器械时发生职业暴露。

2. 注意事项

（1）器械检查时，清洗质量不合格的器械应重新处理，功能损毁或磨耗严重的器械应及时维修或报废。

（2）带电源的器械应进行绝缘性能检查。

（3）保养时，动力工具应选用匹配的润滑剂，如使用不当，可致器械运行过程中过热或损坏。

（4）不是所有器械物品都需要保养润滑，如结构简单的直柄类器械，盆、盘、碗类器皿等清洗后不需要保养润滑。

（七）包装

包装是指用包装材料将装配好的物品密封或闭合，形成无菌屏障系统的过程。有效的包装能为灭菌物品提供微生物屏障，维持包装内部的无菌环境。

临床常用的包装材料有：硬质容器、普通棉布、一次性医用皱纹纸、纸塑包装袋、纸袋、医用无纺布等。包装材料须符合《最终灭菌医疗器械包装》（GB/T 19633—2015）的要求。口腔诊疗机构要根据器械的特性、灭菌方式、风险程度、保存时限和运输储存方式等选择合适的包装材料。开放式储槽不能用于灭菌物品的包装。

灭菌物品的包装分为闭合式包装和密封式包装。普通棉布、医用无纺布、皱纹纸等包装材料可采用闭合式包装方式；纸袋、纸塑包装袋等应采用密封式包装方式。

1. 操作方法

（1）闭合式包装：采用可重复使用的普通棉布或一次性使用的医用无纺布、皱纹纸等材料以闭合方式形成的包装为闭合式包装。适用于单个医疗器械或医疗器械包、盒、组合托盘的包装。

1）人员准备：工作人员着装规范，佩戴防护帽、口罩，穿工作服及工作鞋，操作前洗手或卫生手消毒。

2）物品准备：根据包装需要准备大小合适的医用无纺布、灭菌监测材料（化学指示卡、指示胶带等），以及按照包内物品明细核对好的器械种类、规格和数量。

3）环境准备：在包装区进行包装，工作台面清洁干燥，物品摆放有序，环境条件符合要求。

4）包装：①将包装材料置于桌面；将拟包装的器械篮筐、托盘或器械盒置于包装材料中间，且与桌边平行；放置包内化学指示物。②采用折叠式或信封式的包装方法，顺序折叠包装材料,将器械/物品完全覆盖,并方便使用者以无菌技术的方式打开灭菌包。

5)封包:用化学指示胶带粘贴固定。

6)注明标识:粘贴包外六项标识,注明物品名称、包装者、灭菌器编号、灭菌批次、灭菌日期及失效日期,标识应正确、清晰、完整,无涂改。做到信息可追溯。

（2）密封式包装:指使用医用热封机对纸袋、纸塑包装袋等材料进行密封包装。

1)人员准备:工作人员着装规范,佩戴防护帽、口罩,穿工作服及工作鞋,操作前洗手或快速手消。

2)设备准备:操作前进行医用热封机性能测试,合格后设备可使用。

3)物品准备:纸塑包装袋、包内化学指示物。根据器械规格和灭菌方式选择合适的纸塑包装袋或卷材。平面袋适用于体积小、重量轻的器械,是最常用的密封式包装材料;立体袋可用于体积较大的器械包装;卷材可根据器械所需长度进行裁剪使用。

4)包装:将器械放入包装袋内,器械非工作端与包装开启的方向一致,避免打开取用时污染工作端。放置包内化学指示物。

5)封包:使用医用热封机进行包装袋密封,将包装袋开口置于封口机的触发起始处,塑面在上、纸面在下进行封口。密封宽度≥6mm,器械距密封袋边缘≥2.5cm。检查封口效果,确认封口线清晰,密封处无空白区域、边缘整齐无锯齿,无熔融。

6)注明标识:每个包装袋外应标注六项标识,标识应正确、清晰、完整,无涂改,做到信息可追溯。

2. 注意事项

（1）锐利器械、精密器械包装前应采取保护措施,避免器械损坏或包装破损。

（2）剪刀和血管钳等轴节类器械在包装时不应完全锁扣;有盖的器皿应开盖;摞放的器皿间应用纱布或医用吸水纸隔开;软管类物品应盘绕放置,避免出现直角或锐角,保持管腔通畅。

（3）应避免包内容物过量装载,降低湿包的风险及纸塑包装袋破损的风险。

（4）普通棉布应一用一清洗,无污渍、无破损。

（5）闭合式包装封包时使用专用胶带,胶带长度应与灭菌包体积、重量相适宜,封包应严密,包外注明六项标识。

（6）密封式包装时,每日操作前应对医用热封机进行封口性能测试,监测封口机温度、压力、封口速度等参数,确认封口性能良好。

（7）有说明书的密封袋,密封时注意封口温度要符合产品说明书的要求,避免温度过高致材料熔化,无法形成有效的无菌屏障。

（8）不同类型的灭菌器对灭菌包的要求不同,其中下排气式压力蒸汽灭菌器的灭菌包体积不宜超过30cm×30cm×25cm;脉动真空压力蒸汽灭菌器的灭菌包体积不宜超过30cm×30cm×50cm。器械包重量不宜超过7kg,敷料包重量不宜超过5kg。

（八）灭菌

灭菌是杀灭或清除医疗器械、器具和物品上一切微生物的处理过程,是器械处理的重要步骤。正确选择和使用灭菌方法,确保灭菌有效性,是防止交叉感染的重要措施。常用的灭菌方法有压力蒸汽灭菌、低温灭菌(低温过氧化氢等离子体灭菌、环氧乙烷灭菌、低温甲醛蒸汽灭菌)和干热灭菌等。

1. 压力蒸汽灭菌 为最常用的灭菌方法。该方法利用高温高压状态下,饱和蒸汽与灭菌物品充分接触后凝结成水并释放出大量的潜热,使器械物品的温度迅速升高,杀灭微生物,最终达到灭菌的目的。适用于耐湿、耐热器械、器具和物品的灭菌。压力蒸汽灭菌优点是适用范围广、灭菌周期短、技术相对简单、灭菌后的器械物品无化学残留。

根据压力蒸汽灭菌器灭菌室容积的不同,可分为小型压力蒸汽灭菌器(灭菌室容积不超过 60L)和大型压力蒸汽灭菌器。口腔医疗机构主要使用小型压力蒸汽灭菌器,简称小型灭菌器。根据排除舱内冷空气方式的不同,小型压力蒸汽灭菌器分为下排气式压力蒸汽灭菌器、预排气式压力蒸汽灭菌器和正压脉动排气式压力蒸汽灭菌器三类,应用范围最广的是预排气式压力蒸汽灭菌器。

小型压力蒸汽灭菌器的灭菌周期是指灭菌器在灭菌过程中完成的控制周期,灭菌负载是在灭菌室内接受灭菌处理的物品(表 10-3)。小型压力蒸汽灭菌器的操作流程和注意事项见表 10-4。

表 10-3 小型压力蒸汽灭菌器的灭菌周期及负载范围

灭菌器周期	灭菌负载范围
B 类灭菌周期	用于有包装(单层或多层)或无包装的实心物品、多孔渗透性物品和 A 类空腔器械的灭菌
N 类灭菌周期	只用于无包装的实心物品灭菌
S 类灭菌周期	用于灭菌器制造商规定物品的灭菌,包括无包装的实心物品和至少以下一种情况:多孔渗透性物品、小量多孔渗透性混合物、空腔器械、碗盘、单层包装物品和多层包装物品

表 10-4 小型压力蒸汽灭菌器操作流程与注意事项

操作流程	注意事项
1. 灭菌前准备 每日设备运行前进行安全检查 (1)确认水、电、蒸汽达到设备工作条件,压力表处于"0"的位置 (2)记录打印装置处于备用状态,柜门安全锁能灵活开关 (3)遵循产品说明书对灭菌器预热	(1)柜门密封圈应平整无松动 (2)冷凝水排出口无堵塞
2. 灭菌装载 使用灭菌托盘或灭菌架装载物品	(1)待灭菌物品应干燥无潮湿 (2)待灭菌物品应单层摆放、不可重叠,物品间留有一定空隙,利于蒸汽穿透 (3)摆放纸塑袋包装的器械时,参考小型灭菌器的说明书确定纸面或塑面的朝向,以利于蒸汽穿透和冷凝水排出 (4)装载量不超过灭菌器最大装载量
3. 程序选择 根据待灭菌物品的类型(实心器械、管腔器械、织物类)和是否有包装选择正确的灭菌程序	灭菌参数符合规范要求

续表

操作流程	注意事项
4. 物品卸载 （1）程序结束,灭菌器发出提示音,检查物理监测参数打印记录,确认是否合格 （2）打开灭菌器舱门,操作人员洗手或手卫生消毒后,将灭菌架或托盘从灭菌舱中取出,观察该灭菌批次的化学指示物颜色变化,确认是否合格 （3）将取出的灭菌物品放置于远离空调通风口的位置,冷却 30min （4）逐一检查该批次灭菌物品的包装是否完好,有无湿包 （5）将物理监测及化学监测结果粘贴在小型灭菌器灭菌运行记录本上并签字	（1）物理监测参数的打印记录应符合规范要求,若物理监测参数不合格,物品不得发放 （2）化学指示物的变化应达到制造商标定的要求,若化学监测不合格,物品不得发放 （3）若包装破损、冷却后包外仍潮湿或有水珠、灭菌包掉落地面或误放不洁处,灭菌包均应重新灭菌

小型灭菌器使用满 12 个月或出现故障时应由专业人员进行全面维护。若发生灭菌物理监测参数及化学监测不合格情况,灭菌器应先暂停使用,由工作人员或专业工程师查找灭菌失败原因并维修,重新调整、监测合格后灭菌器方可再次使用。

2. 低温灭菌

（1）低温过氧化氢等离子体灭菌:是在相对低的温度（<60℃）和真空条件下,通过等离子发生器使灭菌舱内气化的过氧化氢形成过氧化氢等离子体,利用过氧化氢的强氧化能力对舱内器械、物品进行灭菌,并利用等离子技术分解残留的过氧化氢。该灭菌方式适用于不耐湿、不耐高温的医疗器械,如电子仪器、光学仪器等;不适用于如下器械和物品的灭菌:不完全干燥的物品、吸收性材料、含纤维素或其他木制纸浆制成的物品、一端闭塞的内腔、液体或粉末、不能承受真空的器械、标识为仅使用压力蒸汽灭菌的器械。该灭菌方法的优点是灭菌时间相对较短;代谢物为水和氧气,不会对环境和人员造成危害;灭菌温度为 45~55℃,不会对器械物品造成高温损坏。但缺点是器械上的部分非金属配件会因长时间进行低温过氧化氢灭菌而产生氧化。

（2）环氧乙烷灭菌:100% 纯环氧乙烷气体是灭菌剂,在一定条件下对微生物的蛋白质、DNA 和 RNA 产生非特异性的烷基化作用,使微生物失去新陈代谢所需的基本反应基,从而杀灭微生物。环氧乙烷灭菌适用于不耐热、不耐湿的诊疗器械、器具和物品的灭菌,如电子仪器、纸制品、化纤制品、塑料制品、陶瓷及金属制品等;不适用于食品、液体、油脂类、粉剂类等的灭菌。其优点是不会对塑料、金属、橡胶物品造成腐蚀;能穿透形态不规则、结构复杂的物品;能对不适用于压力蒸汽灭菌、干热灭菌及其他化学气体灭菌的器械、器具和物品进行灭菌。但环氧乙烷气体易燃易爆且有毒性,须做好环境浓度监测和个人防护,灭菌后有一定的残留,需要较长的解析时间。

（3）低温甲醛蒸汽灭菌:甲醛分子中的醛基可与微生物蛋白质和核酸分子中的氨基、羧基、羟基、巯基等发生反应,生成次甲基衍生物,从而破坏生物分子的活性,致微生物死亡,达到灭菌目的。低温甲醛蒸汽灭菌器采用甲醛溶液作为产生甲醛气体的原料,通过灭菌程序对甲醛气体进行控制。在不同灭菌温度和负压环境中,借助甲醛蒸汽的穿透作用,维持设定的灭菌时间。低温甲醛蒸汽灭菌适用于不耐湿、不耐热的诊疗器械、器具和物品的灭菌,如电子仪器、光学仪器、管腔器械、金属器械、玻璃器皿、肠镜、腹腔镜、内镜等器械的灭菌。其优点是灭菌时间较短,价格低廉,应用广泛。但灭菌后废弃物经下水道排出,应注意监测甲醛浓度是否符合国家规定。另外运行时须监测环境中甲醛浓度,灭菌后需 4~6h 环境通风。

3. 干热灭菌 其原理是通过热传导使细胞中的蛋白质凝结而杀灭微生物,从而达到灭菌效果。适用于耐热、不耐湿、蒸汽或气体不能穿透的物品的灭菌,如易被潮湿腐蚀的碳钢钻针等金属器械、玻璃器皿、油脂、粉剂等物品;禁用于牙科手机、机用洁治器及塑料类物品的灭菌。该方法的灭菌效果较为可靠但穿透力差,灭菌时间长。灭菌参数一般为:灭菌温度160℃,灭菌时间 120min;灭菌温度 170℃,灭菌时间 60min;灭菌温度 180℃,灭菌时间 30min。

（九）灭菌监测

灭菌过程是肉眼不可见的特殊过程,其有效性需要使用灭菌监测技术和灭菌监测材料等确定。灭菌监测通常联合使用物理监测、化学监测及生物监测三种方法进行。下述为常用的小型压力蒸汽灭菌器的灭菌监测方法。

1. 物理监测 最基本的灭菌质量监控方法。它通过连续记录每个灭菌周期的温度、时间、压力等机械性能参数,反映灭菌器的状态,属于灭菌过程监测,但不能代表灭菌效果。小型压力蒸汽灭菌器的灭菌参数要求见表 10-5。物理监测分为日常监测和定期监测。

表 10-5 小型压力蒸汽灭菌器的灭菌参数

温度 /℃	最短灭菌时间 /min	相对压力 /kPa
121	15	103.6
132	4	185.4
134	3	202.8

（1）日常监测:每一个灭菌周期应连续监测并记录灭菌温度、时间、压力等物理参数,由灭菌器自动监控并打印。物理监测不合格的灭菌物品不得发放。

（2）定期监测:每年由专业人员用温度压力检测仪监测多个点位的温度、时间和压力等灭菌参数,检测仪探头放置于最难灭菌的部位。物理监测显示的灭菌温度波动范围应与灭菌器说明书标定的范围一致（一般为 +3℃内）,时间应满足最短灭菌时间的要求。

2. 化学监测 使用化学指示物对灭菌过程中的关键参数进行监测。包括对每个灭菌包的监测（包外化学指示物、包内化学指示物）和对灭菌周期的监测,以及 B-D 试验。化学监测是灭菌质量监控的重要手段,适用于日常监测,无定期监测的要求。

（1）对每个灭菌包的化学监测:每个待灭菌包的包外应有包外化学指示物,用于判断该物品是否完成灭菌。在高度危险性物品包内最难灭菌的位置放置包内化学指示物进行监测,用于判断灭菌包是否灭菌合格。包内化学指示物应整条放置,不应分割使用。如果透过包装材料可直接观察包内灭菌化学指示物的颜色变化,则不必放置包外化学指示物。包外和 / 或包内化学监测不合格的灭菌物品不得发放。

（2）对灭菌周期监测:每个灭菌周期应进行化学监测,并记录监测结果。化学监测应将包内化学指示物放置在常用的、有代表性的灭菌包或灭菌盒内,置于灭菌器最难灭菌的部位。裸露灭菌的实心器械可将包内化学指示物放于器械旁边进行监测,空腔器械可选择化学灭菌过程挑战装置进行监测。灭菌周期监测不合格的本批次所有灭菌物品不得发放。

（3）B-D试验：是对预真空压力蒸汽灭菌器进行真空系统性能测试，以判断灭菌器是否达到充分排气和蒸汽的有效穿透。B-D测试纸变色均匀说明冷空气排出达标、蒸汽穿透效果良好，灭菌器可以使用。《小型压力蒸汽灭菌器灭菌效果监测方法和评价要求》（GB/T 30690—2014）规定小型压力蒸汽灭菌器一般不必进行B-D试验。

3. 生物监测 使用对灭菌过程具有特定抗力的生物指示物进行监测。生物指示物中含有高抗力的微生物，可以直接反映灭菌过程对微生物的杀灭能力，是判断是否达到灭菌效果的可靠方法。生物指示物由生物芽孢（嗜热脂肪杆菌芽孢）及培养介质组成，使用时将生物指示物置于灭菌包内最难灭菌部位。生物监测分为日常监测和定期监测。

（1）日常监测：日常工作中灭菌植入物时，每批次均应进行生物监测。小型灭菌器一般无标准生物测试包，应选择灭菌器常用的、有代表性的灭菌物品制作生物测试包，置于灭菌器最难灭菌的部位，且灭菌器应处于满载状态。经过一个灭菌周期后，取出生物指示物，使用专门的生物培养阅读器对生物指示物进行培养，培养时间参考不同产品的说明书，根据培养结果判断灭菌是否合格。

（2）定期监测：使用中的小型灭菌器应至少每月进行1次生物监测。

（3）生物监测不合格时，应尽快召回上次生物监测合格以来所有尚未使用的灭菌物品，重新处理；并分析不合格原因，进行改进。改进后，生物监测连续三次合格后灭菌器方可使用。灭菌器新安装、移位和大修后，应进行物理监测、化学监测和生物监测，连续监测三次，合格后灭菌器方可使用。

（十）储存

储存是为了确保无菌物品在使用前保持无菌状态。无菌的有效性不仅与有效期的时间相关，也与储存环境的条件、搬动或运输过程中发生的微生物污染事件相关。因此无菌物品应储存在符合条件的无菌物品存放区，拿取过程要避免拖、拽等破坏包装完整性的操作。灭菌后的物品应分类、分架存放在储存区。储存区应避免阳光照射，环境温度 <24℃、湿度 <70%。储存区须配备物品存放柜（架）或存放车，且每周进行清洁消毒。物品存放柜（架）应距地面高度≥20cm，距离墙≥5cm，距天花板≥50cm。无包装的高度危险器械灭菌后应立即使用，不能储存；有包装的无菌物品储存有效期见表 10-6。过期的器械物品应重新处理。高水平消毒物品和灭菌物品应分开放置并有明显标识。

表 10-6 不同包装材料灭菌后的有效期

包装材料		有效期 /d	包装材料	有效期 /d
普通棉布	环境达标	14	医用无纺布	180
	环境未达标	7	纸塑包装袋	180
一次性纸袋		30	一次性皱纹纸	180

（十一）牙科手机的清洗、保养

牙科手机应根据内部结构或功能选择适宜的清洗保养方法。特殊用途的牙科手机应遵循生产厂家或供应商提供的使用说明进行清洗与保养。牙科手机的清洗、保养方法包括手工方式和机械方式。

1. 手工方式　牙科手机的手工清洗、保养流程见表 10-7。

表 10-7　牙科手机的手工清洗、保养流程

操作流程	注意事项
1. 诊疗结束,使用口腔综合治疗台水气系统冲洗内部水路、气路 30s	冲洗时应保留钻针
2. 从快接口或连线上卸下牙科手机,取下钻针,用湿纱布或湿巾擦除牙科手机表面污染物	(1)避免发生针刺伤 (2)避免使用含氯、丙酮及漂白剂的物品擦拭牙科手机外表面
3. 清洗消毒牙科手机外表面,带光纤的牙科手机先用气枪吹净光纤表面;带螺纹的牙科手机表面先用软毛刷在流动水下刷洗去除残留的污渍,再用消毒湿巾擦拭进行表面消毒	(1)刷洗时应佩戴防护装置,防止出现针刺伤或液体喷溅 (2)牙科手机不应浸泡在消毒液内,也不宜选用超声波清洗
4. 清洗牙科手机内部管路　可拆的种植牙专用手机应拆开后手工刷洗;不可拆卸的牙科手机使用压力水枪或压力罐装清洁剂作为介质进行内部清洗	(1)使用压力罐装清洁剂清洗时应用透明塑料袋或纸巾包住机头部,避免油雾播散。如有污物从机头流出,应重复操作,直至无污物流出 (2)用压力水枪冲洗牙科手机内部管路后,应尽快用压力气枪进行干燥 (3)使用压力水枪或压力气枪时,水压或气压不宜超过牙科手机使用说明书标注的压力
5. 注油保养　将压力罐装润滑油与相匹配的注油适配器连接,从牙科手机后部注入润滑油;内油路式牙科手机宜采用油脂笔从牙科手机前部对卡盘或三瓣簧和轴承进行润滑	(1)各类牙科手机注入润滑油的部位应参照使用说明书 (2)手工注油保养时,注油时间应参照说明书的指导,避免油量过多或不足

2. 机械方式　牙科手机的机械清洗、保养流程见表 10-8。

表 10-8　牙科手机的机械清洗、保养流程

操作流程	注意事项
1. 诊疗结束,使用牙科综合治疗台水气系统冲洗内部水路、气路 30s	冲洗时应保留钻针
2. 从快接口或连线上卸下牙科手机,取下钻针,用湿纱布或湿巾擦拭去除牙科手机表面污染物	(1)避免发生针刺伤 (2)避免使用含氯、丙酮及漂白剂的物品擦拭牙科手机外表面
3. 清洗　用于牙科手机机械清洗的设备有两种,用水作介质的清洗消毒器和用油作介质的全自动牙科手机养护机 (1)机械(水)清洗:遵循产品说明书将牙科手机固定在清洗消毒器内的专用接口,选择正确的程序进行牙科手机内部管路和外表面的清洗 (2)机械(油)清洗:选择合适的全自动牙科手机养护机,正确连接牙科手机与连接口,选择清洁程序进行牙科手机内部管路的清洗	(1)能拆卸的种植手机应拆开后放入清洗消毒器内进行机械清洗 (2)使用清洗消毒器时牙科手机不宜与其他口腔器械同时清洗 (3)使用清洗消毒器进行机械(水)清洗时,设定消毒温度和时间,可同时完成对牙科手机的管路内部及外表面的消毒 (4)使用全自动牙科手机养护机时,根据不同的牙科手机型号选择长、中、短程序进行清洗
4. 保养　使用全自动牙科手机养护机,正确连接牙科手机与连接口,根据牙科手机型号选择长、中、短程序进行牙科手机的注油保养	各类牙科手机与养护机连接时应选择匹配的注油适配器

3. **牙科手机的灭菌和保存** 牙科手机根据使用情况分为不同的风险等级,用于拔牙和种植的牙科手机属于高度危险器械;用于牙齿研磨或修复体研磨的牙科手机等其他牙科手机属于中度危险器械。但是所有牙科手机均应一人一用一灭菌。参考《口腔器械消毒灭菌技术操作规范》(WS 506—2016)的处理原则,高度危险牙科手机应灭菌处理,无菌保存;中度危险牙科手机灭菌后可清洁保存。牙科手机应根据产品说明书的要求,使用预真空压力蒸汽灭菌器灭菌。

（李秀娥）

参 考 文 献

［1］李小寒,尚少梅.基础护理学［M］.6版.北京:人民卫生出版社,2017.

［2］周学东.牙体牙髓病学［M］.5版.北京:人民卫生出版社,2020.

［3］李秀娥,王春丽.口腔门诊治疗材料护理技术［M］.北京:人民卫生出版社,2011.

［4］葛立宏.儿童口腔医学［M］.5版.北京:人民卫生出版社,2020.

［5］TUNCAY O C.口腔正畸无托槽隐形矫治临床指南［M］.白玉兴,译.北京:人民军医出版社,2021.

［6］冯希平.口腔预防医学［M］.7版.北京:人民卫生出版社,2020.

［7］张祖燕.口腔颌面医学影像诊断学［M］.7版.北京:人民卫生出版社,2022.

［8］张志愿.口腔颌面外科学［M］.8版.北京:人民卫生出版社,2020.

［9］宫苹.口腔种植学［M］.北京:人民卫生出版社,2020.

［10］江泳,范宝林.口腔设备学［M］.北京:北京大学医学出版社,2020.

［11］堀之内康文.拔牙技巧必成高手［M］.吴松涛,吴斌,译.沈阳:辽宁科学技术出版社,2020.

［12］刘帆,蒋琰.实用口腔器械图谱教程［M］.成都:四川大学出版社,2022.

［13］李秀娥,毛靖.口腔保健与护理［M］.北京:人民卫生出版社,2022.

［14］孟焕新.牙周病学［M］.5版.北京:人民卫生出版社,2020.

［15］孙玉梅,张立力,张彩虹.健康评估［M］.5版.北京:人民卫生出版社,2021.

［16］徐韬,郑树国.预防口腔医学［M］.3版.北京:北京大学医学出版社,2021.

［17］徐庆鸿,叶宏.口腔设备仪器使用与维护［M］.北京:人民卫生出版社,2020.

［18］郁葱.口腔门诊镇静镇痛护理与管理［M］.重庆:重庆大学出版社,2021.

［19］赵佛容,毕小琴.口腔护理学［M］.4版.上海:复旦大学出版社,2022.

［20］张伟.口腔门诊感染防控要点问答［M］.北京:北京大学医学出版社,2020.

［21］周永胜,佟岱.口腔修复学［M］.2版.北京:北京大学医学出版社,2020.

［22］赵志河.口腔正畸学［M］.7版.北京:人民卫生出版社,2020.

［23］中华护理学会护理管理专业委员会.针刺伤防护的护理专家共识［J］.中华护理杂志,2018,53(12):1434-1438.

［24］谭建国.口腔美学临床摄影专家共识［J］.中华口腔医学杂志,2017,52(5):265-269.

［25］蒋冠华,侯思伟,董蓉琳,等.医务人员职业暴露研究进展［J］.中华医院感染学杂志,2023,33(12):1910-1915.

［26］谢娟,徐秀清,谢玲玲.四手操作护理联合音乐放松法在口腔正畸患者中的应用［J］.现代养生,2023,23(08):600-602.

［27］叶美容,李刚,杨燕春,等.光固化复合树脂粘接修复牙正畸附件技术及应用分析［J］.粘接,2023,50(01):29-32.

［28］赵聪,杨昱藩,庄璐,等.六手操作技术在正畸托槽粘接中的应用效果［J］.疾病监测与控制,2020,14（04）:257-259.

［29］中华口腔医学会镇静镇痛专业委员会.口腔门诊笑气-氧气吸入镇静技术操作指南［J］.中华口腔医学杂志,2022,57（04）:319-325.

［30］Committee on Quality Management and Departmental Administration. Continuum of depth of sedation: definition of general anesthesia and levels of sedation/analgesia［EB/OL］.（2019-10-23）［2024-04-20］https://www.asahq.org/standards-and-practice-parameters/statement-on-continuum-of-depth-of-sedation-definition-of-general-anesthesia-and-levels-of-sedation-analgesia.